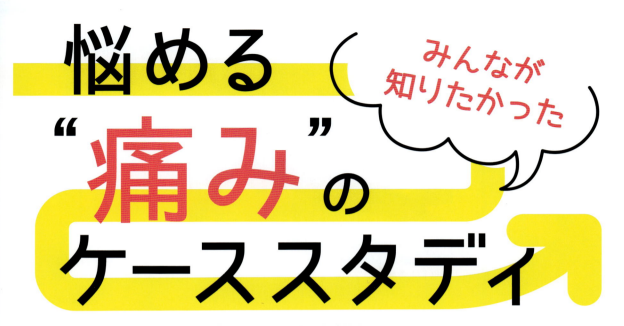

悩める"痛み"のケーススタディ

みんなが知りたかった

痛みの臨床力アップのために

 編集 **志水太郎**
獨協医科大学医学部総合診療医学講座

診断と治療社

カラー口絵

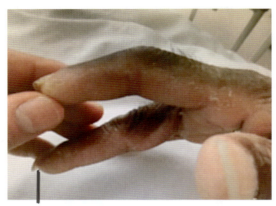

カラー口絵 1　Mechanic's hand
(p.40 図 1 参照)

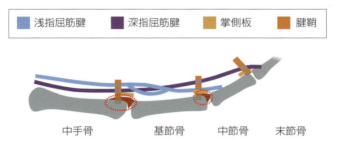

カラー口絵 2　屈側の関節滑膜炎
点線で囲んだ部分.
(p.46 図 4 参照)

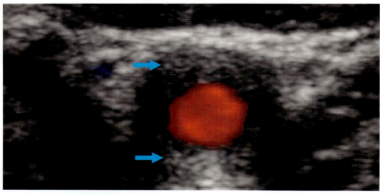

カラー口絵 3　右大腿部エコー
大腿動脈短軸像：矢印部が血管壁肥厚部位.
(p.67 図 1 参照)

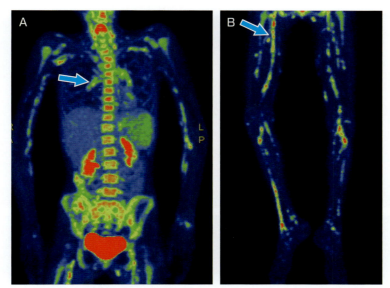

カラー口絵 4　PET/CT
大血管への集積を認める．色が赤色に近づくほど集積ありと評価．
肝臓の集積度と比較してより集積されていれば陽性ととる．
（p.67 図 2 参照）

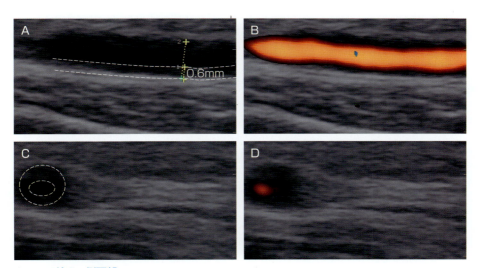

カラー口絵 5　側頭部エコー
A：左浅側頭動脈長軸像．動脈壁は 0.6 mm と肥厚を認める．
B：内腔・血流は保たれている．
C：左浅側頭動脈短軸像．動脈壁の全周性肥厚（halo sign）を認める．
D：ドプラ画像でも壁肥厚が顕著である．
（p.88 図 1 参照）

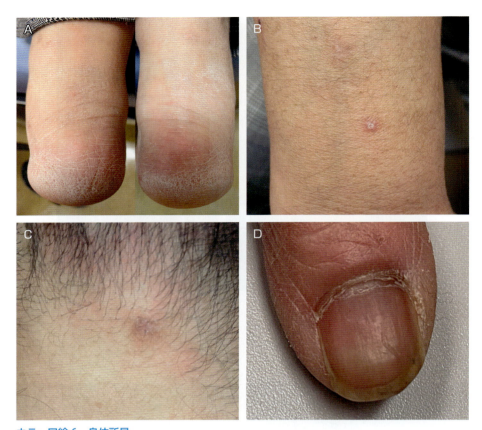

カラー口絵6　身体所見
A：両側アキレス腱の肥厚．B：前腕の落屑を伴う小紅斑．C：髪の生え際の落屑を伴う紅斑．D：pitting nail．
（p.155 図4 参照）

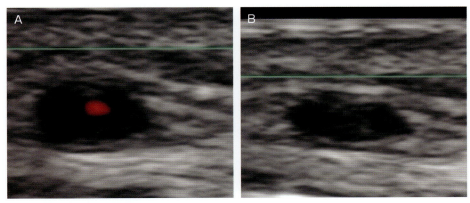

カラー口絵7　2回目の血管エコー（側頭動脈本幹）
A：圧迫前．B：圧迫中．
血管壁の低エコーな壁肥厚を認め，圧迫により血管が虚脱しない．halo sign（＋）．compression sign（＋）．
（p.170 図2 参照）

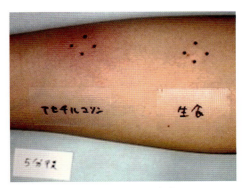

カラー口絵8　アセチルコリン皮内テスト
（p.193 図1 参照）

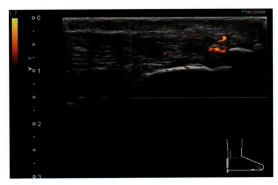

カラー口絵9　アキレス腱エコー
アキレス腱に血流信号を認める（オレンジ色の部分）．
（p.221 図2 参照）

はじめに

　本書は以前，雑誌「診断と治療」の担当編集者との懇話より組まれた，特集「診断困難な痛みに向き合うケーススタディ：明日からできる痛みへのアプローチ」(2020年5月号)に端を発している．それは痛みという観点からの特集だった．編者は国内において診断の質研究を主導する立場であり，また診断戦略学という独自の実践的な診断理論体系を持っていて，関心の方向性が雑誌の特集と一致していたため，特集を組む際のハードルはなかった．

　日本は国際的にみても診断推論が"お家芸"の1つであり，この領域に日夜勤しむ内科医，総合診療医たちにより，昭和の時代から商業誌の寄稿・peer review articlesで様々な文献が残っている．その系譜は令和に至っても衰えることを知らない．それは，2023年に栃木県宇都宮市で開かれた第26回日本病院総合診療医学会の，Diagnostic Excellenceを主題にした学会の参加者数(1,500名超)がこれまで診断を扱ったどの国際的カンファレンスよりも多くの集客数を達成したという事実でも裏付けられている．そのようななか，痛みという日常的によくみられる愁訴に特化したケース集として，雑誌の特集は信頼する先輩・後輩諸氏のご指導・ご協力を仰ぎ，狙い通り好評を博した．その後，同誌で「続・診断困難な痛みに向き合うケーススタディ：明日からできる痛みへのアプローチ」(2022年2月号)として第2弾の特集が組まれるほどに継続した．このまま雑誌の特集に留めてしまうのは惜しいとの判断から書籍化の運びとなった．

　編者は2023年に，診断におけるトピックを扱うジャーナル「Diagnosis」(De Gruyter社)のEditorialで，Editor-in-ChiefのMark L. Graberと下記に示す臨床医の診断能力を規定する式を示した(図)．このような式で臨床医の診断能力を呈示することが，医師の個の力としての診断能力の訓練のためのロードマップを呈示することにつながると考えての試みである．直観的な理解を可能にするため，式は四則演算のみを使った表現を試みた．この式の本質は，知識や思考の柔軟性，推論能力，アイディアを最大化し，不確実な様々な要素を最小限にセーブするということで診断の最大のパフォーマンスを測ることができるというメッセージである．

　本書の著者の先生方から集まった，教育的にも珠玉のケース集を通して，痛みの診断のExcellenceを追求する助けとしていただけると幸いである．

臨床医の診断思考の Excellence は？

$$E_{CR} = e \times i - I_n$$

図　医師の診断能力の規定式
E_{CR}：医師の診断思考能力，i：洞察(直観思考と発想力)，e：診断思考の熟達(知識，思考戦略，情報管理，振り返り/較正)，I_n：内因性の要因(バイアス，不確実性，ノイズ)．
(Shimizu T, Graber ML.：An equation for excellence in clinical reasoning. Diagnosis 10：61-63, 2022 より)

2024年7月

獨協医科大学医学部総合診療医学講座
志水太郎

Contents

カラー口絵 ii

はじめに .... 志水太郎 vii

本書掲載の痛みの一覧 xi

執筆者一覧 xii

I 総 論

1 診断の要点，そして病歴と診察の重要性 .... 志水太郎 2

2 痛み治療の麻酔科的アプローチ .... 濱口眞輔 5

3 痛み治療の心療内科的アプローチ .... 大武陽一 11

4 痛み治療の東洋医学的アプローチ .... 寺澤佳洋，加島雅之 17

5 痛み治療の精神科的アプローチ .... 越智紳一郎 25

II 各 論　見方を変えたら診断できた！

Case 1 背部の焼けるような痛み
時にはシャーロック・ホームズのように…4C を使う .... 和足孝之 32

Case 2 "全身" が痛くて動かせない
痛いところをまず診よう！　見た目や紹介状には要注意 .... 中本　順，天野雅之 38

Case 3 関節痛・屈曲困難
解剖から考える　「指が曲がらない・関節が痛い」の知っておくべき原因
.... 猪飼浩樹 43

Case 4 右背部〜右腹部の痛み
"Outside the box" を意識した腹痛の診療 .... 鈴木智晴 51

Case 5 手のしびれと浮腫，肩の痛みを主訴に受診したが，仕事ができなくなった！
身体症状症の診断で患者は治るのか？ .... 清田雅智 56

Case 6 発熱・全身の筋肉痛
もうこれ以上検査をしないでください!!　最後に頼るのはやはり… .... 宮上泰樹 64

Case 7 右の乳房が痛い
痛む場所，少し離れてみてみよう！ .... 天野雅之 71

Case 8 繰り返す腹痛
原因不明の腹痛の場合に，確認しておきたいコト .... 藤原元嗣，多胡雅毅 77

Case 9 痛みの後から右手に力が入らない
痛みの後に麻痺をきたした場合は支配神経を明らかにせよ！
.... 飯野貴明，鋪野紀好 82

Case 10 こめかみがズキズキと痛い
慢性疾患でフォローアップ中の患者の急性疾患の合併に注意！ .... 佐々木陽典 87

Case 11 誰もわかってくれないくらいにズキッと痛い

原因がよくわからないとされたときに疑うべき側胸部痛 ……………… 和足孝之　93

Case 12 受診を自己中断している患者の足潰瘍

痛いのは足だけか？ ……………………………………………………… 水本潤希　98

Case 13 胸が痛くて動けない

何回も繰り返す痛みと発熱といえば… …………………………………… 鈴木富雄　104

Case 14 発熱・筋肉痛

キーワードはチーズ!?　悪夢的カムバックとなった発熱・多関節炎の1例

……………………………………………………………………………… 宮上泰樹　110

Case 15 「左腕の痛み」

「しびれ」の「しびれ」る鑑別診断 ……………………………………… 山田悠史　116

Case 16 若い女性の発作的な胸痛

疑問が解けたら痛みも解けた …………………………………………… 水本潤希　121

Case 17 急激な腹痛

出会いはスローモーション　笑顔で救急搬送されてきた中年男性 ………… 和足孝之　127

Case 18 お腹が痛いです．痛くて歩くこともできず，歩くとき，特に右足を前に出すときに痛いです

診断はCarnettが教えてくれた：患者の痛みの訴えのここを聞き逃すな

…………………………………… 賴母木直樹，奥村光一郎，綿貫　聡　133

Case 19 体動時に必ず左臀部がチクチクと痛む

「歩くときにお尻が痛い」　それ，本当に整形疾患ですか？

………………………………………… 平田理紗，多胡雅毅，藤原元嗣　139

Case 20 睾丸痛が先行した下腹部痛

睾丸が病気の存在を示すsentinelになる！ …………………………… 清田雅智　144

Case 21 全身の耐え難い痛み

その痛み，線維筋痛症じゃないの!? ……………………………………… 吉田常恭　151

Case 22 食欲低下と全身倦怠感，発熱を訴える

わたし，コロナにかかってないですか!? ……………………… 瀬山裕英，矢吹　拓　158

Case 23 両手の爪がチクチクする

現場でよくみられる医学的に説明がなされていない病態 …………… 高瀬啓至　162

Case 24 頭がずっと痛かった

一度違うと思っても… …………………………… 保浦修裕，三好雄二，綿貫　聡　168

Case 25 左下腹部痛

Take a step back and look at the bigger picture …………………… 徳田嘉仁　173

Case 26 わき腹がしめつけられるように痛い

原因探しの旅は今日で終わりにしませんか？ ……………………… 鈴木富雄　178

Case 27 両足の裏がズキズキ痛い

ベトナムから来日した若年男性，近医で半年以上診断がつかなかった
その原因は？ ⋯⋯⋯⋯⋯⋯⋯⋯⋯⋯⋯⋯⋯⋯⋯⋯⋯⋯ 小森大輝，高橋宏瑞　186

Case 28 全身がピリピリと痛い

増悪寛解因子が明確な全身痛では，器質疾患の可能性を十分に検討せよ！
⋯⋯⋯⋯⋯⋯⋯⋯⋯⋯⋯⋯⋯⋯⋯⋯⋯⋯⋯⋯⋯⋯⋯⋯⋯⋯ 鋪野紀好　191

Case 29 頭痛，悪心，めまい，視力低下，聴力低下，全身の痛み

もれなく・くまなく，漏れを探せ！ ⋯⋯⋯⋯⋯⋯⋯⋯⋯⋯⋯⋯⋯⋯ 山本　祐　196

Case 30 ストレスで増悪する腹痛・頭痛へのアプローチ

「本当に」痛みの原因はないのだろうか？ ⋯⋯⋯⋯⋯⋯⋯⋯⋯⋯ 田宗秀隆　202

Ⅲ　各　論　試行錯誤の後に診断にたどり着いた！

Case 31 両下腿の痛み

疼痛＋αでは，Semantic qualifier 化した疼痛および "α" にまつわる
Pivot and Cluster 戦略を利用せよ！ ⋯⋯⋯⋯⋯⋯⋯⋯⋯⋯⋯ 鈴木智晴　208

Case 32 左下腿の痛み

診断のつかない慢性疼痛の患者では，「目薬」で寄り添いながら，
診断を諦めない！ ⋯⋯⋯⋯⋯⋯⋯⋯⋯⋯⋯⋯⋯⋯⋯⋯⋯⋯ 佐々木陽典　215

Case 33 全身が痛い

心因性という先入観の前に⋯ ⋯⋯⋯⋯⋯⋯⋯⋯⋯⋯⋯⋯⋯⋯⋯ 吉田常恭　219

Case 34 急性の左顔面痛

非典型なときこそ病歴は活きる ⋯⋯⋯⋯⋯⋯⋯⋯⋯ 西村康裕，上田剛士　225

Case 35 痛い部位が絞りこめない！

「痛い」って，どれくらい痛いか数値化できます？ ⋯⋯⋯⋯⋯⋯ 田宗秀隆　229

Case 36 慢性的な腹痛

それでもやっぱりお腹が痛いんです ⋯⋯⋯⋯⋯⋯⋯⋯⋯⋯⋯⋯ 矢吹　拓　237

Case 37 両下腿の浮腫およびつっぱるような痛み

メトホルミンが著効する特発性浮腫とは ⋯⋯⋯⋯⋯⋯⋯ 入山大希，高橋宏瑞　244

Case 38 右の顔面が四六時中痛い

ずっと痛いんです．何とかしてもらいたいんです！ ⋯⋯⋯⋯⋯ 大武陽一　249

Case 39 右眼が痛い

検査エラーも診断に活かせ！ ⋯⋯⋯⋯⋯⋯⋯⋯⋯⋯⋯ 三高隼人，山田悠史　254

索　引 ⋯⋯⋯⋯⋯⋯⋯⋯⋯⋯⋯⋯⋯⋯⋯⋯⋯⋯⋯⋯⋯⋯⋯⋯⋯⋯⋯⋯⋯⋯⋯⋯　259

本書掲載の痛みの一覧

①〜㊴は本書 p.32〜258 に掲載した，それぞれの「Case」の番号を指す．

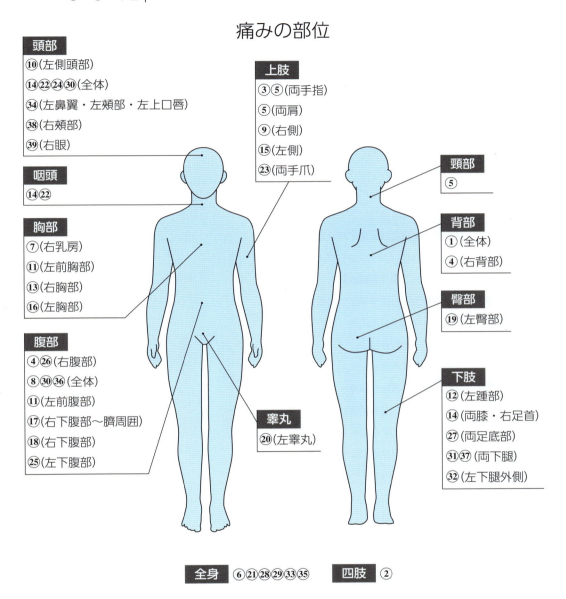

痛みの部位

頭部
⑩（左側頭部）
⑭㉒㉔㉚（全体）
㉞（左鼻翼・左頬部・左上口唇）
㊳（右頬部）
㊴（右眼）

咽頭
⑭㉒

胸部
⑦（右乳房）
⑪（左前胸部）
⑬（右胸部）
⑯（左胸部）

腹部
④㉖（右腹部）
⑧㉚㊱（全体）
⑪（左前腹部）
⑰（右下腹部〜臍周囲）
⑱（右下腹部）
㉕（左下腹部）

上肢
③⑤（両手指）
⑤（両肩）
⑨（右側）
⑮（左側）
㉓（両手爪）

睾丸
⑳（左睾丸）

頸部
⑤

背部
①（全体）
④（右背部）

臀部
⑲（左臀部）

下肢
⑫（左踵部）
⑭（両膝・右足首）
㉗（両足底部）
㉛㊲（両下腿）
㉜（左下腿外側）

全身 ⑥㉑㉘㉙㉝㉟　　**四肢** ②

執筆者一覧

編　集

志水太郎	獨協医科大学医学部総合診療医学講座

執　筆 （50音順）

天野雅之	南奈良総合医療センター総合診療科
飯野貴明	葛西医院内科
猪飼浩樹	中部労災病院内科（リウマチ膠原病・腎感染症内科）
入山大希	筑波記念病院救急科
上田剛士	洛和会丸太町病院救急・総合診療科
大武陽一	たけお内科クリニックからだと心の診療所
奥村光一郎	東京都立大久保病院腎内科
越智紳一郎	愛媛大学大学院医学系研究科精神神経科学
加島雅之	熊本赤十字病院総合内科
清田雅智	飯塚病院総合診療科
小森大輝	筑波記念病院救急科
佐々木陽典	東邦大学医学部総合診療・救急医学講座（大森）
鋪野紀好	千葉大学大学院医学研究院地域医療教育学
志水太郎	獨協医科大学医学部総合診療医学講座
鈴木富雄	大阪医科薬科大学総合診療医学教室
鈴木智晴	浦添総合病院・病院総合内科
瀬山裕英	宇都宮協立診療所
高瀬啓至	仙台市立病院救急科
高橋宏瑞	順天堂大学医学部総合診療科学講座
多胡雅毅	佐賀大学医学部附属病院総合診療部
賴母木直樹	信州大学医学部脳神経内科，リウマチ・膠原病内科
田宗秀隆	順天堂大学医学部精神医学講座
寺澤佳洋	口之津病院内科・総合診療科
徳田嘉仁	徳田医院
中本　順	曽爾村国民健康保険診療所
西村康裕	藤田医科大学岡崎医療センター総合診療科
濱口眞輔	獨協医科大学医学部麻酔科学講座
平田理紗	佐賀大学医学部附属病院総合診療部
藤原元嗣	佐賀大学医学部附属病院総合診療部
水本潤希	愛媛生協病院家庭医療科

三高隼人	ワシントン大学感染症科
宮上泰樹	順天堂大学医学部総合診療科学講座
三好雄二	東京都立多摩総合医療センターリウマチ膠原病科
保浦修裕	東京都立多摩総合医療センター救急・総合診療科
矢吹　拓	国立病院機構栃木医療センター内科
山田悠史	マウントサイナイ医科大学老年医学・緩和医療科
山本　祐	自治医科大学地域医療学センター総合診療部門
吉田常恭	京都大学医学部附属病院がん免疫総合研究センターがん免疫治療臨床免疫学部門
綿貫　聡	東京都立多摩総合医療センター救急・総合診療科
和足孝之	京都大学医学部附属病院総合臨床教育・研修センター

I 総論

I 総論

1 診断の要点，そして病歴と診察の重要性

■■ 診断について思うこと

　改めて本書のタイトルは「みんなが知りたかった　悩める"痛み"のケーススタディ　痛みの臨床力アップのために」である．主には診断がテーマとなっているが，そもそも診断と治療は不可分であると編者は考えている．診断を一時的につけたとしてもそれは臨床表現の一辺からの類推にすぎず，実は後ほど様々なことがわかり全体像がみえたときに診断のラベルまたは病態の把握が違ったということがある．または，わからないなりの暫定診断のまま治療介入をしてようやく真実がわかることもある．そして何より，仮に"確定診断"であったとしても，臨床医としては治療が完遂して患者の「お陰様でよくなりまして」の納得の声が聞かれないまでは安心した気持ちになれないというのが本音ではないだろうか．これらの事例からもいえそうなこととして，診断と治療はトグル関係にあると思われる（図1）．診断はこのように，ある横断面での一点においてデジタルに一意に決まるわけではない，コンテクストの部分として成り立つという不確実性の上に成り立っていると思われる．本書の「はじめに」に示した式で臨床医の診断能力を規定した．ここでいう不確実性とは上記の式で言及される「In」の部分に属するものである．「In」は一般的に診断プロセスに外的に関与するバイアス，医師の診断パフォーマンスに内的に関与する（いわゆる Daniel Kahneman のいう）ノイズ，そして不確実性（medical uncertainty）を含む．不確実性の要素はシステム要因やコンテクストなど状況性（situativity）についての要素がこの不確実性の大部分を占めるが，診断が一定ではない可能性ということも，状況性には含まれない不確実性の一部といえるだろう．この状況性という言葉に集約される概念を含む不確実性の割合を最小限に抑え込み，できる限りの熟達の技術をもって診断にあたる，という技術の提示を，本書の著者の先生方のケースを通して参考にしていただければ幸いである．

■■ 病歴と診察の重要性

　診断の要点として病歴の重要性についても言及したい．これは痛みに特化した話ではない

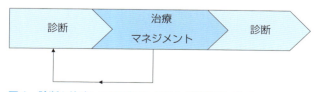

図1　診断と治療・マネジメントはトグル関係である

が，診断が困難であればあるほど，病歴で診断の活路が見出されるケースは日常的に多く経験されている．編者の職場である獨協医科大学病院総合診療科でも診断困難の問題を抱える受診は多いが，最終的な決め手が病歴になるということは多い．そのような現場では精度の高い病歴聴取が必要で，筆者の施設では病歴をていねいに明らかにするための「6C」と名付けた病歴における中心技術を共通言語として用いている(**表**)[1]．

同時に，身体所見の観点も大事である．特に痛みの場合，症状が局在していることが多く，また痛みの深さや種類などによっても対象となる原因臓器の想定が異なる．このような場合の多くでは解剖学的なアプローチが最も有効であり，したがって身体診察が診察の初頭から主役の働きをなす(**図2**)[2]．

表 病歴を明らかにして正確な診断を目指すための6C

6C	Summary
Courtesy 礼節	患者に対して礼節を持って接すること．礼節は信頼関係を築き，病歴をクリアにして，診断過程での早急な結論(＝早期閉鎖)を防ぐのに役立つ
Control コントロール	患者-医師関係において，コミュニケーションの主導権をバランスよく保つこと．特に病歴の初期段階では患者に主導権を渡し，病歴を明確にするためにその都度探索的でオープンエンドな質問を行う．病歴がある程度明確になりつつある段階で医師が主導権を担当する割合を増やし，患者の病歴の解像度を高めるためにクローズドな質問を行う．ただしこのコントロールの主導は必要に応じいつでも患者側に戻るようにしておく
Compassion 思いやり	患者の信念や過去の経験に基づく態度を考慮し，患者に対して思いやりを示すこと．これにより，患者と医師の間の心理的距離が縮まり，心理的障壁を低くすることができる
Curiosity 関心	患者の病歴に関心を持つよう努めること．そうすることで，医師は患者の感情により敏感になり，患者の病歴を明確にする説明責任をより果たすことができる
Clear mind 平静の心	どのような臨床状況や患者に対しても，William Oslerのエッセイで述べられている「平静の心」を保つこと．これにより，病歴への関心を持ち続けることができるようになり，その結果，得られた病歴が公平性と質が担保され得る
Concentration 集中	医療環境による様々な交絡がある中で，非判断的な心を保ち，目の前の患者との対話に集中すること．この集中力により，患者の病歴が探索的になり，高解像度の病歴が再現されることになる

(Shimizu T: The 6C model for accurately capturing the patient's medical history. Diagnosis 9: 28-33 を翻訳)

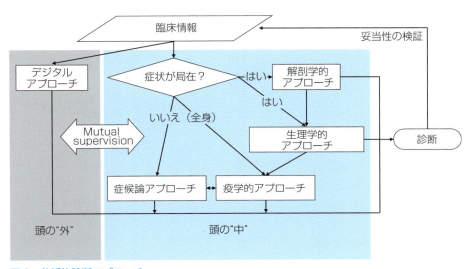

図2 分析的診断アプローチ
(Shimizu T: System 2 diagnostic process for the next generation of physicians: "Inside" and "Outside" brain-the interplay between human and machine. Diagnostics 12: 356-364, 2022 より)

Ⅰ 総論

　このように，病歴聴取・身体診察の技術は痛み診療の診断部分における重要な役割を担っている．痛みは多くの診療科においてもよくある訴えである．より専門特化した技術と同様，病歴聴取や身体診察の技術の錬磨は変わらぬ技術的優先事項として留意されることがよいだろうと編者は考える．本書で登場する多くの病歴聴取と診察の技術について，このような視点でご覧いただけると本書の魅力がさらに増すことと思う．

文　献

1) Shimizu T：The 6C model for accurately capturing the patient's medical history. Diagnosis 9：28-33, 2022
2) Shimizu T：System 2 diagnostic process for the next generation of physicians："Inside" and "Outside" brain-the interplay between human and machine. Diagnostics 12：356-364, 2022

（志水太郎）

I 総論

2 痛み治療の麻酔科的アプローチ

　麻酔科医は麻酔の3要素（鎮痛・鎮静・無動）を管理する医療部門であるが，そこから派生して日常の痛みを診療するペインクリニック（痛みの治療部門）も担当する．そのペインクリニックには難治性疼痛や，慢性疼痛を呈する患者が治療目的に多く紹介されているが，それらの患者の診断は不明な場合や成因が複雑な場合が多く，治療に難渋することも少なくない．本稿では，そのような患者に対して麻酔科医が行う診断や治療のためのアプローチについて解説する．

■ 痛みの診察するうえで確認すべき事項

　まず痛みの性状，増悪因子や軽快因子，経過，パターンを把握する．これは痛みの原因を見極めるためにきわめて重要である[1]．

1. 痛みの性状

　痛みの性状は，以下にあげる体性痛や内臓痛，侵害受容性疼痛，神経障害性疼痛などの病態を判断する際の有益な情報となる．

2. 痛みの増悪・軽快因子

　痛みの増悪や緩和にかかわる因子を知ることも痛みの原因を判定するうえで重要である．増悪因子の多くは体動，寒冷，ストレスなどであり，これらを避けて痛みを軽減する計画が立案できる．また，寒冷刺激で増強する痛みは交感神経系の異常をきたしている疼痛（後述）が多く，交感神経ブロックが診断と治療に有用となる．

3. 痛みの経過

　急性痛と慢性疼痛では鎮痛薬の選択が異なるため，痛みが生じた時期を確認し，急性痛であるか，慢性疼痛であるか，慢性疼痛の増悪であるのか，などを経過から判断する．

4. 痛みのパターン

　痛みのパターンは，持続痛と一過性に増悪する突出痛に分類される．持続痛は24時間中12時間以上持続する痛みであり，持続痛の有無や程度にかかわらず増強する一過性の痛みが突出痛である．突出痛は痛みの発生からピークまでが短く，15〜30分程度持続し，発生部位は約80％が持続痛と同じ部位であり，がん疼痛で多くみられる．

I　総論

■■■ 痛みの性状，増悪・軽快因子を見極める

　患者の訴える痛みの性状，増悪・軽快因子を評価し，痛みの原因を見極めることは診断と治療方針策定のために有益な情報となる．

1. 体性痛，内臓痛，関連痛を見極める

　痛みはその発生部位によって体性痛と内臓痛に分類される[2]．この両者の痛みの性状は異なっているため，その評価は痛みの原因の推定に有用である．

a) 体性痛

　体性痛は皮膚，筋骨格系や結合組織などへの刺激が原因で発生し，拍動性の痛みや疼く痛みを特徴とする．急性期には痛みが損傷部位に限局して圧痛を伴うことが多く，体動によって痛みが増強する．非ステロイド性抗炎症薬（nonsteroidal anti-inflammatory drugs：NSAIDs）や筋攣縮に対する中枢性筋弛緩薬で鎮痛効果がみられれば，その痛みは体性痛である可能性が高い．

b) 内臓痛

　内臓痛は腸管のような管腔臓器の平滑筋の伸展・拡張・痙攣，実質臓器の虚血・壊死などによって生じる痛みであり，痛みの部位が明確でない．痛みの性状は非拍動性のしめつけられるような痛みで，不快感，悪心，嘔吐や発汗などが随伴することが多い[3]．また，病巣から離れた部位に痛みを生じる関連痛や疝痛発作を生じることもある．痛む部位を擦るような触覚や圧覚刺激（$A\beta$ 線維の刺激），気を紛らわせるような心理的な刺激で軽快する効果があれば内臓痛と考えられ，内臓痛が疑われた場合は鎮痛のみを図らずに原因検索を続ける．

c) 関連痛

　関連痛は体性痛や内臓痛を生じる疾患において実際の障害部位と異なる部位が痛む現象である．その性状は内臓痛に近く，局在は明確でないことが多い．心筋梗塞，狭心症，胸部大動脈解離，胆嚢炎などでみられる肩部痛が関連痛の主なものとしてあげられる．患者の肩痛を関連痛と考えて精査したことで噴門部胃癌を診断し得た経験や，若年者の難治性の下腹部痛を関連痛と考えて精査した結果，腰椎椎間関節症と診断し得た経験がある．

2. 侵害受容性疼痛，神経障害性疼痛，心理社会的疼痛，痛覚変調性疼痛を見極める

　痛みは病態生理学的な発症原因から，侵害受容性疼痛，神経障害性疼痛，両者の要素を有する混合性疼痛および心理社会的疼痛に分類される．さらに，近年では痛覚変調性疼痛という新しい概念も導入された．

a) 侵害受容性疼痛

　組織に強い侵害刺激が加わった場合に生じる侵害受容器を介した痛みであり，侵害刺激を受けた組織からブラジキニン，傷害された細胞からカリウム（K^+），血小板からセロトニン，肥満細胞からヒスタミンなどの発痛物質が遊離・放出され，組織から遊離したホスホリパーゼ A_2 からアラキドン酸カスケードを介してプロスタグランジンも産生されて痛みが増強する．したがって，その鎮痛にはアラキドン酸カスケードにおけるシクロオキシゲナーゼを阻害する NSAIDs が有効となる．

b）神経障害性疼痛

神経障害性疼痛では障害された神経の支配領域に痛みや感覚異常が発生する[4]．発症機序として，神経の損傷部位で異所性ナトリウムチャネルやαアドレナリン受容体が発現し，これらにカテコールアミンが結合することで神経の異常発火が生じることがあげられる[5]．そのため，「焼けるような」「ビーンと走るような」「槍で突き抜かれたような」と表現される痛みを訴える．また，交感神経線維が出芽（sprouting）して後根神経節を囲むような変化（basket formation）を生じることで，患部の自律神経異常（発汗，冷感，皮膚色調の変化）を伴うこともある．さらに，脊髄後角では触覚をつかさどるAβ線維が疼痛伝達に関与する脊髄二次ニューロンに向かって出芽・接合し，触覚刺激に対しても痛みを感じるようになる．近年，これらの神経障害性疼痛には神経障害性疼痛治療薬や抗うつ薬，抗てんかん薬が有効であることが知られている．

c）混合性疼痛

侵害受容性疼痛と神経障害性疼痛の両方の要素を有する痛みであり，各々に有効な鎮痛薬の併用が必要となる．

d）心理社会的疼痛

心理社会的疼痛は中枢神経系の変化や心理的理由による「神経系の機能異常」として捉えられているが，生物学的，心理的，社会的要因が複雑に関与している可能性が指摘されている．心理社会的疼痛は「身体表現性障害」と「うつによる身体症状」に大別でき，心理社会的疼痛以外に痛みを訴える疾患として，虚偽性障害，統合失調症，心身症，パーソナリティ障害，Parkinson病，機能性身体症候群などがある．痛みに見合うだけの病変が見出されない場合には，精神科専門の医師の協力が必要となる．

e）痛覚変調性疼痛（nociplastic pain）

痛覚変調性疼痛は侵害受容性疼痛と神経障害性疼痛とは異なる種類の痛みであり[6]，痛みの原因と考えられる組織や神経損傷よりも広範囲な痛みや強い痛みを呈する．さらに疲労，睡眠障害，記憶障害などの中枢神経機能の異常に起因する症状もみられ，単独で発生する以外に侵害受容性疼痛や神経障害性疼痛の一部として発生することもある．近年，線維筋痛症は痛覚変調性疼痛と考えられている．

3．交感神経が関与する痛みとアロディニア（allodynia）

痛みの成因と維持に交感神経活動が関与している痛み（交感神経依存性疼痛）は主に寒冷刺激で増悪することが多く，障害部位は交感神経活動域と一致し，神経分節には一致しない．交感神経ブロックによって症状が劇的に改善することが診断と治療となる．

アロディニアは異痛症ともいわれ，患者の正常な皮膚に触刺激，軽い圧刺激や中等度の温冷刺激を加えただけで痛みを誘発する[7]．原因として触覚受容器の末梢での活性化が考えられている．Aδ線維とC線維の痛覚閾値の低下で生じる静的アロディニア（皮膚を軽く点状に圧することで生じる障害部位に限局した痛み）と，痛みを起こさない触覚や圧などの非侵害性刺激を伝達するAβ線維による神経伝導の変異が原因で生じる動的アロディニア（皮膚への軽擦で生じ，障害部位に限局せずに広範囲に拡がる痛み）がある．寒冷刺激で痛みが増悪する場合には，増悪因子回避を目的に交感神経ブロックを行う．

I　総論

4. 感覚低下，感覚低下に伴う痛み

　刺激に対する感受性が減少している状態が感覚鈍麻であり，感覚鈍麻は視覚，聴覚，嗅覚，味覚などの感覚受容器が限定した領域にある特殊感覚ではみられない．脊髄視床路や感覚入力経路の障害によって神経支配域に知覚低下と自発痛などを生じる痛みを求心路遮断性疼痛（deafferentation pain）という．

■■■ 痛みの評価ツールを用いる

　痛みの強さを評価するツールや痛みの性状を評価する各種ツール，質問紙表がある．特に「神経障害性疼痛スクリーニング票」[8]には「針で刺されるような」「電気が走るような」「焼けるような」「ひりひりする」「しびれが強い」などの痛みの症状や，アロディニア，痛覚過敏，感覚過敏や感覚鈍麻などを表す項目が記されており，該当項目が多いことで神経障害性疼痛の可能性が高いと判定できるように作製されている．

■■■ 痛みの診断的ブロックを施行する

　疼痛疾患を治療するためには，罹患部位の推定やその伝導路を正しく評価して診断を下すことが重要となる．診断的ブロック[9]は疼痛疾患の原因部位の特定やその後の神経ブロックの有効性，予後の推定に有用であり，痛みの伝導路を侵襲的に遮断する手技である点が他の診断法と異なる．診断的ブロックを施行する際には，病態生理に基づいて解剖学的に適切な部位の痛覚伝導路の遮断を行うことが必要である[10]．しかし，多くの場合，痛みの原因は多岐にわたり，異なる複数の痛覚伝導路が関与している可能性もあるため，複数の診断的神経ブロックを併用することも考慮する．

　以下，脊椎疾患による腰下肢痛の病変部位の特定を目的とした診断的ブロックを例として紹介する．

■■■ 例えば，診断的ブロックで腰下肢痛を解明する

　腰痛は椎間板，椎間関節，神経根，仙腸関節などの異常で発症し，その原因を知るためには痛みの性状などの問診に加えて誘発テスト，神経学的所見，画像検査（X線，MRIなど），診断的ブロックの効果などを総合して評価する[11]．特に，診断的ブロックは腰痛の原因となっている痛覚伝導路を遮断することで病変部位の特定と治療を同時に行える利点がある[12]．

1. 診断的神経根ブロック

　椎間板ヘルニアや脊柱管狭窄症などによって神経根の刺激・圧迫・炎症などが生じた場合，腰臀部痛，下肢に放散する痛みやしびれがみられる．診断的神経根ブロックは神経根症状を有する腰下肢痛に対して施行され，主に多椎間障害症例の責任病変の特定や，症状と画像所見が一致しない場合，硬膜外ブロックなどで治療効果が少ない場合に施行される．特にヘルニア摘

出術前で障害神経根のレベルが判別しにくい場合に診断的神経根ブロックは欠かせない手段となり[13]，本ブロック中の神経根造影時に再現痛と圧迫所見がみられれば障害の高位診断となる．ただし，短期間に反復する神経根ブロックを施行すると神経根損傷を生じる危険があるので注意する．また，非特異的腰痛の診断として行われることは少ない．

2. 診断的椎間関節ブロック

椎間関節症は初期では画像所見は正常であるが，退行変性の進行によって関節裂隙の狭小化，骨棘形成，骨硬化像，関節包の肥厚などを認めるようになる．しかし，これらの所見で椎間関節症を確定診断することは困難であり，診断的な椎間関節ブロックで罹患関節に薬液を注入することで再現痛と痛みの消失がみられれば確定診断となる[14]．椎間関節ブロックの効果が一時的で症状が慢性経過をたどる場合は脊髄神経後枝内側枝高周波熱凝固法の施行を考慮する．

3. 診断的仙腸関節ブロック

仙腸関節は前面に L5，S1 前枝，下面に上殿神経，S1，S2 後枝内側枝，後面に L5，S1 後枝外側枝などが分布し[15]，外傷や妊娠，分娩，腰椎疾患による姿勢異常などで障害を受けやすく，軟骨の破壊を基盤とした変形が生じる．仙腸関節由来の痛みは腰痛の約 10% を占め，片側性の腰痛や臀部痛を呈する．主な疼痛部位は仙腸関節裂隙の外縁部を中心とした腰臀部だが，皮膚分節に一致しない下肢のしびれや痛み，鼠径部痛を伴うこともある．痛みは起立や歩行で悪化し，患側を下にした側臥位でも増強するが，仰臥位では軽快する．Newton テスト変法，Gaenslen テスト，Patrick テストなどの誘発テストが陽性であった場合には仙腸関節症を疑い，画像検査で仙腸関節裂隙の狭小化や骨化，関節面の不整などがみられ，診断的仙腸関節ブロックで症状が緩和された場合に仙腸関節症と診断できる．長期効果を期待する場合には仙腸関節枝高周波熱凝固法の施行を検討する[16]．

4. 診断的交感神経ブロック

交感神経活動や寒冷刺激が関与する上述の神経障害性疼痛や交感神経依存性疼痛，アロディニアでは，交感神経遮断が主な作用である低濃度局所麻酔薬による硬膜外ブロックによって痛みが軽快することがある．硬膜外ブロックによる交感神経遮断で痛みの軽減がみられた場合には腰部交感神経節ブロックの施行を検討する．また，反復する硬膜外ブロックで神経の異常興奮を緩和できることも多く経験している．

■ おわりに

難治性疼痛や慢性疼痛を訴える患者では痛みの性状，経過，痛みのパターン，増悪因子や軽快因子を見極めることが診断と治療方針策定のためにきわめて重要であり，診断を進めるには診断的ブロックが有用である．

文　献

1) 濱口眞輔：痛みの性質の評価．小川節郎(編)：メカニズムから読み解く　痛みの臨床テキスト．南江堂，100-109，2015

I 総論

2）濱口眞輔：痛みに関する専門用語．麻酔科ペインクリニック実践ハンドブック，南江堂，79-83，2018
3）濱口眞輔：A Certain Gut Feeling：Visceral Pain. Carvelo F：Understanding Pain（痛みを知るために－痛みの認知を探り求めて－）．花岡一雄（監訳），真興交易医書出版部，105-112，2015
4）小川節郎：痛みの診断．神経障害性疼痛診療ガイドブック，南山堂，30-34，2010
5）小川節郎：ペインクリニックにおける神経障害性疼痛への対応．PAIN RESEARCH 24：179-189，2009
6）Fitzcharles MA, et al.：Nociplastic pain：towards an understanding of prevalent pain conditions. Lancet 397：2098-2110, 2021
7）Treede RD, et al.：Hyperalgesia and allodynia：taxonomy, assessment, and mechanisms. Brune K, et al.（eds.）：Hyperalgesia：Molecular Mechanisms and Clinical Implications. IASP Press, 1-15, 2004
8）小川節郎：日本人慢性疼痛患者における神経障害性疼痛スクリーニング質問表の開発．ペインクリニック 31：1187-1194，2010
9）篠崎未緒，他：症状による検査の選び方②診断的ブロック．表　圭一，他（編）：痛みの Science & Practice 4 腰痛のサイエンス．文光堂，109-112，2014
10）Woolf CJ, et al.：Mechanism-based pain diagnosis.：issues for analgesic drug development. Anesthesiology 95：241-249, 2001
11）福井秀公，他：腰下肢痛・関節疾患．大瀬戸清茂（編）：ペインクリニック診断・治療ガイド．第 5 版，日本医事新報社，438-443，2013
12）Besson JM：The neurobiology of pain. Lancet 353：1610-1615, 1999
13）Datta S, et al.：An update systematic review of the diagnostic utility of selective nerve root blocks. Pain Physician 10：113-128, 2007
14）大納哲也，他：腰椎椎間関節症．大瀬戸清茂（編）：ペインクリニック診断・治療ガイド．第 5 版，日本医事新報社，504-510，2013
15）仲西信乃，他：仙腸関節枝高周波熱凝固法．大瀬戸清茂（編）：透視化神経ブロック法．医学書院，141-142，2009
16）Cohen SP, et al.：Randomized placebo-controlled study evaluation lateral branch radiofrequency denervation for sacroiliac joint pain. Anesthesiology 109：279-288, 2008

（濱口眞輔）

I 総論

3 痛み治療の心療内科的アプローチ

■■■ 心療内科とは？

　そもそも「痛み」の診断・治療に心療内科がどうかかわるのか？　と疑問を持った読者も少なくないかもしれない．この背景には「心療内科」が大きく誤解されて世の中に知られていることが一因としてあげられる．本来，心療内科は精神科とは異なり，「心身医学」を学問的基盤とする内科の一分野である．心身医学の「心身相関」（からだとこころのつながり）に着目し，心身両面からの治療を行っていくのが心療内科の治療となる[1]．

　心療内科が対象とする疾患は「心身症」である．心身症は下記のように定義されている．

　「心身症とは，身体疾患のなかで，その発症や経過に心理社会的因子が密接に関与し，器質的ないし機能的障害が認められる病態をいう．ただし神経症やうつ病など，他の精神障害に伴う身体症状は除外する」[2]．

　この定義におけるポイントは大きく5つある．

　まず1点目の身体疾患であること，これは「心療内科＝精神科」という誤解と同様，「心身症＝精神疾患」という誤解はいまだに多い．しかし定義にもあるように，心身症は「身体疾患」であり，精神疾患ではないため，精神疾患の分類として最もよく用いられている，DSM-5-TR[3]のなかにも「心身症（Psychosomatic Disease）」という項目は，存在しない．似たような概念として，身体症状症があるが，これも心身症とイコールではない．

　2つ目のポイントの「心理社会的因子が密接に関与し」という部分は，どのように証明するのか，また「密接に」とはどれくらいか，そもそも科学的でないという批判もあるが，機能性消化管疾患やBasedow病などの各種ガイドラインでもストレスがその病態に関与することは明記されており，個人差はあるものの，心理社会的な背景が関与する，いわゆる「心身症」的な要素を強く持つ患者は日常診療で少なくない．

　3点目の器質的ならびに機能的障害という点に関しては，心身症＝機能性疾患に限定されると理解している医療者も少なくないが，実際には器質的な心身症も多く存在する．具体的には胃潰瘍・高血圧症・肥満症などがある．また「心身症」が「得体のしれないもの」というイメージで，検査で異常がない＝心身症とされていることも経験する．検査で異常がないもののなかには，いわゆる機能性疾患や多くの精神疾患も含まれるため，「不定愁訴」や「medically unexplained symptoms（MUS）」として施行の早期閉鎖をしないことが肝要である．

　4点目は「病名」ではなく「病態」という点で，「大腸癌」「肺炎」などといった身体疾患と並列の並びで「心身症」が存在するように考えている医療者も少なくないが，実際には前述の通り，身体疾患に付随する病態名として「心身症」として用いるのが正式なルールである．具体的には

I 総論

表1 心療内科でよくみる心身症

呼吸器系	気管支喘息・過換気症候群・神経性咳嗽など
循環器系	本態性高血圧症・起立性調節障害・冠攣縮性狭心症・たこつぼ心筋症など
消化器系	消化性潰瘍・機能性ディスペプシア・過敏性腸症候群・潰瘍性大腸炎・食道アカラシアなど
内分泌・代謝系	2型糖尿病・神経性やせ症・過食性障害・甲状腺機能亢進症・単純性肥満症など
神経・筋肉系	緊張型頭痛・片頭痛・筋筋膜性疼痛・痙性斜頸など
その他	関節リウマチ・線維筋痛症・更年期障害・月経前症候群・顎関節症・アトピー性皮膚炎・Ménière病など

(久保千春〈編〉：心身医学標準テキスト. 医学書院，2009より改変)

「片頭痛（心身症）」「下痢型過敏性腸症候群（心身症）」といった具合で，病名の後に「心身症」とつけるのが正しい心身症の表記の仕方となっている．したがって，同じ病名でも心身症要素の有無（実際には心身症要素が強いか弱いか）によって，「2型糖尿病」も「2型糖尿病（心身症）」も，いずれの表記もあり得る．

　最後のポイントは精神疾患の身体症状は除外するという点であり，例えば，うつ病では食欲低下や体重減少などの身体症状もあるが，このような精神疾患に伴う身体症状は心身症ではない．一方で，うつ病と各種の心身症を合併することはある．その場合には，

・機能性ディスペプシア（心身症）

・うつ病

といったように，心身症の病名と精神疾患の病名が併記されることもある．

　実際に心療内科でよくみる心身症は**表1**[4]のようなものがある．

■■ 心療内科の診療のキモ（病態仮説の形成と共有）

　心療内科は心身相関に注目しながら診療をするのが強みと述べたが，患者の理解のための理論的背景はいくつかある．例えば，家庭医療・総合診療領域で頻用される生物・心理・社会モデル（bio-psycho-social model）や，緩和医療で用いられることの多い全人的苦痛（total pain）といった考え方である．疼痛患者の場合には，「恐怖回避モデル」（p.251参照）といったモデルを用いることも多い．そしてこれらを用いながら患者理解を深め，患者と協働的に治療を行っていくのが心療内科治療の一番のキモといえる．

　具体的に心療内科治療の5段階は**図1**のようになる[5]．

　ここで重要なのが「病態仮説の構築と説明」，そしてそれに基づいた「治療方針の説明と実行」である．「病態仮説の形成と共有」は心療内科治療の最もキモとなる部分である．病態仮説と聞くと病理学的な病態仮説を思い浮かべる医療者が多いが，ここでは心理社会的背景を含む病態仮説を患者と一緒に形成する[6]．例として，片頭痛患者の1例と，本症例の病態仮説図の1例を**図2**に示す．

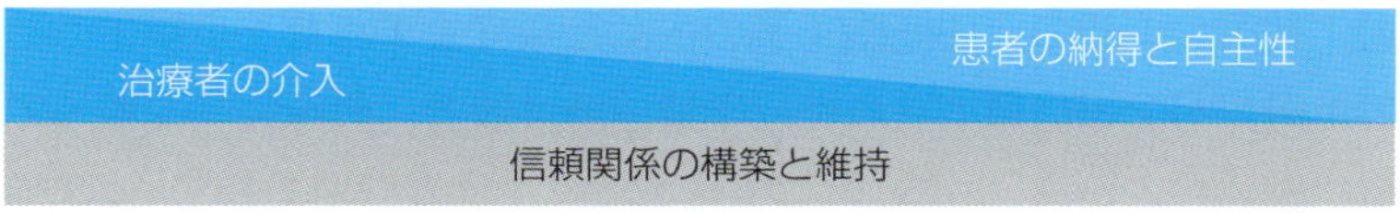

3 痛み治療の心療内科的アプローチ

治療者の介入　　　　　　　　　　　患者の納得と自主性

信頼関係の構築と維持

第1段階　情報収集
第2段階　患者が十分に納得でき，かつ医学的に矛盾しない病態仮説の構築と説明
第3段階　病態仮説に基づいた治療方針の説明と実行
第4段階　治療による変化の確認，強化，促進
第5段階　自己コントロール感，自己効力感の向上

図1　心療内科医の病気の見方

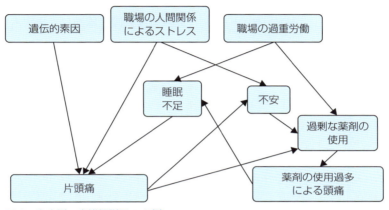

図2　本症例の病態仮説図の1例

■症例

患者：38歳，女性．
主訴：頭痛．
現病歴：大学生の頃より，時折頭痛が起きることがあったが，母親も頭痛持ちであり，頭痛の家系だと思い，「片頭痛」の自己判断で，市販薬内服などで対応してきた．
　教員として就職し，仕事に関しては満足のいく成果を出せていたが，時折出る頭痛は続いていた．半年ほど前，担任のクラスでいじめが発生し，その対応で連日帰宅が遅くなり，その頃から，時々しか起こらなかった頭痛が連日続くようになり，毎日市販薬を内服するようになっていた．
　頭痛が続き，また不眠傾向でもあり，日中の仕事にも影響を及ぼしてきたため，家人のすすめもあり，クリニック受診となった．
頭痛の性状：こめかみの辺りにズキズキとする痛みが続く．片側のこともあるが，両側が痛むこともある．前兆はない．
ROS (review of systems)：発熱なし．麻痺・感覚障害なし．
既往歴：特記事項なし．
アレルギー：そばでアナフィラキシーの既往あり．
家族歴：母親が片頭痛．
内服：市販の鎮痛薬（ロキソプロフェン・イブプロフェン）．

Ⅰ　総論

心理社会的背景：教師の両親の元に同胞1子の長女として生まれた．小学生のときに両親が離婚，以後は母親と母方祖父母に育てられた．学業成績は並で，教員免許を取って以後は国語教師として中学校に勤務している．5年前に同僚と結婚，出産（長男）を経て，4年前より仕事復帰した．現在は夫と長男との3人暮らし．義父母の助けも借りながら仕事と家事育児の両立を目指している．

1. 身体所見

身長，体重：155 cm，42 kg，BMI 17.5.
バイタルサイン：異常なし．
頭頸部：眼瞼結膜貧血なし．対光反射（＋／＋），口腔内（歯列咬合線あり，歯根舌），僧帽筋緊張高い，側頭動脈圧痛なし．
胸部：心音肺音に異常を認めない．
神経：神経学的異常所見なし．

2. 検査所見

血液検査：特記すべき異常所見なし．

■ 病態仮説の形成と共有におけるポイント

　病態仮説の形成と共有においてのポイントをいくつかあげる．

　第一に，患者の解釈モデルを，患者と一緒に形成する病態仮説図のなかに極力盛り込むことである．問診や身体診察から得られた情報のなかで，病態仮説図のなかに使えそうなものをピックアップしておき，患者の語りや身体診察からフィードバックしたものを優先的に用いると，患者の納得感が得やすい．

　第二に，医学的に矛盾しないという点である．病態仮説図では矢印でその関係性を表記するが，初学者の場合，まれに突飛な関係性を示してしまうことがある．また相互に関係する関係性や，円環的な悪循環のモデルを使うこともしばしばあるが，これも本当に相互の矢印，円環的矢印が成立しているかを確認したい．加えて，「自律神経の失調」や「ストレス」といった用語は患者理解の促進にはつながるものの，表面的な理解にとどまることも少なくなく，これらの一般的にもよく用いられる用語の使用は慎重でありたい．

　第三に，あくまで病態仮説図は「仮説」であって，新たに明るみになった情報などが発生すれば随時見直される点である．特に虐待歴や金銭関係の問題は，診療の初期段階では明らかになっていないことが多く，適宜見直しが必要である．

　第四に，病態仮説図は医療者が認識しておくべき範囲と，患者と共有する範囲は異なってもよいということである．例えば客観的にみて，家庭内不和や，職場環境が症状の一因となっていると考えられる場合においても，患者自身がそれを自覚していない，もしくは否定しているような場合には，あえて患者とその部分に関して共有しないという方法も考えるべきである．

　そして最後に，治療的な介入のポイントを常に意識する点である．病態仮説図はあくまで治療に結びつくことで，はじめてその価値が発揮されるものであり，個人の趣味嗜好や詮索目的

表2　各専門診療科の機能性身体症候群

消 化 器 科	過敏性腸症候群，機能性胃腸症
婦 人 科	月経前症候群，慢性骨盤痛
膠 原 病 科	線維筋痛症
循 環 器 科	非定型・非心臓性胸痛
呼 吸 器 科	過換気症候群
感 染 症 科	慢性疲労症候群
神 経 内 科	緊張型頭痛
歯 科 口 腔 科	顎関節症，非定型顔面痛
耳 鼻 咽 喉 科	ヒステリー球症候群（咽喉頭異常感症）
アレルギー科	化学物質過敏症

（Wessely S, et al.：Functional somatic syndromes：one or many? Lancet 354：936-939, 1999/福永幹彦：機能性身体症候群　木を見るか，森を観るか．心身医学 53：1104-1111，2013 より作成）

で治療的でない病態仮説を推定することは厳に控えるべきであろう．

■ 機能性身体症候群としての「痛み」

　前述の通り，心療内科は各種の心身症の診療を専門とするが，なかでも機能性疾患の診療を得意とし，ゲートキーパー的な役割を果たす．

　例をあげると過敏性腸症候群のガイドラインのなかでも，第一段階から第三段階までの治療があり，第二段階以降では向精神薬を使ったり，心理療法を行ったりといったような，心療内科でしか実践できないような治療法が推奨されている．

　また，このような機能性疾患を総称した概念として機能性身体症候群（functional somatic syndrome：FSS）がある[7]．機能性身体症候群のなかには**表2**[7,8]のような様々な疾患群が含まれ，各診療科で診療されていることも多い．この**表2**[7,8]を見て気づくかと思うが，その大多数が「痛み」に関連したものである．したがって，これら機能性身体症候群をみていくうえで「痛み」を扱うことは避けては通れない．実際，心療内科の外来には非常に多くの「痛み」の患者，それも，器質的疾患が否定された慢性疼痛の患者が少なからず受診している．これらの患者のうち，器質的疾患が否定され「気のせい」や「心因性」などとして医療の枠から外れかける患者も一定数いる．しかし，機能性身体症候群の多くは，現在の医学で十分に解明できていない，もしくは通常の一般的な検査では捉えられないものの，患者自身は大きな苦悩を抱えており[9]，門前払いのような扱いは，逆に医療不信から病態の悪化を招きかねない．これら機能性身体症候群の治療の第一歩は，良好な治療関係の構築であり，まずは症状（痛み）があることを理解し，その病態を患者にもわかるような形で，共有することから始まるといっても過言ではない．

■ 治療的自己という考え方

　治療的自己（therapeutic Self）は，心療内科医のなかでも非常に大切にされている概念の1つで，医療者が患者との関係において発揮する，治療効果に影響を与える個人的な資質を指す[10]．これは，医学的知識や技術，経験といった客観的な要素を超えた，人間的な部分である．治療

的自己の概念は，1990 年代に米国の臨床心理士の John G. Watkins[10]によって提唱された．Watkins は，同程度の医学的知識や経験を持つ医師であっても，患者との関係性や治療効果に大きな差が生じることを観察し，その原因を探求した．その結果，客観的な要素に加えて，治療者の個人的な資質が患者との信頼関係構築や治療効果に重要な役割を果たしていることを明らかにした．

治療的自己の主要な構成要素は共鳴と客観性に分類される．共鳴とは，患者が語る体験内容に一時的に同一化し，患者と同じ感情や思考を共有する能力であり，客観性とは，その名の通り，患者を客観的に理解し，評価する能力である．

さらに共鳴には，感情的共鳴と認知的共鳴の 2 種類があり，感情的な共鳴とは，患者の感情を理解し，共感すること，認知的な共鳴は，患者の思考や行動パターンを理解することとされる．

痛みの診療において，痛みが主観的な自覚症状である以上，医療者が完全に患者の痛みを理解することは困難である．しかし治療的自己を意識し，育むことで，患者との信頼関係の構築の構築や，治療効果の向上，さらには医療者自身の自己成長にもつながるメリットがある．

■ おわりに

冒頭で述べたように，心療内科医は全国的にも非常に稀有な存在であり，また地域偏在も大きく，日本で心療内科医の診察を受けるのにはかなりの障壁がある．しかし，心療内科的なアプローチは，必ずしも心療内科医の専売特許ではなく，多くの熟達した内科医・プライマリケア医・家庭医などが自然と実践しているものでもある．現在の診療に，ほんの少し心療内科的アプローチを加えるだけで，診療の質は大きく向上する．一人でも多くの痛みの患者に対して，心療内科的なアプローチを試みられることを願う．

文　献

1) 日本心身医学会用語委員会・日本心療内科学会学術企画委員会（編）：心身医学用語事典．第 3 版，三輪書店，2020
2) 日本心身医学会教育研修委員会：心身医学の新しい診療指針．心身医学 31：537-573，1991
3) 日本精神神経学会（監）：DSM-5-TR 精神疾患の診断・統計マニュアル．医学書院，2023
4) 久保千春（編）：心身医学標準テキスト．医学書院，2009
5) 水野泰行，他：心療内科における慢性疼痛診療．日本運動器疼痛研究会誌 1：51-55，2009
6) 酒井清裕：病態仮説の形成と共有．大武陽一（編著）：そのとき心療内科医ならこう考える　かかりつけ医でもできる！　心療内科的診療術．金芳堂，20-28，2023
7) Wessely S, et al.：Functional somatic syndromes：one or many？ Lancet 354：936-939, 1999
8) 福永幹彦：機能性身体症候群　木を見るか，森を観るか．心身医学 53：1104-1111，2013
9) Henningsen P, et al.：Management of functional somatic syndromes. Lancet 369：946-955, 2007
10) Watkins JG（原著），日本心療内科学会 治療的自己評価基準作成委員会（訳）：治療的自己－治療を効果的に進めるための医療者の心得－．アドスリー，2013

（大武陽一）

I 総論

4 痛み治療の東洋医学的アプローチ

　筆者は，はり師・きゅう師(鍼灸師)の資格を有し，鍼灸が好きで，正しく広まるように活動している．さらに，漢方薬に関して学びを深め，漢方専門医も取得し，東洋医学を日々の臨床に組み入れている．このことで患者により貢献できるようになったと体感している．本稿を通じて，読者が鍼灸や漢方薬といった東洋医学的なアプローチ"も"用いるきっかけとなり，痛みで苦しむ患者が一人でも快方に向かうことを願っている．

　さて東洋医学というと，中(国)医学，インド医学，チベット医学などを含めることもあるが，本稿では漢方薬や鍼灸を用いる中国発祥の医学(中医学)の考え方をベースに解説する．

　大まかな構成として，はじめに東洋医学がどのような痛みの改善を得意とするかを述べる．さらに，東洋医学で痛みをどのように捉えるかを解説し，腰痛を例に東洋医学的なアプローチ法を解説する．最後に漢方薬や鍼灸を導入する際の研修方法や関連する副作用などをまとめる．

　なお，限られた紙面のため，初学者でも活用可能な問診を中心にしたアプローチ法の紹介に留める．ぜひ，本稿を読んで興味が深まれば，後述の東洋医学的な独特の診察方法(舌診や脈診)を習得し，問診から得られた診断や治療の裏付けをとれるようにしてほしい．

■ 東洋医学的アプローチが効果的な患者像は？

1. どのような患者に漢方薬や鍼灸は効果があるのか？

　筆者がよく聞かれる代表的な質問である．現状の回答は，"痛みには，漢方薬や鍼灸を試す価値あり！"である．実際に，標準治療を行っても改善しなかった慢性疼痛に対して効果を示すことも少なくない．

　他項目でも述べられているように，痛みを訴える患者は多彩で，標準治療に加え様々なアプローチ法がある．しかし，それでも痛みが消失しない患者もいる．そのなかで，患者がさらなる改善を望むのであれば，東洋医学的なアプローチを加えてみる価値は高い．もちろんすべての痛みが速やかに改善するわけではないが，内服薬の減量や社会復帰につながったなど事例を経験したり，耳にしたりする．

2. 特に"どのような痛み"に効果が高いか？

　東洋医学的な見立て(診断)がシンプルなケースには著効する印象がある．しかし，初学者にとってその判断は難しいかもしれない．まずは，効果が期待されるかどうかを深く考えずに漢

I 総論

表1 望聞問切

望診	視覚を用いて行う診察方法 顔色，光沢，表情，目つき，皮膚の肌理，目つき，姿勢などを評価
聞診	聴覚・嗅覚を用いて行う診察方法 呼吸音，発声や発語，口臭，体臭などを評価する
問診	問いかけとその回答を用いて行う診察方法 どの臓・経絡と関連があるか，汗，飲食，二便などを問う
切診	触診を用いて行う診察方法 脈診，腹診，切経（経絡の触診）などを評価

表2 気滞・血瘀・湿

病態	滞るもの	痛みの特徴
気滞	気	脹痛，移動する痛み，情動で変動
血瘀	血	刺痛，固定的な痛み，うっ血を伴う，夕方から夜に増悪しやすい
湿	津液	重痛，固定的な痛み，浮腫を伴う，湿度の上昇で悪化する

方薬や鍼灸の導入につなげてほしい．もし，その見立てをしっかり行いたいという読者には，後述の考え方や参考文献を参考に，ぜひ東洋医学的なアプローチを強化してみてほしい．

■ 東洋医学/中医学での痛みの考え方

例えば，あらゆる頭痛に「○○湯を処方」「△△穴に鍼灸療法を行う」といった大ざっぱなアプローチでもある程度の効果を示すが，ここではより深く病態を捉え，より効果的な治療につながり得る方法を解説する．

東洋医学でも西洋医学同様に，診察・診断を行い，東洋医学における診断（"証〈しょう〉"とよばれる）をたてることで，より効果の高い漢方薬を選択できたり，鍼灸においてはより効果の高い経穴（ツボ）を選択できたりするようになる．

証を導くまでの過程は，"望聞問切"とよばれる（**表1**）．繰り返しになるが本稿では，問診や簡単な診察で得られる情報のみから痛みの原因や証を導く方法を提示する．これらに加え，舌診や脈診といった専門的な診察方法を成書や後述する研修等を通じて身につけるとより質の高い医療を提供できるようになるであろう．

ここからは，東洋医学的な専門用語が出てくるが，あまり定義などにはこだわり過ぎず，大枠をつかむつもりで読み進めてほしい．

1. 痛みの原則からのアプローチ

東洋医学，特に中医学の分野で痛みをどのように捉えるか．少し専門的な話になるが，まずは痛みを考えるうえで大切な2つの原則を理解する．

a) 不通則痛（ふつうそくつう）

通じざれば，すなわち痛む：東洋医学において，身体の構成要素である"気・血・津液"は滞りなく流れていることが正常とされるが，流れが悪くなり詰まりが生じると痛みが発生すると考えられている．気・血・津液の流れが滞ると，それぞれ気滞・血瘀・湿とよばれる病態が生じ，痛みの特徴も異なる（**表2**）．必要なものが過分な状態は"実"と表現されるため，気滞・

血瘀・湿は"実"に分類される．実の痛みの特徴として，拒按(押さえると痛みが増強する，触れられることを嫌う)がある．

気・血・津液の流れが悪くなる要因については，後ほど解説を加える．

b）不栄則痛(ふえいそくつう)

栄えざれば，すなわち痛む：栄養が足りなければ痛みが生じるという考えで，気・血・津液が不足することで生じる．必要なものが不足している状態は"虚"と表現されるため，気虚・血虚・津液不足(津液虚とはいわない)が病態となり，気・血・津液を補うような治療法が選択される．これらの虚の痛みの特徴として，喜按(押さえると楽になる，触れられることを喜ぶ)がある．

まずはこの2つの原則を用いて痛みを分類してみるとよい．実際に治療に難渋する痛みは，いくつかの病態が複合していることが多い．しかし反対にある特定の病態のみであれば，漢方薬や鍼灸を用いて改善する期待が高まる．

2. 痛みの部位からのアプローチ

体の各部位は所定の臓腑*¹や経絡*²と連絡しあっている．そのため，疼痛部位を細かく評価することは，東洋医学におけて，正しい証をたてたり，よりよい治療法を選択したりするうえで大きな手がかりとなる．頭痛を例にとって解説する．

頭部には様々な経絡が走行している．以下に頭痛で痛む部位と臓腑の関連の解説を加える．

なお，ここで表現される肝や大腸といった臓腑は，西洋医学で示されるものとは異なり，機能の集合体として示される東洋医学における臓腑であることに留意してほしい．

a）前頭部痛

胃や大腸などと関係が深い．胃や大腸の働きの機能異常で生じる胃腸の不調や，食べ過ぎ飲みすぎ，悪心などの症状を伴えば，胃や大腸との深い関連を示唆する．

b）側頭部痛

胆と関係が深い．胆の機能異常である不眠やめまい，さらには判断が鈍くなったり，驚きやすくなったりすれば，胆との深い関連を示唆する．

c）頭頂部痛

肝と関係が深い．肝の働きの機能異常で生じる易怒性や眼の痛みなどを伴えば，肝との深い関連を示唆する．

d）後頭部痛

膀胱との関連が深い．膀胱の機能異常で生じる頻尿，残尿などの排尿異常を伴うと，膀胱との深い関連を示唆する．

3. 痛みの性質からのアプローチ

痛みと一言でいっても，性状は様々である．これまでも拒按，喜按などを取り上げて解説し

---

*¹臓腑：五臓(肝・心・脾・肺・腎)と六腑(胆・小腸・胃・大腸・膀胱・三焦)からなる．各臓腑は，様々な機能の集合体を意味する．その機能は西洋医学の機能とも異なるため注意が必要である．

*²経絡：気・血が流れる経路．全身に五臓六腑と関連する経路などがある．経穴(ツボ)は経絡上の要所である．路線図を想像するとイメージしやすい．経絡は路線，経穴(ツボ)を駅にたとえられる．

■ I 総論

表3 痛みの性質による分類

名称	関連の深い病態・証	痛みの性質・特徴
拒按	虚	押さえると痛みが増強する，触れられることを嫌う
喜按	実	押さえると楽になる，触れられることを喜ぶ
喜温	寒証	温めると疼痛が軽減
喜冷	熱証	冷やすと疼痛が軽減
移動性	気滞	痛む部位が移動する痛み
固定性	血瘀・湿	痛む部位が移動せず，固定している痛み
脹痛	気滞	張ったような痛み，イレウスのときの腹部膨満に伴う痛みが典型的である
刺痛	血瘀	針を刺されたような痛み，腹部で生じやすい
重痛	湿	重だるいような痛み，頭部や四肢や腰部に生じやすい
絞痛	気滞・血瘀	絞られるような痛み，尿路結石の痛みが代表例
灼痛	火邪・陰虚	灼熱感を伴う痛み，冷やすと楽になる
冷痛	寒邪・陽虚	冷感を伴う痛み，温めると楽になる
隠痛	虚によって生じる気滞・瘀血	我慢できる程度の痛みが持続する
掣痛 せい	肝病	ひっぱられるような痛み
空痛	気虚・血虚	疼痛部位に空虚感を伴う

たが，ここで東洋医学における痛みの分類を示す（**表3**）．

■■■ 腰痛を例にとって

急性腰痛は，身体の外から悪い影響を与える因子（"外邪"とよばれる）や外傷により生じ，実証のものが多い．外邪は，風・暑・湿・燥・寒・火の6種類に分類され，それぞれ異なった性質を有する．急性腰痛では，寒と湿が合わさった寒湿により生じやすい．

一方で慢性腰痛は，腎虚によるものが多い．腎虚とは，房事（性行為）過多や様々な慢性的な病態の行き着く先のように，身体のエネルギーが枯渇したような状態といえる．腎虚はさらに腎陽虚と腎陰虚に分類され，以下に示すような特徴を要する．

1. 腰痛の代表的な証

腰痛の代表的な4つの証分類と治療法を提示する（**表4**）．

他には，風湿，血虚や肝鬱気滞による腰痛もある．難治性の腰痛の際などは，腎陽虚と腎陰虚が合わさった腎陰陽両虚など，いくつかの証が併存していることもあり，病態も複雑となり，治療も複雑になる．このような際に東洋医学的にも難治性となり得る．

2. 痛みを考えるうえで大切な痺証

痛みのなかでも特に四肢や関節の痛みを考えるうえで，痺証という大切な概念がある．痺とは詰まって通じないことを意味し，気血の流れが悪くなり痛みが生じる．前述の「不通則痛」の原則があてはまる．風邪，寒邪，湿邪，熱邪の混合により生じ，どの邪が優勢になるかで**表5**に示すように痛みの性状が異なり，治療法も異なる．

4 痛み治療の東洋医学的アプローチ

表4 腰痛の代表的な4つの証分類と治療法

	寒湿による腰痛	腎陽虚による腰痛	腎陰虚による腰痛	血瘀による腰痛
腰痛の性状	重だるい，冷える，雨天や寒いときに悪化する，温めると軽減する，拒按	腰部の無力感，だるさ，冷えると悪化する，喜按（腎陰虚と同様）	腰部の無力感，腰が浮いたようなだるさ，疲労すると悪化する，喜按（腎陽虚と同様）	腰部の刺痛，固定性の疼痛，局所で索状物が触れる，色素沈着や細血管の拡張，拒按
随伴しやすい症状		顔色が優れない，夜間頻尿（特に冷えると増強する），下肢の筋力感，精神疲労，勃起不全や水様の帯下	口渇，手掌足底や顔のほてり，めまい，耳鳴り，下肢の筋痙攣，不眠，多夢，遺精や月経量の減少	昼間は軽く夜間に増強していく，局所の筋緊張，著明な圧痛点，牽引痛
主な漢方薬	苓姜朮甘湯，安中散，桂枝加苓朮附湯	八味地黄丸，牛車腎気丸	六味丸	疎経活血湯，桂枝茯苓丸，治打撲一方，通導散
鍼灸でよく使用される経穴	腎兪穴，委中穴，腰陽関穴	腎兪穴，委中穴，次髎穴，志室穴，太谿穴	腎兪穴，委中穴，次髎穴，命門穴，腰眼穴	腎兪穴，委中穴，人中穴，支溝穴，陽陵穴

表5 痺証

	風痺（別名：行痺）：風邪偏盛	寒痺（別名：痛痺）：寒邪偏盛	湿痺（別名：着痺）：湿邪偏盛	熱痺：熱邪偏盛
痛みの性質	疼痛が突然発症したり突然消失したりする．疼痛部位が移動する	疼痛の程度が強い，疼痛部位が固定し，冷やすと痛む，温めると軽減する，局所の皮膚は赤くなく熱くない	疼痛の程度が強い，疼痛部位が固定し，重だるい痛み，冷やすと痛む，温めると軽減する，局所の皮膚は赤くなく熱くない，慢性化しやすい，関節腫脹や局所の浮腫を伴いやすい，雨や湿度が上がると疼痛が増悪する	局所の発赤・腫脹・熱感が強い，冷やすと軽減，痛くて触れない
随伴しやすい症状	悪寒，発熱を伴うことがある	寒がり，四肢の冷え	寒がり，四肢の冷え，食欲不振，軟便，口が粘る	咽頭痛，発熱，口渇，多汗，小便が少量で濃くなる
主な漢方薬	羌活勝湿湯*，桂枝加朮附湯	桂枝加朮附湯，桂芍知母湯	薏苡仁湯，麻杏薏甘湯，防己黄耆湯	越婢加朮湯
鍼灸でよく使用される経穴	風池穴，膈兪穴，血海穴，太衝穴	腎兪穴，関元穴	陰陵泉穴，足三里穴	大椎穴，曲池穴，合谷穴

*保険適用となっているエキス製剤にはない．

3. 腰痛診療ガイドライン

　国内のガイドラインに目を向けてみると，「腰痛診療ガイドライン2012」[1]では，腰痛治療における代替医療の有効性を問うClinical Questionで，鍼治療はグレードB（行うことを推奨する）と評価されていたが，「腰痛診療ガイドライン2019」[2]においては，鍼治療を含む代替療法は腰痛に対する推奨度"なし"となっている．この点に関しては，評価プロセスにおける文献選択，データ抽出，データ入力における深刻な誤りが認められるという指摘が存在する．また，漢方薬に関する言及も乏しい[3]．

■■ 漢方薬の使用や研修

　国内のいくつかの報告では8割前後の医師が漢方薬を処方しており，医師も患者側も身近になってきているといえる．その多くは，エキス剤とよばれる形状であろうが，生薬を処方し，煎じ薬を用いることで，処方できる漢方薬の種類が増えたり，治療効果が高まったりすると見聞きする．

　研修先として，対象者は限られるが短期実施研修受け入れを行っている教育施設もある[4]．

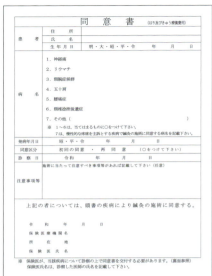

図1 地方厚生（支）局の同意書（A），「同意書の交付について」（B），QRコード（C）

■■■ 鍼灸治療の導入や研修

　大きく分けて，医師自らが施術するケースと，鍼灸師と連携して依頼するケースがある．医師向けの研修プログラムも増えてきている[5〜7]．そのほか，日本プライマリ・ケア連合学会，全日本鍼灸学会や日本温泉気候物理医学会などの関連団体の学術大会等で医師向けの鍼灸セミナーがひらかれることもある．筆者は，日本プライマリ・ケア連合学会の秋季生涯教育セミナー等でセッションを設けた経験がある[8]．ただし，これらの研修等は，筆者に関連のある団体が主催しているが，具体的な研修プログラムの精査を行っているわけではない．詳細は各窓口に問い合わせてほしい．

　鍼灸師と連携する際の注意点を加える．同じ腰痛患者に対して，使用する経穴に限らず，診察や治療方法は治療者個人により異なる．そのため，連携相手がどのような考えで診察や治療を行っているかなど，顔の見える関係性を築いたうえで連携することが望ましい．

　また，患者負担を少なくできる療養費制度の活用も検討してほしい．その際に医師の同意書が必要になるが，厚生労働省の地方厚生（支）局のサイトにある書式（図1A）[9]を多く目にする．このなかの「同意書の交付について」（図1B）は，同意書作成の前に必読である．

■■■ 漢方薬の代表的な副作用

　漢方薬には副作用がないという誤解もあるが，漢方薬にも副作用はあるので処方する際には気をつけなければならない．漢方薬は生薬の組み合わせで構成されている．表6[10]に生薬別の副作用を示す．

表6 生薬別の代表的な副作用

生薬	代表的成分	副作用など	含まれる代表的漢方薬
黄芩	バイカリン	間質性肺炎，肝機能障害	大柴胡湯，小柴胡湯，黄連解毒湯
甘草	グリチルリチン	偽アルドステロン症：浮腫，高血圧，低K血症	葛根湯，麻黄湯，芍薬甘草湯
山梔子	ゲニポシド	腸間膜静脈硬化症：腹痛，下痢，便秘	黄連解毒湯，加味逍遥散，辛夷清肺湯
地黄	カタルポール	消化器症状：胃もたれ，悪心，胃痛，下痢	八味地黄丸，十全大補湯，牛車腎気丸
大黄	アントラキノン類	消化器症状：下痢がメイン，腹痛	柴胡加竜骨牡蛎湯，桃核承気湯，大黄甘草湯
附子	アコニチン	トリカブト中毒：不整脈，悪心嘔吐，口唇口角や舌のしびれ	八味地黄丸，真武湯，牛車腎気丸
麻黄	エフェドリン	交感神経刺激作用：血圧上昇，月，尿閉	麻黄湯，越婢加朮湯，麻黄附子細辛湯

（樫尾明彦，他〈監〉，堀場裕子，他〈編〉：先生，漢方を鍼灸を試してみたいんですけど……．南山堂，2015 より）

■ 鍼灸の代表的な副作用

1. 鍼

　国内の鍼灸の安全性に関する国内の多施設前向き調査では，皮下出血・血腫が全施術の2.64% でもっとも多かった．以下は全施術の 1% 未満で不快感，刺鍼部の残存痛，刺鍼時の痛み，出血，症状の悪化などの報告がある[11]．鍼治療の副作用というと気胸を想像される読者もいるかもしれないが，この研究では総治療回数 14,039 回の施術では認めていない．鍼灸安全対策ガイドラインに準じた標準的な施術を行えば，鍼灸臨床において重篤な有害事象が発生する可能性（発生頻度）は低いと考えられている[12]．

2. 灸

　火傷や灸あたりとよばれる倦怠感や疲労感などがある[11,13]．
　これらの副作用を軽減する目的や，痛みや熱刺激が苦手な患者には，刺さない鍼や直接肌にお灸をすえない間接灸もある．

■ おわりに

　本稿が東洋医学的なアプローチを学ぶよいきっかけになれば大変うれしく思う．また少しでも関心を抱いたならば，参考文献や関連図書で学びを深めたり，地域の鍼灸院や鍼灸師と関係性を築いたりする原動力となれば望外の喜びである．
　東洋医学的なアプローチ "も" 用いて痛みから解放されるように患者の力になろう！

文 献

1) 日本整形外科学会，他〈監〉，日本整形外科学会診療ガイドライン委員会，他〈編〉：腰痛診療ガイドライン 2012．南江堂，2012
2) 日本整形外科学会，他〈監〉，日本整形外科学会診療ガイドライン委員会，他〈編〉：腰痛診療ガイドライン 2019 改訂第 2 版．南江堂，2019
3) 山下　仁，他：腰痛診療ガイドライン 2019 の鍼治療に関する誤情報．全日本鍼灸学会雑誌 69：156-165，2019
4) 日本漢方医学教育振興財団：漢方短期実地研修　〔https://jkme.or.jp/practice.html?fbclid=IwAR3VL-CtngIaqqk8XIZa-pzwqFd

I 　総論

AyAXnB7jDUTg1O0ybfbps3NWs1yeThZM〕

5）日本東方医学会：セミナーのご案内　〔https://www.jptoho.or.jp/seminar.html〕

6）予防医療臨床研究会：医師専門 Acupuncture 講座　〔http://www.yobo-rk.jp/category/1203432.html〕

7）北辰会　〔https://hokushinkai.info/〕

8）日本プライマリ・ケア連合学会：学術集会・各種セミナー　〔https://www.primarycare-japan.com/assoc/seminar/20230923c-pro/#08〕

9）厚生労働省地方厚生局：同意書(はり及びきゅう療養費用)　〔https://kouseikyoku.mhlw.go.jp/kyushu/gyomu/gyomu/hoken_kikan/tsuchi/000184487.pdf〕

10）樫尾明彦，他(監)，堀場裕子，他(編)：先生，漢方を鍼灸を試してみたいんですけど……．南山堂，2015

11）Furuse N, et al.：A multicenter prospective survey of adverse events associated with acupuncture and moxibustion in Japan. Med Acupunct 29：155-162, 2017

12）古瀬暢達，他：鍼灸安全性関連文献レビュー 2016～2019 年．全日本鍼灸学会雑誌 71：245-264，2021

13）寺澤佳洋(編著)：鍼灸のことが気になったらまず読む本　Q&A 89．中外医学社，2022

参考文献

• 加島雅之：漢方薬の考え方，使い方．中外医学社，2014

• 天津中医学院，他(編)：針灸学 [基礎篇](改訂版)．東洋学術出版社，1996

• 天津中医学院，他(編)：針灸学 [臨床篇]．東洋学術出版社，1993

（寺澤佳洋，加島雅之）

I 総論

5 痛み治療の精神科的アプローチ

　精神科における伝統的な疾患の捉え方として，まず器質的な原因を除外し，その後統合失調症やうつ病のような疾患や，そしていわゆるストレスなどによる疾患を考える．疼痛に関しても同様のことがいえるが，本稿では，器質的な原因による疼痛をきたす疾患については割愛し，器質性疾患以外の疼痛を訴えることのある代表的な精神疾患と，疼痛に対する精神科的な薬物および非薬物的な治療について概説する．

■ 疼痛を伴う精神疾患

　慢性疼痛と関連した精神疾患にはうつ病，不安症，統合失調症など様々な疾患があるため[1]，慢性疼痛に何らかの精神疾患が合併していないかを考えることは精神科のみならず重要な問題である．本稿では身体科も含めて，みる機会の多い疾患としてうつ病と身体症状症について概説する．

1. うつ病

　疼痛を伴う精神疾患で最も重要なものの 1 つとしてうつ病があげられる．うつ病の主な症状を理解するために，米国精神医学会による精神障害の診断と統計マニュアル（Diagnostic and Statistical Manual of Mental Disorders：DSM）-5TR によるうつ病の診断基準[2]を以下に示す．DSM-5-TR は，いわゆる操作的診断基準であり，うつ病の診断には，A 項目として「1. ほとんど 1 日中，ほとんど毎日の抑うつ気分」「2. ほとんど 1 日中，ほとんど毎日の，すべて，またはほとんどすべての活動における興味または喜びの著しい減退」「3. 有意の体重減少，または体重増加（例：1 か月で体重の 5% 以上の変化）．またはほとんど毎日の食欲の減退または増加」「4. ほとんど毎日の不眠または過眠」「5. ほとんど毎日の精神運動焦燥または制止」「6. ほとんど毎日の疲労感，または気力の減退」「7. ほとんど毎日の無価値感，または過剰であるか不適切な罪責感」「8. 思考力や集中力の減退，または決断困難がほとんど毎日認められる」「9. 死についての反復思考．特別な計画はないが反復的な自殺念慮，はっきりとした自殺計画，または自殺企図」の 9 つのうち，1 と 2 の少なくとも 1 つを含む 5 つ以上がほとんど 1 日中，「毎日のように 2 週間以上続くこと」を満たす必要がある．

　さらに，B 項目にあるこれらの症状により，臨床的に意味のある苦痛，または社会的，職業的，または他の重要な領域における機能の障害が引き起こされ，また C〜E 項目にあたる他の医学的疾患など，その他の要因による影響が否定されることでうつ病と診断される．うつ病では身体症状を認めることも多く，特に，高齢者では，うつ症状の思考制止によって一見認知症

のようにみえること，またメタ解析で若いうつ病患者と比較し，焦燥や心気症や全般的および消化器的な身体症状が多くみられるというメタ解析もあり[3]，認知症の疑いや身体症状で受診した場合，それらの疾患を鑑別するうえで，うつ病も考慮する必要がある.

またうつ病の身体症状の1つとして疼痛が認められることがDSM-5-TRにも関連する特徴として記載されており[2]，うつ病に罹患した患者の65%が何らかの疼痛症状を有していたという報告もある[4]．さらに近年慢性疼痛を伴ううつ病患者は伴わないうつ病患者よりも自殺念慮や自殺企図が有意に高まることが報告されている[5]．さらにうつ症状を認める患者の初診診療科は内科が64.7%と最も多く，一方で精神科と心療内科は合わせても10%にも満たないという報告もあり[6]，うつ病患者が最初に総合診療医や内科医を受診する可能性は高い．このように慢性疼痛の患者をみる際，うつ病が合併していないかを鑑別することは非常に重要である.

その際，精神科では，症状や疾患の先にあるその人の強みなども含めた全人的な理解も重要であるため，生育歴を聴取することも重視する．近年いわゆる虐待やネグレクトなどのAdverse Childhood Experiences（ACEs）またはEarly Life Stressなどといわれる小児期の逆境体験が注目されており，その後の思春期・青年期および成人期における身体疾患や精神疾患との関連が報告されている[7]．ACEsと慢性疼痛およびうつ病との関連を調べた最近のメタ解析では，ACEsと慢性疼痛とうつ病を同時に調査した研究はなかったものの，うつ病または慢性疼痛を有する成人において，ACEsのエピソードのある患者はない患者と比較して，異なる機能的・構造的な脳の変化をもたらす可能性があることを報告しており[8]，慢性疼痛の患者をみる際にはその人の強みや生育歴に加えて，特に小児期の逆境体験の聴取を行うことも有用であるかもしれない.

2. 身体症状症

その他疼痛を有する精神疾患として身体症状症もあげられる．身体症状症は苦痛を伴う身体症状が医学的に説明できるかは問わずに，患者が「知覚する身体症状」に対する不適切な考えや不安やその苦悩に伴う行動を認めた際に診断する疾患である．DSM-5-TRによる身体症状症の診断基準[2]を以下に示す．「A．1つ以上の苦痛を伴う，または日常生活に意味のある混乱を引き起こす身体症状」が存在し，「B．身体症状，またはそれに伴う健康への懸念に関連した過度な思考，感情，または行動」で，「1．自分の症状の深刻さについて不釣り合いかつ持続する思考」「2．健康または症状についての持続する強い不安」「3．これらの症状または健康への懸念に費やされる過度の時間と労力」の1つ以上によって顕在化し，「C．身体症状はどれひとつとして持続的に存在していないかもしれないが，症状のある状態は持続しているもの（典型的には6か月以上）」とされている.

うつ病と身体症状症が合併することもまれならずあるが，うつ病の場合，疼痛はうつ病の身体症状であり，うつ病であるのか，身体症状症であるのか，身体症状症の背景にうつ病がないか鑑別することが重要である．うつ病と身体症状症の鑑別について富永[9]はうつ病の家族歴の有無，病前の性格がうつ病では典型的にはメランコリー親和型性格，うつ病の精神症状，うつ病の身体症状，痛みの性状，痛みの推移，痛みに対する態度などを十分聴取することの重要性をあげている.

■ 疼痛に対する精神科的薬物療法

　慢性疼痛に対する，精神科的な薬物療法，いわゆる向精神薬として，「慢性疼痛治療ガイドライン」[10]では抗うつ薬としてセロトニン・ノルアドレナリン再取り込み阻害薬（serotonin and noradrenaline reuptake inhibitors：SNRI）であるデュロキセチンは運動器疼痛，神経障害性疼痛，線維筋痛症に対して1Aと強く推奨されている．また三環系抗うつ薬であるアミトリプチリンも神経障害性疼痛に対して1Aと推奨されている．その他の抗うつ薬に関してはエビデンスが十分ではないため推奨度は低い．

　抗うつ薬の作用機序としては，モノアミン系神経伝達物質であるセロトニンやノルアドレナリンのシナプス前細胞の再取り込みを阻害することで，シナプス間隙でのモノアミン量を持続的に増加させ，間接的に効果を発揮するとされる．抗うつ薬は特にうつ病の合併例，または疼痛を伴ううつ病症例においては，選択肢としての優先度は高いと考えられる．ただし，抗うつ薬を開始する際には，抗うつ薬の効果発現には数週間かかること，一方で，当初には悪心などの急性の副作用が出現する場合があることを，あらかじめ患者や家族に説明しておくことが重要である．

　また，どの抗うつ薬を開始するにしても，最小用量から開始し，副作用に注意しながら十分量まで増量し，十分期間効果を観察することが重要である．さらに，抗てんかん薬としてガバペンチンが神経障害性疼痛に対して，カルバマゼピンが三叉神経痛に対して，またバルプロ酸とトピラマートが片頭痛の予防薬としてそれぞれ1Aと強く推奨されている[10]．ただし，ガバペンチンの神経障害性疼痛に対する保険適用は認められていない点は注意が必要である．

　また抗不安薬は推奨度とエビデンスレベルは低い．抗不安薬のなかでも特にベンゾジアゼピン受容体作動薬は鎮痛薬との併用によって一定の有効性があることは示されているが，依存，認知機能障害，筋弛緩作用などの副作用があるため，稲田[11]はベンゾジアゼピン受容体作動薬を疼痛治療薬として使う際の留意点として，鎮痛補助薬であること，他の鎮痛薬や治療に反応しない場合にのみ選択肢となり得ること，副作用，特に依存性に注意すること，オピオイドとの併用では依存と過量服薬時のリスクが高いことをあげており，その使用には注意を要する．

■ 疼痛に対する精神療法

　疼痛に対する精神療法として慢性疼痛治療ガイドラインでは，行動療法が1B，認知行動療法（cognitive behavioral therapy：CBT），マインドフルネス，Acceptance & Commitment Therapy（ACT）が1Aとして推奨されている[10]．CBTは，行動療法を第一世代のCBT，認知療法ともよばれる第二世代のCBT，マインドフルネスやACTは第三世代のCBTとよばれることがあり，一般的にCBTとよばれるものはこの第二世代のCBTを指していることが多い．「慢性疼痛治療ガイドライン」[10]や本稿でもCBTはこの第二世代のものを指す．ここでは，紙幅の都合上，基本的な精神療法，および行動療法・CBT・ACTについて概説したい．なおマインドフルネスについて関心がある読者は藤澤ら[12]の総説や成書[13]などを参考にしてほしい．

　基本的な精神療法とは精神疾患や疼痛に限らず，精神科のみならずすべての科の医師が患者に接する際の基本的な態度ともいえる．それは患者と出会ってから別れるまで続くものであ

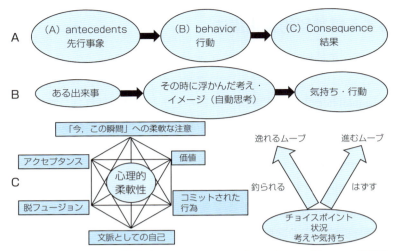

図1 行動療法・認知行動療法・Acceptance & Commitment Therapy(ACT)の考え方
A：行動療法の行動分析．B：認知行動療法の自動思考と気分の捉え方．C：ACTの6つのコアプロセスとチョイスポイント．

り，患者としっかり向き合い，患者の体験や気持ちを聞きながら，考え，わからないことは質問をして，理解を深め，具体的に苦痛を把握して，その苦痛を共感し受容することである．そして，不安や緊張を少しでも和らげられるような配慮をし，言葉以外の表情や雰囲気や態度なども考えていくことである．後述する精神療法を行う際にも，これらは当然できているべき基盤として存在することに注意されたい．

図1に行動療法・CBT・ACTの大まかな考え方について記した．詳しい定義は種々あるが，私見ではCBTは「行動」から始まり，人間特有の「認知」，さらに現在は「気づき」へとそれぞれ焦点を当てながら発展してきた精神療法と考えると捉えやすい．行動療法とは図1Aのように，あらゆる「ある先行事象で(antecedents：A)，ある行動(behavior：B)が起きたら，ある結果(consequence：C)になった」というABC分析ともよばれる行動分析によって先行事象と行動の関係で具体的に問題となっていることを捉え，問題行動を変えやすいところから他の行動に変えてみることで，変化をみていく精神療法である．例えば，われわれが蚊に刺されて赤く腫れたかゆみのあるところを搔くという一連の行動は，「かゆみ(A)」に対して「搔く(B)」という行動を行ったところ「一時的にかゆみが引いた(C)」というように分析できる．これが搔いて「血が出た(C)」となると，Bの「搔く」という行動は「爪で罰点をつける」という行動に変えることで出血せずにすむ結果が得られるであろう．

CBTは図1Bのように何かの出来事で気分が動いたときやその後の行動は，その直前にふっと浮かんだ考え(自動思考)に影響されるという点に焦点を当て，現実をしなやかにみて考えのバランスを取り問題解決を図るようにした精神療法である．CBTはポジティブに考えるようにすることと誤解されることがあるが，そうではなく，例えばコップに水が半分入っているときに，「もう半分しかない」と考えるか「まだ半分ある」と考えるかはどちらも決めつけであり，そのときの状況に応じてどちらが適切かしなやかに考えられるようになることが重要である．従来のCBTは過去に起きた問題について話し合い，それらの問題に対してCBTの技法を用いていたが，近年ではリカバリー志向のCBTとして患者のアスピレーション(希望)，願い，価値，

目標などに向かう際に直面する問題を乗り越えるために CBT の技法を用いるアプローチも注目されている[14]．CBT の疼痛に対する有効性は，最近のメタ解析[15]でも障害，疼痛，恐怖の回避，自己効力感の改善において他の治療法より優れていることなどが報告されている．

ACT は行動療法の 1 つであり，豊かで有意義な人生を送るための人間のポテンシャルを最大限に引き出すとともに生きるうえで避けられない痛みに効果的に対応できるようになることを目指す治療法である[16]．すなわち通常の医学モデルと異なり原因や症状の改善を目指すことではなくあくまで豊かで有意義な人生をどう送るかということに主眼をおいている点が特徴的である．そして ACT では 図 1C の「今，この瞬間」への柔軟な注意，アクセプタンス，脱フュージョン，文脈としての自己，価値，コミットされた行為の 6 つのコアプロセスを通して，心理的柔軟性とよばれるものを高めていくことを目標とする．理論が若干難解であるため，Harris ら[16]は最近ではよりよい人生に進むことを助けてくれるような行動を「進むムーブ」，本当に築きたい人生から遠ざかるような行動を「逸れるムーブ」とよび，ある状況や考えや気持ちが出現したときにどちらかの行動の選択をするチョイスポイントとよび，その状況で，特に辛い考えや気持ちが出ているときは自動的につられて逸れる方向に動いてしまうことが多いが，そのときに，その気持ちや考えに気づくことで，つられた自分を外し，どちらの行動を選ぶか選択することができるようになることを目指すといった説明をしている．ACT もメタ解析で疼痛に関するアウトカムを改善し得ることが報告されている[17]．

紙幅の都合上，各精神療法については概説に留めたが，さらに疼痛に対する CBT の詳細に関心のある読者は成書[9]を参考にしてほしい．

■ おわりに

疼痛をみる際，うつ病などの精神疾患による慢性疼痛は，精神疾患の治療によって疼痛が改善することもある．その他の症状が目立たない場合，精神疾患（特にうつ病）の存在に気づきにくいため，難治性の慢性疼痛をみる際は精神疾患も鑑別に入れる必要があるであろう．慢性疼痛に対して CBT などは有効であるが，各施設での実施状況にもよるため，実施状況を把握し，精神科や心理職など多職種連携を行っていくことが重要であると思われる．

文 献

1) Velly AM, et al.：Epidemiology of pain and relation to psychiatric disorders. Prog Neuropsychopharmacol Biol Psychiatry 87：159-167, 2018
2) American Psychiatric Association：Diagnostic and Statistical Manual of Mental Disorders：DSM-5-TR. American Psychiatric Association Publishing, 2022
3) Hegeman JM, et al.：Phenomenology of depression in older compared with younger adults：meta-analysis. Br J Psychiatry 200：275-281, 2012
4) 端詰勝敬，他：Milnacipran の大うつ病患者の疼痛症状に対する治療効果．臨床精神薬理 14：1185-1193，2011
5) Jolly T, et al.：Risk of suicide in patients with major depressive disorder and comorbid chronic pain disorder：an insight from National Inpatient Sample Data. Pain Physician 25：419-425, 2022
6) 三木 治：プライマリ・ケアにおけるうつ病の実態と治療．心身医学 42：585-591，2002
7) Ochi S, et al.：Dissecting early life stress-induced adolescent depression through epigenomic approach. Mol Psychiatry 28：141-153, 2023
8) Antoniou G, et al.：The effect of adverse childhood experiences on chronic pain and major depression in adulthood：a systematic review and meta-analysis. Br J Anaesth 130：729-746, 2023
9) 富永敏行：身体症状症による疼痛の病態．名越泰秀，他（編）：精神科医が慢性疼痛を診ると その痛みの謎と治療法に迫る．南山堂，43-61，2019
10) 厚生労働行政推進調査事業費補助金慢性の痛み政策研究事業「慢性の痛み診療・教育の基盤となるシステム構築に関する

研究」研究班（監），慢性疼痛治療ガイドライン作成ワーキンググループ（編）：慢性疼痛治療ガイドライン．真興交易医書出版部，2018

11）稲田　健：ベンゾジアゼピン系薬剤を疼痛治療薬として使う際の留意点．臨床精神薬理 25：529-534，2022

12）藤澤大介，他：慢性痛へのマインドフルネス療法．臨床精神薬理 25：543-548，2022

13）佐渡充洋，他（編著）：マインドフルネスを医学的にゼロから解説する本．日本医事新報社，2018

14）Beck JS（著），伊藤絵美，他（訳）：認知行動療法実践ガイド　基礎から応用まで-ジュディスベックの認知行動療法テキスト-第 3 版　星和書店　東京　2023

15）Yang J, et al.：Evaluation of cognitive behavioral therapy on improving pain, fear avoidance, and self-efficacy in patients with chronic low back pain：a systematic review and meta-analysis. Pain Res Manag 4276175, 2022

16）Harris R（著），武藤　崇，他（監訳）：よくわかる ACT（アクセプタンス＆コミットメント・セラピー）．改訂第 2 版，星和書店，2024

17）Martinez-Calderon J, et al.：Acceptance and commitment therapy for chronic pain：an overview of systematic reviews with meta-analysis of randomized clinical trials. J Pain 25：595-617, 2024

（越智紳一郎）

Ⅱ 各 論

——— 見方を変えたら診断できた！

II 各論　見方を変えたら診断できた！

Case 1
背部の焼けるような痛み

時にはシャーロック・ホームズのように…
4C を使う

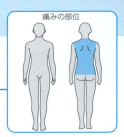
痛みの部位

 整形外科，皮膚科，神経内科の受診後に原因不明の背部痛を訴えて来院した高齢女性

患者：80 歳，女性．
主訴：背部の焼けるような痛み．
現病歴：季節は 2 月中旬，雪が積もっている．患者は「この病院を訴えてやる！」と意気込んで外来のドアを開け，突入してきた．詳細な問診では，腰痛精査目的で施行した MRI の 2 日後に原因不明の背中のヒリヒリ感を主訴に来院．強い灼熱感を伴う知覚過敏がある．認知症はこれまで指摘されたことはなく，不眠もない．しかし昨日は痛みで眠れなかった．ずっとイライラとした気分でいるとのこと．腰痛はもともと慢性的に認められており，腰椎 MRI を施行し腰部脊柱管狭窄症の診断を得ている．高次基幹病院の整形外科，神経内科医，皮膚科医を受診して，不安神経症疑いとの判断で総合内科外来へ紹介となった．前医では痛みや灼熱感を器質的に説明できないとの判断であった．痛みは 2 日前夕方帰宅後より出現．痛みの場所は背中全体で，Numerical Rating Scale（NRS）10 点中 3～4 点程度が特に誘因なく生じていた．痛みの性質は灼熱感やヒリヒリ感であるとのこと．放散痛は全くなく限局している．ずっと持続しており，体動ではあまり変化はない．また，痛みは昨夜に比べてわずかに軽減しているとのこと．
既往歴：腰部脊柱管狭窄症．検診受診歴なし．外傷，転倒歴はなし．
内服歴：なし．

■ 身体所見

バイタルサイン：体温 36.0℃，脈拍 81/分・整，血圧 右上肢 145/86 mmHg，左上肢 260/120 mmHg．SpO$_2$ 98% 室内気，呼吸数 18 回/分．意識清明．General appearance：痛みからか焦って怒っている．

　眼瞼結膜蒼白なし．眼球結膜黄染なし．瞳孔両側 4 mm 大で対光反射は正常．心音，呼吸音に異常なし．腹部平坦軟で圧痛なし．脳神経所見は特に異常なし．痛みは背中の全域に及ぶが，皮膚所見では特に異常を認めない（図 1）．皮疹は全身検索を行うもなし．

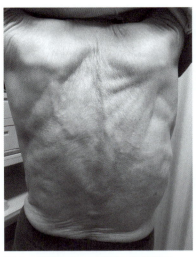

図1 来院時すぐの背部の皮膚所見
視診上は特に異常所見を認めない．

表1 検査所見

血算	WBC 6,200/μL，Hb 12.7 g/dL，MCV 94.0 fL，Plt 22×10⁴/μL
生化学	CK 262 U/L，AST 32 U/L，ALT 18 U/L，LDH 254 U/L，ALP 260 U/L，γ-GTP 16 U/L，TP 6.0 g/dL，Alb 4.1 g/dL，BUN 16.0 mg/dL，CRE 0.47 mg/dL，Na 142 mmol/L，K 4.0 mmol/L，Cl 102 mmol/L，CRP 0.01 mg/dL，血清血糖 118 mg/dL

■ 検査所見

表1に示す．

■ 診断に至る経過

　複数の専門家の外来を経て"怒鳴り込んで"ドアを開けて入ってきたというだけで，診断エラー学的には多くの認知バイアスが潜んでいる．そもそも，背中の痛みを訴える患者に対して，神経内科医，整形外科医，皮膚科医が診察を行い異常がないと判断された病態はどのようなものがあるか？　ぜひ読者諸氏も一緒に思考のプロセスを共有されたい．

　痛みは病歴聴取，特にOPQRSTの聴き方で決まると一般的にはいわれている．大学教員として日々医学生に指導をしていて感じることは「痛みの病歴聴取」は単にOnsetやPlaceなどと患者の医学的情報をもれなく集めるという単純な作業ではない．病歴聴取とは患者の訴えの細部やその時間経過による変化だけでなく，患者の心理的背景や精神的負担を踏まえたうえで，まるでその場所で一緒に付き添って映像化できるように再現ドラマをつくりあげていくようなものであると考えている．患者が訴える痛みは真の意味でどのような痛みであるのかを紐解くことがきわめて重要である．逆にこの作業で満足いくものができあがれば，痛みを主訴に来院した患者の診断の8～9割の仕事はおおむね終了してしまうように感じる．

　今回の症例のように，自分の感じる痛みを理解してもらえない患者は気分障害（特に抑うつ傾向）に陥りやすい．文献的には難治性慢性疼痛患者はそうでない場合と比べて，4倍自殺率が高いとされる[1]．また多数の自験例でも，画像や採血検査の数値で示されない痛みは一部の医療者に理解されにくいことから，痛みに対して非常に強い執着をもっていることが多く，特別な配慮が必要である．筆者は，本書編集の志水太郎先生と志同じく行動を共にしてきているためか，非常に診断学的には同じようなアプローチをしていることが多い．志水先生の書籍のなかで，「患者の最初の30秒は口を挟まない，その30秒が患者の病歴の中心のテーマとなる」と

Ⅱ　各論　見方を変えたら診断できた！

表2　背部の痛み＋灼熱感の鑑別診断のポイント

帯状疱疹
多発神経炎
帯状疱疹後神経痛
肋間神経痛
外傷性神経腫
反射性交感神経性ジストロフィー
胸部脊柱管狭窄症
薬剤性多発ニューロパチー
糖尿病性神経障害
線維筋痛症
日焼け
低温やけど
notalgia paresthetica（錯感覚性背痛）

（E-Diagnosis を用いて筆者作成）

表3　診断困難例に対する E-Diagnosis の用い方

1. 患者の病歴や身体所見，検査結果からプロブレムリストを作成する
2. プロブレムリストのなかから特に診断に寄与しそうな重要性が高そうな key word を3つ程度を用いて組み合わせを作成する
3. （その key word の英語がわからない場合は Google で調べる）
4. PubMed と Google scholar でそれらの組み合わせを MeSH で検索する
5. 検索の設定を case report にすることでめずらしい症例なども該当しやすくなる
6. ヒット数が多い場合は検索用語の組み合わせを増やし，少ない場合は減らす
7. best match している論文がその鑑別診断の疾患になる可能性が高い

力説されている[2].

　本症例の患者は激昂して部屋へ入ってきたために，そのまま傾聴をする必要がある．そして，その30秒のなかでのメインテーマは，背部の痛み，特に MRI の2日後に原因不明の背中のヒリヒリ感，つまり灼熱感を伴う知覚過敏が病歴のメインであると確信した．筆者は，この患者の痛みが体動や労作では一切増悪しないこと，痛みと灼熱感は背部の両側の中心に限局することを確認することができたために，間違いなく骨軟部・骨格系の痛みではないと判断した．その時点で背部痛＋灼熱感に対して想起し得る鑑別診断を**表2**に示す．この鑑別診断の表は，筆者が診断困難例に遭遇した場合に活用している E-Diagnosis の方法を，実際にこの患者の情報で行い作成したものである．E-Diagnosis は徳田安春先生らが論文として発表されているために詳細は割愛するが[3]，筆者の解釈と効率性を加えた手順を**表3**に示すので，読者諸氏が診断困難例に遭遇した場合にはぜひ試してもらいたい．これは，たとえどれだけめずらしい疾患であったとしても，地球上で報告されている希少疾患の集合知であるために，無料で迅速に正しい診断にたどり着く糸口となることがある．

　これらの鑑別を想起しながら，複数の医師が診察を行っても最終的な診断を確定できていない場合には，これまでの先入観を捨てることが重要である．また，この時点で実際の痛みの範囲を解剖学的に意識しつつ，徹底的に探らねばならない．ゆえに，筆者は患者の背部全領域で，灼熱感や痛みが筆の毛を用いて誘発されるかどうかを確認する作業を行った（**図2**）．結果的に，黄色の付箋と黄色の付箋（矢印）の間に最強点を持ち，次第にその周囲は灼熱感や痛みを訴えにくくなっていくことを確認した．これは，いわゆる一般的な背部のデルマトーム（**図3**）に一致しておらず，神経解剖学的に説明できない．むしろ，仰臥位で地面に接触する部位であると考え，MRI との関連性を強く疑った．患者にていねいに問診を追加したところ，腰部脊柱管狭窄症の検査目的で行われた MRI を開始して10分後に異常に背中が熱いと感じ，一時的に MRI を中止していたことが確認された．そしてやはりその直後から鋭い痛みと日焼け後のような灼熱感が続いて，背中を下にして痛みで眠ることができないという追加の訴えがあることが確認された．

　皮膚を触ると，増強する疼痛，灼熱感，接地している部位のみの症状から MRI による低温やけどを考慮した．金属の使用や刺青など含めて，そのときの状況を詳細に聞くも該当するものはなかったが，ファストファッションなどで市販されている有名な吸湿発熱素材下着3枚を着

① 背部の焼けるような痛み

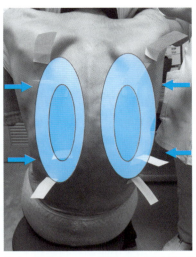

図2 初診中にこの患者の痛みや灼熱感の範囲をていねいに同定していく様子

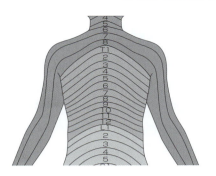

図3 背部のデルマトーム

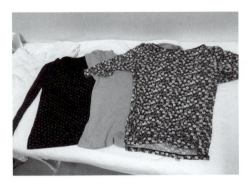

図4 MRI施行時に3枚も着用していた吸湿発熱素材下着

込んで，MRI施行時も着用していたことが判明した．翌日その3枚を持参してもらった（**図4**）．
　その後，文献検索を行ったところ，やはり同様の低温やけどのケースがわが国で頻回に報告されていることが判明した[4〜7]．2003年ごろから代表的な吸湿発熱素材下着が発売されて以来，保温インナーの利用は世界中で広まっている．また，各衣服メーカーより類似製品が販売され始め，多くの方が該当製品を着用している．MRI検査時には原則的に患者には検査着に着替えさせ施行することが推奨されているが，冬場などインナーは身につけたままで検査を行っているケースは多い．筆者は該当製品の開発部に電話で問い合わせたところ，同様の報告がすでに複数あるとの回答を得て，確定診断とした．

診断 MRI施行による低温やけど
（吸湿発熱素材下着の重ね着）

■ その後の経過

1週間後の再診では寛解し，原因がわかったことで非常に満足され終診となった．吸湿発熱素材下着着用によるMRI施行時の低温やけどの報告は多数ある[4〜7]．筆者の個人的な調査では，放射線技師のなかではMRI施行時の吸湿発熱素材下着着用のリスクと注意点に関しては浸透しているようであるが，医師がそのことに興味をもち注意を払っているかということについては疑問が残る．また先行研究から報告されている原理を述べる．<u>MRI検査時にRF磁場により人体内に温度上昇が起こると</u>，体温調節のため肌から放散される水蒸気も多くなる．また吸湿発熱素材下着ではこれを蒸散させることなく衣類に吸水するため，<u>通常の衣類より湿るので誘導電流が流れやすくなり火傷が起こりやすくなると仮説が立てられている</u>．さらに製品の特性上，熱を保持する機能に優れており，重ね着を行うことで温度上昇はさらに容易に起こりやすくなる．わが国特有のMRI台数の保有事情と，世界的な日本の吸湿発熱素材下着の人気から，筆者らはこれを国際誌で報告して警鐘を鳴らした[8]．

痛み診断のパール

- 患者が原因不明の痛みを訴えている場合は，訴えに潜む真の主訴を引き出す．
- ベテラン医や専門医を信じすぎることが逆にバイアスになる．答えは患者が知っている．
- MRI施行時には，吸湿発熱素材下着は脱がせる．

レクチャー　原因未特定で紹介された患者

原因不明（筆者は未特定という言葉をあえて使う）で前医より紹介された患者は，不安と期待，誰にも理解してもらえないという絶望感や怒りなどの葛藤を伴って来院する．このようなときには筆者が気をつけていることは，**表4**[2]の4つのCである．原因が特定されていない疼痛診療の9割は，その痛みの再現ドラマを医師と患者で作り上げることができるかにかかっている．すなわち，患者の訴えをより忠実に再現理解できるような場の支配（Control）ができて初めて再現ドラマは構築可能である．診断学的には，思考プロセスに淀みがあっては的確な疼痛の診断ができない．攻撃的な患者が来院したり，また専門医やベテラン指導医がすでに診察をしていたとしても，なるべく心は平穏にバイアスにとらわれないようにClear mindを心がけている．得てして，紹介状やコンサルトにおける医師同士の責任の譲渡時にエラーは起きやすいものである．さらに，的確な情報を聞き出し，鑑別診断と仮説を構築しながら再現ドラマを患者-医師で共同で作成するためには，Compassionが必要である．「相手の立場に立つ」という言葉は，口にするだけであれば簡単であるが，実際に感得することは難しい．筆者はその代わりに，自分の家族だったら「どう判断して，どのように次の手を打つか？」とシンプルに考えることで，このCompassionは原因が

表4 筆者が原因不明の痛みの患者を紹介されたときに気をつけている4C

Control	場の支配
Clear mind	心が澄みきっていること
Compassion	思いやり
Curiosity	患者に対する興味

（志水太郎：診断戦略 診断力向上のためのアートとサイエンス．医学書院，4，2014 より）

特定されていない悩める患者にスムーズに対応できるようになった．最後に，忙しい外来のなかで，このようないろいろな専門科や病院を受診されてきた患者に興味をもつことができるかどうかがある（Curiosity）．一人として同じ患者は存在せず，その一人ひとりに異なるストーリーが存在している．なぜ，そのような症状が出るか，病態が考えられるか？ 原因がわからないと受診されたときにこそ，この臨床的知的好奇心が実は患者の期待に応えるヒントとなることが多いと感じている．

文献

1) Stenager E, et al.：Suicide attempts in chronic pain patients. A register-based study. Scand J Pain 5：4-7, 2014
2) 志水太郎：診断戦略 診断力向上のためのアートとサイエンス．医学書院，4，2014
3) Tokuda Y, et al.：Caught in the web：e-Diagnosis. J Hosp Med 4：262-266, 2009
4) 横内義憲，他：吸湿発熱素材着用時におけるMRI撮像についての基礎的検討．日本診療放射線技師会誌 62：1216，2015
5) 小川宗久，他：MRI撮影における機能性肌着の成分と発熱の関係．医療の質・安全学会誌 10（Suppl）：204，2015
6) 加々美 智，他：1.5TMRI装置における衣服が画像に及ぼす影響の基礎検討．第42回日本磁気共鳴医学会大会会議録，2014
7) 廣瀬正典，他：MRIのリスクマネジメント．臨床画像 34（増）：30-33，2018
8) Watari T, et al.：MRI thermal burn injury：an unrecognised consequence of wearing novel, high-tech undergarments. QJM 111：495-496, 2018

（和足孝之）

 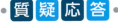

原因未特定の痛みの患者が未特定のまま，その diagnostic journey を終えるときはどのような状況が多いですか？

クリニカルセッティングによるとは思いますが，筆者はすべての検査・すべての診療科にアクセス可能な三次医療機関に属しているためか．それ以上打つ手がないというまでの痛みの頻度は多くありません．器質的な痛みの原因がはっきりとせずとも，心因性疼痛や神経障害性疼痛などの鑑別が残ることが多い印象です．その場合は現段階では明確な異常所見を認められないために，①安心できる病態であること，また，②他に考えられる鑑別診断をある程度の事前確率などを添えてメモに書いてお渡ししています．最終的には継続的にフォローすることが多いです．

Ⅱ 各論　見方を変えたら診断できた！

Case 2
"全身"が痛くて動かせない

痛いところをまず診よう！
見た目や紹介状には要注意

痛みの部位

寝たきりで，四肢を動かすと痛みを訴える患者

患者：62歳，男性．

既往歴・家族歴・現病歴：2年前に他院で関節リウマチと診断され，サラゾスルファピリジン500 mg 2錠とロキソプロフェン60 mg 2錠分2で治療を受けていた（診断の経緯は不明）．有意な家族歴はなく，アレルギー歴や渡航歴に特記事項なし．妻と同居しており，子はいない．喫煙は20本/日を約40年間，飲酒は半年前まで日本酒3合/日を摂取していた．来院の数か月前から食思不振と意欲減退が出現し，そのまま寝たきり状態が続いていたため，妻が救急要請した．

■問 診

初診担当医の診察時は返答も乏しく，詳細な問診は困難であった．皮膚は黒ずみ，外観は一見不衛生で，四肢を動かすと痛みがあった．精神疾患などの背景疾患とそれに伴う廃用症候群と，全身の拘縮に伴う疼痛が疑われた．社会的調整も含めた精査加療目的で緊急入院となり，翌朝から当科で診療を引き継いだ．

■身体所見

身長173 cm，体重49 kg，BMI 16.4．
バイタルサイン：Glasgow Coma Scale（GCS）E4V5M6，脈拍73/分・整，血圧107/64 mmHg，体温37.2℃，SpO_2 100%（室内気），呼吸数14回/分．
頭頸部：眼瞼結膜蒼白なし，口腔内不衛生．
胸部：呼吸音：清・左右差なし，心音：心雑音なし．
腹部：異常所見なし．
四肢：浮腫なし．
皮膚：皮膚ツルゴール低下，顔面・四肢体幹に色素沈着あり．

■検査所見

WBC 9,400/μL，Hb 8.5 g/dL，MCV 107 fL，Plt 22.6×10^4/μL，赤沈 149 mm（1時間），154 mm

（2 時間），CK 4,508 IU/L，TP 6.98 g/dL，Alb 1.89 g/dL，BUN 13.4 mg/dL，CRE 0.63 mg/dL，TB 0.22 mg/dL，AST 179 U/L，ALT 87 U/L，LDH 829 U/L，ALP 224 U/L，γ-GT 14 U/L，Na 135.9 mmol/L，K 3.83 mmol/L，Cl 97.1 mmol/L，Glu 110 mg/dL，HbA1c 5.6%，CRP定量6.25 mg/dL，TSH 2.34 μIU/mL，FT$_4$ 1.19 ng/dL，ACTH 71.4 pg/mL，コルチゾール 7.54 μg/dL，Cu 107 μg/dL.

■ 診断に至る経過

　入院翌日には受け答えができる程度まで全身状態が回復していた．診察を引き継いだ当初は初診医の紹介状に引っ張られ，何らかの精神疾患の存在や拘縮に伴う疼痛も念頭におきながら，「社会的問題への対応」を目的としてリハビリ転院なども想定して問診を開始した．大うつ病を示唆するエピソードはなく，幻聴や幻視もなかった．改めて病歴を取り直すと，2 か月前より徐々に下肢筋力低下が出現し，1 か月前に下肢筋力低下を理由に弁当の配送業を自己都合退職した．自宅では両手で手すりを持ちながら何とか階段昇降が可能であったが，階段から滑落したエピソードがあった．2 週間前から食思不振や全身痛のため終日寝たきり状態となっていた．痛みの詳細をたずねると，安静時痛はなく，四肢近位部の運動時痛のことを「全身痛」と表現していたことが判明した．同部位を触診したところ，明らかな把持痛があった．

　ここで見方を変え，器質的疾患の存在を念頭においた対応へ切り替えた．高齢者，体重減少，炎症反応高値，四肢近位部の把持痛，気分変化という情報から，直観的にリウマチ性多発筋痛症（polymyalgia rheumatica：PMR）が想起された．「痛みの分布，CK 上昇，皮膚色素沈着」などPMR の典型とはいいがたい部分もあったが，「打撲や寝たきりでの圧迫による筋挫滅の結果」という仮説もあがった．PMR の診断で加療を進める方針が検討されたが，チームメンバーによる多角的な評価を経た結果，「社会的対応に傾きそうになった状況のなかで器質的疾患の可能性を見出せたことに満足し，早期閉鎖バイアスなどの認知バイアスに陥っている可能性がある」と判断された．ここで見方を変えて「PMRと臨床症状が類似する疾患」の可能性をていねいに探ることにした．

　情報を改めて整理し，炎症性筋疾患，副腎不全，ペラグラなどを想起し，改めて全身を診察した．大腿四頭筋をはじめとした四肢近位筋に筋肉把握痛があり，下肢優位の筋力低下（MMT：両側上肢の屈筋・伸筋とも 4/5，両側下肢の屈筋・伸筋とも 3/5）のため移動には登攀性起立を要した．Mechanic's hand（機械工の手）を認め（**図1**），ヘリオトロープ疹・Gottron 徴候・逆 Gottron 徴候・Raynaud 現象は認めなかった．追加血液検査結果は**表 1**の通りで，抗 ARS 抗体が陽性であった．血液培養 2 セット陰性，便潜血陽性であった．ACTH 負荷試験で副腎抑制は認めなかった．両側外側広筋の筋電図検査は筋原性変化を示した．胸腹部 CT では両側下葉背側に間質影があり，腹部造影 CT では腫瘤性病変や有意なリンパ節腫大は認められなかった．大腿部 MRI で両側大腿部の筋に T2 強調画像で高信号域が存在した（**図2**）．

　以上より，厚生労働省自己免疫疾患に関する調査研究班の皮膚筋炎/多発性筋炎改訂診断基準（2015 年）で主要項目 9 項目中 5 項目を満たし，炎症性筋疾患（抗 ARS 抗体症候群）と診断した．

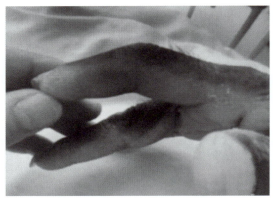

図1 Mechanic's hand
（カラー口絵1 p.ii参照）

表1 追加血液検査（ビタミン類は初診時に提出）

KL-6 455 U/mL, アルドラーゼ53.8 U/L, ANA 40倍, 抗CCP抗体＜0.6 U/mL, 抗ARS抗体160, 抗PL-7抗体陽性, 抗SS-A抗体26 U/mL, 抗SS-B抗体陰性, ANCA陰性, sIL-2受容体1,170 U/mL, HIV陰性, CEA 1.72 ng/mL, VitB$_1$ 16 ng/mL, VitB$_{12}$ 171 pg/mL, 葉酸2.4 ng/mL, ニコチン酸（ナイアシン）3.5 μg/mL（基準値4.7〜7.9）

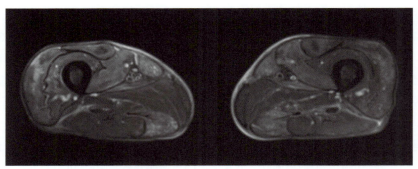

図2 大腿部MRI（T2強調画像）
両側大腿部の筋に高信号域が認められた．

診断　抗ARS抗体症候群

■治療

　第10病日からプレドニゾロン（PSL）50 mg/日の内服を開始した．PSL内服3日目より運動時の筋肉痛などの自覚症状は改善した．PSL 40 mg/日へ漸減したところ発熱，赤沈亢進を認めたため，第49病日にPSL 50 mg/日に増量し，タクロリムス（TAC）3 mg/日を追加した．その後，TAC 1 mg/日に漸減し，PSL 30 mg/日まで減量したところで再度発熱・赤沈亢進を認めたため，PSL 40 mg/日まで増量した．

■その後の経過

　PSLを2〜3週ごとに漸減したが，自覚症状の再燃はなく，CKも正常化した．第130病日でリハビリ目的に転院した．その後もTAC 1 mg/日を継続しながらPSLを漸減し，自宅退院した．貧血精査および悪性腫瘍の検索として施行した上部消化管内視鏡検査では異常はなかった．下

部消化管内視鏡には本人の信条のため同意が得られず，外来で引き続き情報提供をすることになった．診断後12か月が経過した段階で，補助具を使わずに自立歩行が可能なADLレベルまで改善した．

痛み診断のパール

"全身"が痛いときには，実際に触れて痛みの臓器を特定しにいく．

レクチャー　見方を変えるスキル

見方を変えられたタイミングが2か所あった．それぞれで意識したスキルを紹介する．

Inductive foraging & triggered routine

患者の語りを通じて患者と医師が協働して問題点を探索することをinductive foragingとよぶ[1]．本例は「亜急性経過のるい痩・寝たきり患者」という紹介内容や見た目の第一印象から，心理社会問題ばかりに目がいきそうになった．しかし，相手の語りを引き出すなかでいくつかの問題点が浮かび上がり，「運動時の四肢近位部の疼痛」という真の問題にたどりついた．

また，ある訴えに対して毎回必ず行うような"型通りの"簡単な質問や身体診察をtriggered routineとよぶ[1]．患者の当初の訴えは疼痛の局在が不明瞭で，痛みの程度も軽微であったため，食思不振や身なり等の要素に目を奪われ，あやうく疼痛を軽視しかねなかった．しかし，数十秒で終わる簡単な問診と触診で筋肉の異常が示唆され，鑑別疾患が大きく変わった．

Pivot and Cluster Strategy

目の前の状況に対して直観的に想起された疾患を軸(pivot)として，それに類似した表現型をもつ鑑別疾患群(cluster)を同時に想起する診断法をPivot and Cluster Strategy[2]とよぶ．

直観に基づく診断は，多くの知識や経験に基づいて導き出されているため熟達者が使うには問題ない．しかし状況によっては診断やマネジメントを誤る可能性がある．例えば本例では，inductive foragingとtriggered routineを用いて器質的疾患の可能性に気づけたことに満足し，直観的に想起されたPMRという診断に対する認知バイアスに陥りかけた．加えて，炎症性筋疾患は多臓器障害を併発し多彩な臨床像を取ることもあり[3]，診察開始直後には鑑別診断の上位にはあがりにくい状況であった．今回はこのタイミングでPivot and Cluster Strategyを用いることで，正しい診断にたどり着くことが可能となった．

熟達した医師でもバイアスから逃れることはできないし，プライマリ・ケア現場には不確実性が溢れている．相手の真の問題が何かを常に探り，直観的に思いついたPivot疾患に猪突猛進せず，常にCluster疾患を意識して診療にあたることが重要である．そして，痛みの訴えはたとえ軽微で曖昧であっても，決しておろそかにせずに触れてみるという基本姿勢が大切である．

文 献

1) Donner-Banzoff N, et al.：The Phenomenology of the Diagnostic Process：A Primary Care-Based Survey. Med Decis Making 37：27-34, 2017
2) 志水太郎：Pivot and Cluster Strategy（PCS）．診断戦略 診断力向上のためのアートとサイエンス．医学書院，58-65，2014
3) Mahler M, et al.：Epitope specificity and significance in systemic autoimmune diseases. Ann N Y Acad Sci 1183：267-287, 2010

（中本　順，天野雅之）

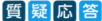

Inductive foraging を研修医や若手たちに実践する習慣をつけてもらう指導法のコツを教えてください．

個人的には，「患者さんの語りが診断につながった」という成功体験を経験してもらうことが大切だと感じています．その達成に向け，初学者の指導時には診察の前後で声掛けをするとよいかもしれません．診察前の作戦会議において，「問診の前半は患者さんの身に何が起きたのか語ってもらうことをサポートするつもりで臨んでみよう」とアドバイスするとよいのではないでしょうか．そして診察後の振り返りのタイミングで，「相手の話を早期にさえぎらずに語ってもらうことで，真の問題領域が明らかになり，適切な診療ができた」という点にフォーカスしたポジティブフィードバックをしてあげるとよいかと思います．

Ⅱ 各論　見方を変えたら診断できた！

Case 3
関節痛・屈曲困難

解剖から考える　「指が曲がらない・関節が痛い」の知っておくべき原因

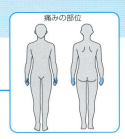
痛みの部位

 急性経過の手指屈曲困難と関節痛のある患者

患者：50代，中肉中背の男性．
既往歴：特記なし．
家族歴：特記なし（膠原病・悪性腫瘍の家族歴を含む）．
アレルギー歴：なし．
職業：デスクワーク．
嗜好歴：喫煙歴なし．飲酒歴なし．
現病歴：来院数か月前からの進行する両手指の疼痛，屈曲困難．当初は軽い握りにくさのみであったが，徐々に進行を認め，曲げることが困難になってきた．同時に手指の腫脹の自覚も伴っていた．近医Aに相談したところX線検査実施．明らかな問題はなく経過観察となった．
　徐々に握りにくさが進行し，近医Bに相談した．「皮膚が硬い．強皮症の疑いです」として当院紹介．review of systems（ROS）（−）頭痛，ドライアイ，ドライマウス，鼻汁，難聴の自覚，嚥下困難感，Raynaud症状．

■ 身体所見

　血圧130/82 mmHg，脈拍60/分・整，SpO$_2$ 97％（室内気），呼吸数16回/分・平静，体温36.2℃．
頭頸部：眼球結膜充血なし，口腔内特記すべき所見なし，甲状腺腫大・圧痛なし．
胸部：心音・整，心雑音なし，呼吸音・清．
腹部：平坦・軟，圧痛なし，肝脾触知せず．
　体表リンパ節触知せず，四肢動脈触知可能，皮疹認めず，皮膚硬化軽度，爪毛細血管拡張所見（−）．
神経学的所見：温痛覚・位置覚・振動覚の低下なし，筋力低下なし．
関節：手指〔両側2〜5近位指間関節（proximal interphalangeal joint：PIP）〕に自発痛あり，手は屈曲が困難な状態（**図1**）．他の関節に圧痛や腫脹なし．

■ 検査所見

血液検査：WBC 7,000/μL（Seg 72.8％，Eos 2.5％），Hb 11.8 g/dL，Plt 35.2×10^4/μL，AST 30 U/

Ⅱ 各論　見方を変えたら診断できた！

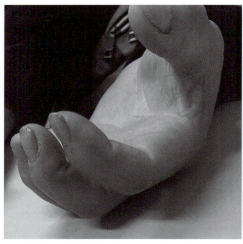
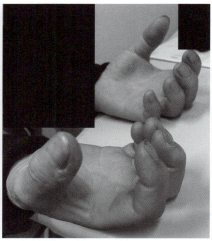

図1　手指の最大屈曲位
いずれもこれ以上手指を曲げることのできない状態.

L，ALT 28 U/L，ALP 142 U/L，TB 0.28 mg/dL，CK 49 U/L，Na 134 mmol/L，K 4.1 mmol/L，Cl 99 mmol/L，Ca 9.8 mg/dL，CRE 0.90 mg/dL，HbA1c 5.8%，CRP 0.21 mg/dL，TSPOT（−），RF＜5.0 U/mL，抗CCP抗体＜0.5 U/mL，ANA＜40倍，抗SSA抗体（−），MPO-ANCA＜0.5 IU/mL，PR3-ANCA＜0.5 IU/mL，抗セントロメア抗体（−），抗Scl-70抗体（−），抗RNAポリメラーゼ3抗体（−）.

■ 診断に至るまでの経過

　このケースはレジデントの医師が筆者と一緒にディスカッションしながら診断までたどりついてくれた1例である.
　主訴の「関節痛」「指が曲がらない」と他覚的所見「皮膚硬いかも？」を解きほぐしながら無事に診断に至ることができた症例である. 診断のための重要なポイントはいくつかあるが, 診断までの経過を追体験しながらポイントを整理していく.

1. STEP1：レジデントの評価

レジデント：皮膚硬化が少しある気もします. そのせいなのか, 指が曲げにくいとの主訴です. 手以外に所見はありません. 皮膚硬化があり曲げにくいのでは…と考えています. 抗核抗体・抗セントロメア抗体・抗Scl-70抗体・抗RNAポリメラーゼⅢ抗体は陰性でしたが, 全身性強皮症かと思うのですが, いかがでしょうか.

筆者：主訴は「関節痛」「曲げにくい」ということですよね？　強皮症を考えたということですが, 病歴でRaynaud症状はありませんし, 診察で皮膚硬化は微妙なところですね. ダーモスコピーで爪もみてくれていますね.
　確認してみましょう, 確かに爪毛細血管の異常はありませんね. 抗核抗体陰性であってもRaynaudやnailfold capillary change（NFCC）の異常がある強皮症はないわけではありませんが, まれです[1]．

③ 関節痛・屈曲困難

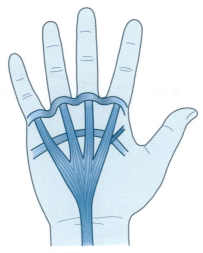

図2　手掌腱膜

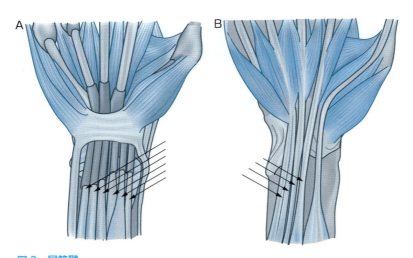

図3　屈筋腱
A：浅指屈筋腱．B：深指屈筋腱．

　では，「屈曲困難」が解剖学的にどの部位に問題がある可能性があるのか，考えてみましょうか．

2. STEP2　解剖学的にどこに異常があるか検討しよう

レジデント：「屈曲困難」を解剖学的に考える？？　全くわかりません，解剖もいつ勉強したか…という感じで今まで考えたことがありませんでした．

筆者：では一緒に考えましょう．指の屈曲困難のときに考えるべきは手の屈側の解剖です．
　皮膚の真下に「手掌腱膜」があります（図2）．その手掌筋膜の下には指の屈曲に関与する「屈筋腱（浅指屈筋腱，深指屈筋腱）」があります．その腱の手指における解剖の拡大を図3に示します．神経・血管は省いていますが，これらの解剖におけるポイントは屈筋腱以外におさえておくべきものは「掌側板（突き指のときに損傷する部位）」「腱鞘（pulley）」です．
　これらの解剖のどこに問題があるかによって，屈曲困難やそれに付随する関節痛が生じま

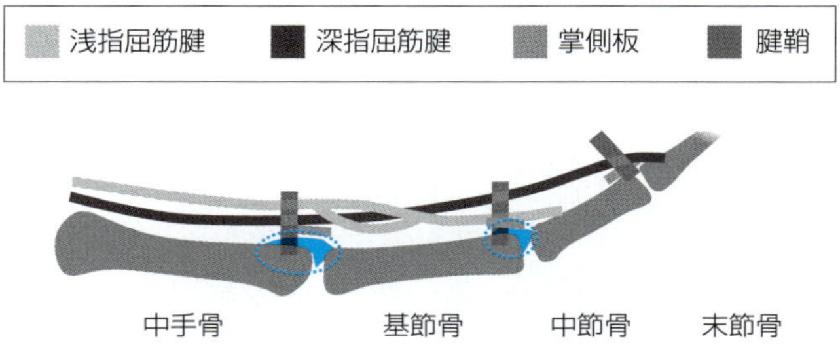

■ II　各論　見方を変えたら診断できた！

| 浅指屈筋腱 | 深指屈筋腱 | 掌側板 | 腱鞘 |

図4　屈側の関節滑膜炎
点線で囲んだ部分.
（カラー口絵2 p. ii 参照）

す．解剖的部位と，その際に考えるべき病態を次の通り記載します．

a) 屈側の解剖による分類とそれに対応する病態

屈側の関節滑膜炎（図4の点線で囲んだ部分）

関節リウマチや脊椎関節炎などの関節滑膜炎を生じる疾患．

b) 屈側の腱炎・腱鞘滑膜炎

関節リウマチや，脊椎関節炎（乾癬性関節炎）で生じます．乾癬性関節炎＞関節リウマチ，で屈筋腱の腱炎や腱鞘滑膜炎が生じやすいという報告はあります．

c) 腱鞘に問題がある場合

ばね指の場合：腱鞘の肥厚により屈筋腱がひっかかることで屈曲困難をきたす狭窄性腱鞘炎のことです．症状としてロッキングが特徴です．妊娠，糖尿病，関節リウマチ，アミロイドーシスなども基礎疾患となることがあり，繰り返すばね指の背景が関節リウマチであったことはrheumatologist であればよく経験する事象です．

d) 手掌腱膜

Dupuytren 拘縮：手掌から指にかけて硬結が出現し，皮膚が徐々に伸展困難になります．50歳以上の男性に多いとされ，第4・5指が多いです．他の手指や足指にも出現します．疼痛は認めません．

さて，屈曲困難をみたときにこの解剖学的異常をどのように鑑別するかです．MRI は1つの選択肢かもしれません．ばね指などは病歴と手指の診察で臨床診断も可能とは思います．しかし簡易に構造的異常を認識でき，動的評価も加えられる運動器/関節エコーはこの解剖学的異常を確認するにはよいモダリティだと思います．

前述の鑑別の際に考えるべき事象のいくつかは運動器/関節エコーで確認することが可能です（手指関節などの表層の筋骨格系を評価可能な比較的高周波のエコーであれば同様の画像が描出可能です）．いくつかを例としてエコー画像をここに提示します（図5）．

筆者：今回のケースではばね指で症状として出現するロッキングのような症状はなく，エコー画像では腱・腱周囲や関節滑膜に異常はなかったわけですね．では今回の問題点は手掌腱膜にあるのではないでしょうか？

レジデント：そんな部位に問題がある疾患があるのですか？

筆者：それがあるのです．1つは Dupuytren 拘縮です，しかしこの疾患は通常疼痛はありません．手掌腱膜に問題があって，疼痛を伴う疾患とは何でしょうか？　それが今回の疾患の答えだと思います．某文献では「uncommon but remarkable」とされている疾患です．

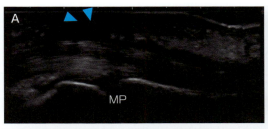
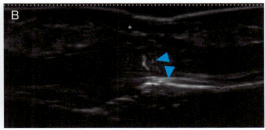
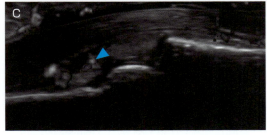

図5　指屈側の関節エコー異常像
A：ばね指（A1 pulleyの肥厚）．B：腱炎．C：屈側関節滑膜炎．いずれも自験例．

　さて，その疾患は「palmar fasciitis」です．今回の診断はずばりコレだと思います（「レクチャー」参照）．では早速悪性腫瘍の検索を行いましょう．
レジデント：初めて聞きました．しっかりと患者さんをよくしていきたいと思います！

以上のような経緯で最終診断に無事に至ることができました．

 palmar fasciitis

■■■ その後の経過

　今回のケースは手掌腱膜炎による屈曲困難と判断し「palmar fasciitis」と診断した．
　この疾患は卵巣癌に伴う傍腫瘍症候群として当初報告されたため[2]，卵巣癌で有名な疾患である．（産婦人科×rheumatologistの領域では抗NMDA抗体陽性脳炎と同じように話題にあがる疾患である）．しかし，後述するように他の悪性腫瘍でも報告があり，今回のケースも悪性腫瘍の検索を行った．
　臨床上のポイントとしては手掌筋膜の肥厚と紅斑を伴った硬い有痛性結節があることがある．手のこわばり，指の屈曲拘縮を生じるため「指が曲がらない」と表現されることがある．また他の関節痛として肩や膝の関節痛も報告されている．強皮症や関節リウマチなどの疾患と誤認されることもあり，背景にある悪性腫瘍への介入が遅れることで予後は悪化する．本症例ではその後悪性腫瘍を検索し，前立腺癌の診断となった．現在はその精査加療を継続している．悪性腫瘍の治療に伴って改善することを期待しつつフォローアップしている．

痛み診断のパール

- 「屈曲困難」がある場合，手指屈側の解剖学的構造を思い浮かべる．腱膜・腱・関節・腱鞘など…そしてそのどこに異常があるかを考察し病態に迫ろう!!
- 強皮症疑い，関節リウマチ疑いとされているなかに palmar fasciitis は隠れている．

レクチャー

palmar fasciitis

　この疾患は1982年に卵巣癌に伴う「palmar fasciitis」としてAnnals of Internal Medicine誌に初めて報告されている[2]．そこで著者らは自身で経験した6例（50〜65歳）の palmar fasciitis の症例を報告している．

　この報告は現在でも一読の価値がある．その後の40年でいくつかの素晴らしいレビューも出ているが，この最初の6例の報告の本文中に多くのパールがちりばめられており，何度も噛みしめて読む価値のある文献である．今回はその文献からいくつかの記載と，そこから得られるパールもここに紹介したいと思う．

①「6例中3例は進行性の全身性強皮症，2例は未分類多発関節炎，1例は反射性交感神経性ジストロフィー（現在の複合性局所疼痛症候群のこと）と当初診断されていた」[2]．

→強皮症，診断のつかない関節炎（undifferenciated arthritis）や関節リウマチとされてしまう例，複合性局所疼痛症候群（complex regional pain syndrome：CRPS）と判断されるなかに palmar fasciitis が隠れている．

②報告された6例はすべて卵巣癌の合併であった[2]．

→palmar fasciitis は今でこそ paraneoplastic syndrome として知る人ぞ知る疾患となっている（2020年大晦日にwebで開催された臨床写真医学会にも1例出ていた）．

　当初の報告の通り卵巣癌の合併が非常に有名なのだが，その後の症例の蓄積で，paraneoplastic としてどの腫瘍の合併が多いかということは改めて報告されている．卵巣癌36.8％，子宮癌12.4％，泌尿器系癌4.6％，乳癌9.2％，肺癌6.9％，消化器癌19.6％が合併すると報告されている[3]．そのためこの疾患を疑った場合・診断した場合は悪性腫瘍の検索が必須である．

③「6例が palmar fasciitis と診断されてから腫瘍が発見されるまでの期間は5〜25か月であった」[2]．

→非常に大事な記載であり，教訓的な一言．後のレビューでも palmar fasciitis を発症してから6か月以内が多い．しかし，1〜2年程度，さらには2年以降に腫瘍が発見されることケースもあり，継続的に腫瘍の検索は必要と考えられる[3]．

文　献

1) 猪飼浩樹：抗体陰性で否定しない膠原病疾患［https://qa.antaa.jp/stream/contents/175］
2) Medsger TA, et al.：Palmar fasciitis and polyarthritis associated with ovarian carcinoma. Ann Intern Med 96：424-431, 1982
3) Manger B, et al.：Palmar fasciitis and polyarthritis syndrome-systematic literature review of 100 cases. Semin Arthritis Rheum 44：105-111, 2014

（猪飼浩樹）

質疑応答

志水

先生が診断された palmar fasciitis ですが，CRPS と判断されるような病型もあるなかで，どのようなことをきっかけに診断されますか？

　本文のレクチャーにも記載した通り，当初の6例の報告において1例は現在でいうところの CRPS と認識されていたと報告されています．確かに，CRPS においても筋膜や関節の線維化が生じ原因が特定されない結果として CRPS と判断されてしまうケースもあり得るかと思います．

　しかし，病歴を聴取して症状を把握するとその2つには大きく異なる点があります．筆者自身もいずれも診断した経験がありますが診察時に受け取る印象は異なるものがあります．その印象を形づくっているものは CRPS の複数の特徴である症状の点です．

　CRPS を特徴づける症状は**表1**の通りです．疼痛も焼けるような疼痛やアロディニアが特徴ですし，自律神経症状なども伴う点が特徴です．palmar fasciitis が痛み，屈曲困難を主とするのに対してこういった点が患者自身の症状を聴取している際に受け取る印象の違いにつながっていると思われます．

　また CRPS では特徴的な X 線写真を呈することがあります．約30〜50％において "patchy osteoporosis" が認められることが知られています．patchy osteoporosis とは何か，というと自験例から X 線写真（**図6**）を提示します．

　左右差をみていただくと大変わかりやすいかと思いますが，patchy な骨密度低下があると思われます．これは CRPS を示唆する X 線所見です．画像では MRI や骨シンチグラフィも有用な場合があります．

表1　CRPS を特徴づける症状

- 疼痛：burning pain/allodynia/痛覚過敏
- 腫脹：pitting edema
- 運動障害：筋力低下/関節拘縮/振戦/ジストニア
- 自律神経症状：皮膚温度変化/皮膚色調変化/発汗異常
- 毛髪や爪の成長障害：皮膚萎縮/関節・筋膜の線維症

II 各論　見方を変えたら診断できた！

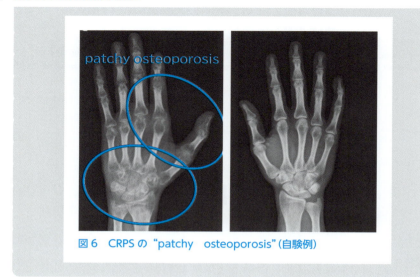

図6　CRPSの"patchy osteoporosis"（自験例）

猪飼

Ⅱ 各論　見方を変えたら診断できた！

Case 4
右背部〜右腹部の痛み

"Outside the box" を意識した腹痛の診療

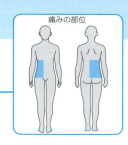
痛みの部位

画像検査で特記すべき問題のない，右背部痛〜側腹部痛の患者

患者：50歳，男性．
既往歴：本態性高血圧症．
内服歴：アムロジピン5 mg 1T 分1×．サプリメントや漢方薬の使用歴なし．
家族歴：特になし．
喫煙歴：ex-smoker，20本/日25年，5年前に禁煙．
飲酒歴：ビール350 mL/日，週4日．
アレルギー歴：薬剤・食物および金属アレルギーはなし．
職業：エンジニア．
現病歴：受診前日の夜，うたた寝をしていたところ，体を起こしたあとに右背部から右腹部前面にかけて痛みが出現した．様子をみても痛みが改善しないために，翌日午前に救急要請した．
　尿管結石を念頭において救急外来で精査が行われたが，右腎実質に結石はあったもののその他背部痛・腹痛を説明する所見がなかった．診断について総合内科へコンサルテーションが行われた．

■問診

部位：右背部から腹部前方まで帯状に分布．
性状：何ともいえない痛みで表現できない．
程度：numerical rating scale（NRS）で最大9〜10だが，基本的には3程度．
時間経過：持続痛．
状況：臥位から坐位になったときに気づいた．
増悪因子：体動で悪化する（体動：坐位や起立）．
寛解因子：前屈みになる，または臥位になると楽になる．
随伴症状：なし．

■身体所見

General appearance：切迫感はないが，寝台に横になってじっとしている．意識清明．

バイタルサイン：体温 37.5℃，血圧 142/82 mmHg（右 138/80 mmHg），脈拍 76/分，呼吸数 20 回/分，SpO$_2$ 96％（室内気）．

頭頸部・胸部に特記すべき所見はなし．腹部は平坦・軟．蠕動音は亢進減弱なし．圧痛なし．腫瘤触れず．ileopsoas sign 陰性．cost-vertebral angle tenderness 陰性．下肢伸展挙上（straight leg raising：SLR）test 陰性．ileopsoas sign と SLR を行おうとした際に，右側腹部痛が悪化した．

脊柱叩打痛なし．痛む部位に皮疹なし．眼瞼・眼球結膜の粘膜疹や，手掌・足底に皮疹なし．

■ 検査所見

採血検査・採尿検査：血算：WBC 13,700/μL，Hb 14.3 g/dL，Plt 32.6×10^4/μL．腎機能・電解質：BUN 12 mg/dL，CRE 0.72 mg/dL，Na 139 mmol/L，K 4.2 mmol/L，Cl 104 mmol/L，補正 Ca 8.7 mg/dL．LDH 170 U/L，CK 52 U/L，AST 27 U/L，ALT 49 U/L，ALP 234 U/L，γ-GTP 34 U/L，TB 0.6 mg/dL，CRP 1.8 mg/dL．尿定性検査：尿潜血反応陰性．亜硝酸反応陰性．

画像検査：腹部単純・造影 CT：右腎実質に結石あり．その他特記すべき所見なし．

■ 診断に至る経過

本症例では腹部所見で圧痛がなく，腹部造影 CT でも特記すべき所見はなし．画像診断では明らかな異常がないということを踏まえると，腹腔内臓器以外にその原因があるかもしれない．本症例での鑑別診断として直観的に想起された診断としては，下部胸椎の椎間板ヘルニア，下部胸椎の化膿性椎体炎±硬膜外膿瘍，あるいは皮疹が出現する前の帯状疱疹があがった．下部胸椎椎間板ヘルニアでは体位を変えると悪化するということが合致するが，微熱が説明できなかった．また，下部胸椎の化膿性椎体炎±硬膜外膿瘍としては，腹部画像で軟部組織陰影の腫脹や骨の破壊は目立たず，この可能性も高くないと考えた．また帯状疱疹は体動で悪化することはないため，皮疹が出現する前の帯状疱疹の可能性はきわめて低いと考えた．「程度は違っても，以前に同じような症状はありませんでしたか？」とたずねたところ，「そういえば，10 日前にペットの小型犬に陰部に乗られたあとから背中と脇腹の痛みが出現し，2，3 日続いたが自然に改善していた」という情報を得た．精巣上体や精巣外傷の可能性を考え，追加で身体診察を行ったところ，陰嚢の発赤や腫大はなし．右精巣に圧痛あり．精巣上体には圧痛なし．エコーで精巣を観察したところ，白膜断裂の所見あり．精細管は脱出していなかった．

診断 右背部・腹部への放散痛を伴った，右精巣白膜断裂（精巣外傷）

■ 治療とその後の経過

泌尿器科へ紹介し，精管の脱出がないことを確認した．保存的治療が可能であると判断し，入院のうえ鎮痛薬と患部の安静で経過をみて，1 週間で退院した．

④ 右背部〜右腹部の痛み

 痛み診断のパール

- 原因のはっきりしない腹痛では，腹部臓器・腹壁以外の原因も考える（think inside and outside the box）．
- 関連痛も増悪寛解する．

レクチャー　　**痛みの診療ミニツールボックス**

痛みにおける鑑別診断や，有用な診断戦略について概説する．

Think inside and outside the box.

"Think outside the box" の英文自体の意味は，「既成概念にとらわれずに考える」ということで，対義語は "think inside the box"（型通りに考える）である．腹痛の診療における "inside the box" は，腹腔内臓器由来の痛みということになるだろう．本症例では腹部所見で圧痛がなく，腹部造影 CT でも特記すべき所見はなし．画像診断では明らかな異常がないということを踏まえると，"outside the box"，つまり腹痛だが腹腔内臓器以外にその原因があるかもしれない．図1[1〜3]をみると，腹腔内臓器以外の疾患が多数あることがわかる．

腹部臓器として実質臓器を想起することは容易だが，腹部血管の問題を想起することが難しい場合があるので，いつも意識しておくことが重要である．腹部大動脈の（切迫）破裂や解離は想起しやすいかもしれないが，そのほか腹腔動脈や腸間膜動脈の虚血が原因で腹痛が起こることがある．心筋梗塞（myocardial infarction）は MI と略され，"outside the box" で重要な腹痛の鑑別診断だが，「別の MI」である腸間膜動脈の虚血（mesenteric ischemia："MI"）も腹痛の重要な原因として，あわせて記憶しておくとよいだろう．

また，心筋梗塞でみられる心窩部痛のごとく，関連痛も outside the box に含めておきたい．体表〜胸壁・腹壁の問題による腹痛には slipping rib syndrome や前皮神経絞扼症候群などがあがる．

圧痛についての一考察

「圧痛」とは，自発痛の存在する部位を圧迫することで，同じ性質の痛みが，その部位で悪化するということを指す．圧痛は体性痛でみられるが，内臓痛でもみられることがある．「胸部に『圧痛』がないことを根拠に，心筋梗塞は除外できない」というパールは，圧痛における身体診察の精度の問題について言及するものと考える．触診の際，「痛みますか？」と声をかけながら触診すると，実際には触診によって痛みは悪化していないが，「その場所に自発痛がある」という意味で，患者が「はい，痛みます」と答えることがあるだろう．圧痛をみるにあたっては，「これから痛む場所を押しますが，押した際に，今感じている痛みの程度が悪化するかどうか教えてください」と患者に依頼することによって，圧痛を特定する精度が高まるであろう．

放散痛について

狭心症でみられるように，放散痛も増悪寛解し得る．本症例では精巣の圧迫や，姿勢の

代謝性疾患
糖尿病性ケトアシドーシス
アルコール性ケトアシドーシス
尿毒症，副甲状腺機能亢進症
副腎不全，尿毒症

心窩部放散痛
虚血性心疾患
心膜炎・心筋炎
うっ血性心不全
腹部大動脈疾患
SMA 閉塞

血液疾患
白血病，鎌状赤血球症
自己免疫性溶血性貧血
IgA 血管炎
中毒
鉛中毒，蛇毒

腹腔内臓器以外による RUQ pain の原因
虚血性心疾患
右下葉肺炎
右膿胸
帯状疱疹
Slipping rib syndrome
ACNES
LACNES
脊椎・脊髄疾患

右上腹部（RUQ）
胆嚢・胆道疾患
肝疾患
（肝炎，Fitz-Hugh-Curtis 症候群）
十二指腸疾患
膵炎
結腸憩室炎

腎疝痛
腎盂腎炎

心窩部
胃炎・胃潰瘍
膵炎
肝疾患
肝胆道疾患
虫垂炎

臍周囲
膵炎
小腸疾患
上行結腸憩室炎
虫垂炎

左上腹部（LUQ）
胃炎
膵炎
結腸憩室炎
脾臓の疾患

腎疝痛
腎盂腎炎

腹腔内臓器以外による LUQ pain の原因
虚血性心疾患
左下葉肺炎
左膿胸
帯状疱疹
Slipping rib syndrome
ACNES
LACNES
脊椎・脊髄疾患

腹腔内臓器以外による RLQ pain の原因
精巣疾患
帯状疱疹
ACNES
LACNES
脊椎・脊髄疾患
腸腰筋膿瘍

右下腹部（RLQ）
虫垂炎
盲腸憩室炎

腎・尿路の疾患
卵巣疾患
骨盤内炎症性疾患

（消化器系臓器以外：SMA 閉塞）

下腹部
横行・下降・S 状結腸疾患の放散痛

膀胱炎

左下腹部（LLQ）
結腸憩室炎
S 状結腸捻転

腎・尿路の疾患
卵巣疾患
骨盤内炎症性疾患

腹腔内臓器以外による LLQ pain の原因
精巣疾患
帯状疱疹
ACNES
LACNES
脊椎・脊髄疾患
腸腰筋膿瘍

その他（common）
アナフィラキシー
腹部偏頭痛

その他（uncommon）
家族性地中海熱
腹部てんかん
急性ポルフィリン症

図 1　inside the box（腹腔内），outside the box（腹腔外）を意識した腹痛の鑑別

SMA：上腸間膜動脈（superior mesenteric artery），RUQ：右上腹部（right upper quadrant），LUQ：左上腹部（left upper quadrant），RLQ：右下腹部（right lower quadrant），LLQ：左下腹部（left lower quadrant），ACNES：前皮神経絞扼症候群（anterior cutaneous nerve entrapment syndrome），LACNES：外側皮神経絞扼症候群（lateral cutaneous nerve entrapment syndrome）．
（Feldman M, et al.：Sleisenger and Fordtran's Gastrointestinal and Liver Disease. 11th ed, Saunders, 144-157, 2020／Olympia R, et al.：Urgent Care Medicine Secrets. Elsevier, 23-28, 2017／Symons AB, et al.：Differential Diagnosis of Common Complaints. 7th ed, Elsevier, 1-19, 2018 をもとに作成）

変化に伴う牽引といったことを誘因として放散痛としての腰背部痛が増悪寛解した．腎・泌尿器の放散痛の部位を**表 1**[4]に示す．なお，放散痛かどうかをみるポイントは，圧痛を正確にとれるかどうかにかかっている．

「程度は違っても，以前に同じような症状はありませんでしたか？」

　診断がわからないときはことさらであるが，「程度は違っても，以前に同じような症状はありませんでしたか？」という質問は意識して行うようにしている．反復性・発作性の病態かどうか，ということを知ることができるし，これまでに精査がされたかどうかについても情報を得られることもある．痛みに限らず，いろいろな訴えについて聞いてみるとよいだろう．

表1 腎泌尿器系の障害が痛みとして現れる皮膚節

臓器		痛みの伝わる皮膚節
腎臓		T10-L1
尿管		T10-L2
膀胱	底部	T11-L2
	頸部	S2-4
前立腺		T11-L2，S2-4
陰茎		S2-4
陰嚢		S2-4
精巣		T10-L1

(Miller RD：Miller's Anesthesia. 9th ed, Elsevier, 1929-1959, 2020 を一部改変)

文 献

1) Feldman M, et al.：Sleisenger and Fordtran's Gastrointestinal and Liver Disease. 11th ed, Saunders, 144-157, 2020
2) Olympia R, et al.：Urgent Care Medicine Secrets. Elsevier, 23-28, 2017
3) Symons AB, et al.：Differential Diagnosis of Common Complaints. 7th ed, Elsevier, 1-19, 2018
4) Miller RD：Miller's Anesthesia. 9th ed, Elsevier, 1929-1959, 2020

(鈴木智晴)

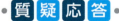 質疑応答

志水：「以前に同じような症状はありませんでしたか？」と聞いても答えが得られなかった場合，それでも何か引き出す方法はどうされていますか？

鈴木：「痛みではなくて，違和感やかゆみ，のようなものでもいいのですが……」などと，症状のクラスター的なものを聞くようにしています。

Ⅱ 各論　見方を変えたら診断できた！

Case 5
手のしびれと浮腫，肩の痛みを主訴に受診したが，仕事ができなくなった！

身体症状症の診断で患者は治るのか？

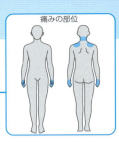

痛みの部位

 両手のしびれと浮腫を訴える患者

患者：40歳代，女性．

既往歴：3年前に子宮筋腫と子宮内膜症を指摘．数年前から季節性鼻炎：春先にはヒスタミン H_1 受容体拮抗薬を内服，近医で咳喘息とされて1か月ほど β_2 刺激薬＋ステロイド吸入薬を使用（診断の正確性は不明）．

内服歴：前医からの処方：自家配合薬：〔エチゾラム（デパス®）＋エペリゾン（ミオナール®）＋カフェイン＋ロキソプロフェン（ロキソニン®）＋テプレノン（セルベックス®）〕3包分3，ミロガバリンベシル酸塩（タリージェ®）15 mg 2錠分2．

入院歴：なし．

手術歴：なし．

生活歴：喫煙なし．飲酒なし．家族と生活．日常生活動作（activities of daily living：ADL）は自立．

家族歴：特記すべきことなし．

職業歴：衣料店の接客業．

■現病歴

　当院受診3か月前に左肩の痛みがあり，3週程度で左脇の痛み，左上肢の浮腫が起こるようになり近くの内科を受診．このとき動悸があり，咳もあったため，心電図，胸部X線を撮影したが異常がなかったという．咳に対しては咳喘息ではないかということで吸入薬が出されたが，改善した感じはなかったという．内科的な問題ではないという説明を受け，左上肢の症状については整形外科受診をすすめられた．整形外科の開業医では頸椎MRIを撮影し，頸椎ヘルニアと指摘され，症状は頸肩腕症候群ではないかという説明をされた．前記内服薬を処方され，肩関節の可動の訓練を行って，左肩の痛みや左上肢の痛みや腫脹はよくなっていた．しかし，1か月前くらいから左手をかばって生活をしており，徐々に左手の手首より遠位で浮腫や腫れ，こわばりが出てきていたが，やがて両側性に出現したという．初診から3か月後の時点で当科に紹介され後期研修医が対応した．受診時には，両手の浮腫としびれがあるという主訴であり，肩の痛みも訴えていた．

⑤ 手のしびれと浮腫，肩の痛みを主訴に受診したが，仕事ができなくなった！

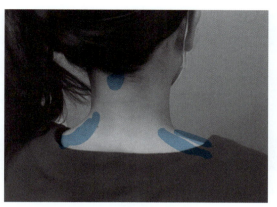

図1 肩と首の痛みの分布
肩と首の痛みがあるといったところに色をつけている．神経分布には一致しない．

■ 問 診

　仕事と子どもの習いごとの送迎があり時間に追われる仕事をしていた．子どもの部活のほかの保護者との人間関係にストレスを感じることはあり，憂うつになることがあった．新型コロナウイルス感染症の流行で子どもが学校を休みになったため，仕事は3か月休職をしている．子どもが学校に行くようになっても，患者本人は病院受診を繰り返していたので，職場に復帰できていない．睡眠は，内服前までは眠りが浅かった．食欲はあり，体重減少なし．心配症ではある．Patient Health Questionnaire-9（PHQ-9）2点，Generalized Anxiety Disorder-7（GAD-7）10点．

■ 身体所見

　血圧 109/61 mmHg，脈拍 86/分・整，呼吸数 12回/分，体温 36.6℃，SpO$_2$ 99％．
身長，体重：154 cm，55 kg．
頭頸部：結膜の黄染なし．蒼白なし．扁桃腫大なし．リンパ節腫脹なし．甲状腺異常なし．頸部の痛みあり（図1）．
胸部：呼吸音清明．心音・整，雑音なし．S3 なし．S4 なし．
腹部：平坦軟，手術痕なし．腸管蠕動音は異常なし．
四肢：両手関節以遠の軽度の浮腫があり（図2A）．手関節には熱感，発赤，腫脹なし（図2B）．右第2，3指，左第2指MP関節に圧痛があり，両側Tinel，Phalen徴候陽性，離握手は可能．上肢のBarré徴候陽性陰性．感覚異常は，両側手掌の正中神経領域のしびれ感（左＞右），脳神経の脱落症状なし，上下肢の腱反射に異常なく，浮腫および圧痛なし．

■ 検査所見

　WBC 3,120/μL，RBC 41.3×10^4/μL，Hb 12.7 g/dL，Ht 38.0％，MCV 92.0 fL，RDW 12.9，Plt 24.7×10^4/μL，AST 21 U/L，ALT 15 U/L，LDH 154 U/L，ALP 154 U/L，γ-GTP 18 U/L，TB

■ Ⅱ 各論 見方を変えたら診断できた！

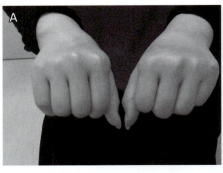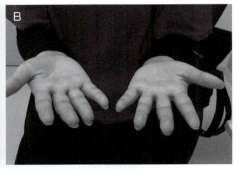

図2 手の所見
A：手の"むくみ"のため可動が困難：屈曲が完全にできない．
B：手掌側がしびれがあるとのこと．皮膚に明らかな異常はない．

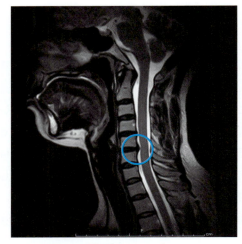

図3 頸椎MRI（椎間板ヘルニア）
T2WI C5/6で椎間板の突出．

0.5 mg/dL，CK 90 U/L，Alb 4.3 g/dL，BUN 9 mg/dL，CRE 0.63 mg/dL，eGFR 80.75 mL/分/1.73 m², Na 140 mmol/L，K 4.1 mmol/L，Cl 108 mmol/L，CRP 0.03 mg/dL，TP 7.0 g/dL，ANA＞160×homogeneous，抗SSA抗体＜1.0，RF 6 U/mL，抗CCP抗体＜0.5 U/mL，抗ds-DNA抗体＜10 IU/mL，抗Sm抗体＜1.0 U/mL，抗RNP抗体＜2.0 U/mL，ループスアンチコアグラント（dRVVT）1.18（0〜1.299），抗カルジオリピンβ₂GP1抗体＜0.7 U/mL，抗カルジオリピン抗体IgG 8.0 U/mL，直接Coombs陰性．

■■■ 画像所見

前医によるMRI C5/6で椎間板の突出あり（図3）．初診医は，手根管症候群ではないかと心配し整形外科に紹介したものの，整形外科で神経伝達速度を検査して，診察上も手根管症候群はないとの返事があった．その間に，前医の自家配合薬を中止した〔エチゾラムやカフェインのような依存性を起こす可能性のある薬剤が含まれることや，手の浮腫の原因となりうるロキソプロフェン（非ステロイド性抗炎症薬〈non-steroidal inflammatory drugs：NSAIDs〉）が含まれていることから〕．むくみは若干改善したが，しびれ感の改善がなく，ミロガバリンベシル酸塩は

継続していた．初診時の採血で，膠原病の要素を考慮して測定した ANA が陽性だったが，全身性エリテマトーデスや Sjögren 症候群の関与は追加検査にて除外していた．

■■■ 診断に至る経過

　この症例は，後期研修医が外来で開業医から紹介されていた症例であった．Tinel および Phalen 徴候が陽性だったため，当初手根管症候群ではないかと考えていた．しかし，症状が改善しないどころか，悪化して，むくみで痛みも伴い仕事もできなくなったというので，3 回目の受診時には患者の夫も同伴で受診し，原因疾患の説明を求められ，不満がある様子だった．生活に支障があるのでどうにかならないのかと，訴えていた．そこで，外来主治医を交代することを申し出て，再評価を行った．

　この時点で，状況がおかしいことに気づいた．
①そもそも急性に発症する両側手根管症候群の原因とは何か？
②頸椎 MRI の異常は果たして症状に関連があるのか？
③仮に神経障害性の疼痛だとしたら，なぜミロガバリンベシル酸塩のような薬剤が改善に全く寄与しないようにみえるのか？

　そもそも，症状が出ている分布は，特に肩などは末梢神経障害のようにはみえない．本人は同時に起こった問題であると認識していた．肩に関しては分布からも筋痛症と考えるのが妥当だろうが，手の症状は末梢神経障害というよりは，知覚過敏（アロディニア）のような感じにみえる．

　心理社会的な問題が併存しているため，身体症状症のような徴候が出ているのではないかと考えて，病歴を再聴取した．特に症状が発症した前後の社会関係性を重視した．経験上多くみかけるため，最初に考えていた背景疾患は強迫症（obsessive compulsive disorder：OCD）であった．生育歴や，これまでの職業歴，対人関係の築き方などを中心に話を確認し，子どもに対するかかわり方，仕事に対するかかわり方など中心に 30 分以上かけて聴取した（患者本人に今回の報告の承諾は得ているものの，かなり踏み込んだ内容があるため，個人情報への配慮から詳細は記載しない）．強迫症を示唆する病歴としては，鍵確認行為，加害不安，計画性などがあった．これらの症状そのものが日常生活に支障をきたしているとは直接的な問題にはなっていないので，強迫性障害と診断はされないと考える．つまり性格的な傾向として強迫症の疑いがあるレベルの患者である．精神科医には正式な相談はしていないが，理論的には昔でいうところの心気症，「精神疾患の診断・統計マニュアル」（Diagnostic & Statistical Manual of Mental Disorders, 5th ed.：DSM-5）[1] では「9．身体症状症および関連症群」と診断される可能性もあるかもしれない症状と捉えていた．

　しかし，今回の症状の発症時期に起こっている社会関係性の問題として，結婚に伴う生育環境の変化で話す相手が限られていたこと，もともと軽い加害不安があり，対人コミュニケーションでストレスを感じている問題があった．そこに職場が廃業になる可能性があったことや，家を新築する予定になっており，経済的な負荷が変わってくる時期であった．計画的な行動を普段とっていたことが，崩れていくタイミングであり，不安を抱えやすい状況にあった．当初は筋痛症としての肩の痛みなどがあったと思われるが，MRI などから神経障害の可能性を

ほのめかされて，処方にて改善がないことから，不安が増強したものと思われた．そして，最も重要なポイントと思われたことは，患者本人の症状の解釈が「手の症状が実は難病の症状であり，若くして死んでしまったら，子どもの世話ができなくなる」という強迫的な思考が不安と結びついてしまっていたことを引き出した（これは長く話すなかで語り出した．「レクチャー」参照）．おそらく，どこかの時点で，そのような思考に結びつくような言動を，医師や友人から聞かされたものと推測された．

強迫症スペクトラムに伴う身体症状症

■ 治療

　MRIや神経伝導速度，採血での異常がみられていないという点で，脊髄障害や末梢神経障害の可能性が低いという事実を説明した．OCD研究会が作成していたocd-net.jpというwebサイト（2020年6月30日にて閉鎖されたwebサイトで現在はアクセスできない）の認知行動療法の図を示し，患者に症状に対する解釈の誤りが存在しており，結果として効果の乏しい薬物をリスク回避行動としての安心のために飲んでいる構図を示した[2]．当初は，信用が得られていなかったが，患者本人の行動の裏にある心理を読み解くことで，本人の信頼を徐々に勝ち取っていった．

　計画性にこだわる性格背景から効果的であると考慮して，最初に治療方針を示した．ミロガバリンベシル酸塩は，リスク回避行動としての効果はあったのかもしれないが，末梢神経障害とはいいがたく，精神依存になる可能性があり，中止を検討していることを説明した．しかし急に中止すると不安になると予想して，漸減をすることを伝え，症状緩和のため強迫性障害の保険適用のある選択的セロトニン再取り込み阻害薬（selective serotonin reuptake inhibitor：SSRI）でフルボキサミン（デプロメール®）を使用することを説明した．

　また手の症状は，強迫観念から，動かすと悪化すると思い込んでいるが，（強迫行為としてリスクを避ける行動を取ろうとする結果）動かさないと，筋膜が硬くなってしまい可動域制限につながる可能性が高くなることを説明して，動かすように指導した．患者本人のいうところのむくみというのは，ロキソプロフェンによるナトリウムの貯留の影響のみならず，手を動かさないために静脈還流が悪くなり起こるうっ滞のメカニズムを説明した．

　図4のように，フルボキサミンは初期量50 mgから1週間後に維持量を100 mgにし，1か月後からは処方をフルボキサミン単剤にして3か月維持し，症状の改善を確認して減量，中止した．危険な病気ではないことの認知を促し，2か月目からは職場復帰にトライして，社会生活を普通に送れていることを確認した．仕事や社会生活に意識が集中できたこともおそらく回復に寄与したものと思われる．

　毎回30分程度の診察枠を準備して，医師側も午後の少し気持ちに余裕が持てる日に受診していただき，都度の不安になっていることについての解決のヒントを一緒になって考え，不適切な認識の歪みを修正することを行った．7か月間にわたり，7回（1週間ごとに3回，3〜4週間

⑤ 手のしびれと浮腫，肩の痛みを主訴に受診したが，仕事ができなくなった！

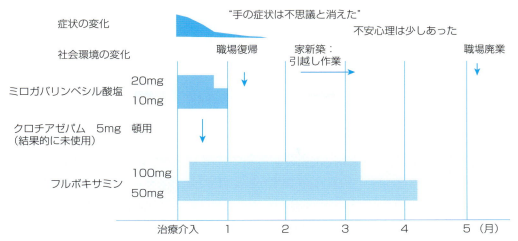

図4　治療の経過

2回，2か月後，3か月後）の外来診察で完全に症状が消失したことを確認できたため終診とした．何かをきっかけにまた別の形で体調不良が出ることが予想されるため，その場合にはまた連絡してよいと話している．

強迫症は過去には"ノイローゼ"とみなされてきた症状の患者が入り込む余地があるカテゴリーだが，分類が複雑である．WHO の International Statistical Classification of Disease and Related Health Problems, 9th ed. (ICD-9)[3]では神経症のなかの強迫神経症，米国精神医学会では DSM-IV 不安障害のなかに強迫性障害として扱われてきた．しかし，2013 年の DSM-5[1]から疾患を 19 のカテゴリーに分類し，「5．不安症群/不安障害群」から独立して「6．強迫症および関連症群/強迫性障害および関連障害群」と新たに定義している．「9．身体症状症および関連症群」にこの患者をカテゴリーしても，解決は得られるのだろうか？　当初 GAD-7 が高い点数にみえ，全般性不安障害のようにもみえるが，結果的には日常生活には問題ないレベルに回復しているので，スクリーニングだけでは診断が確定するとは思わないほうがよいだろう．

強迫症は，いわゆる Yale-Brown のスコア[4]で定義されるような「強迫性障害」とされるものだけではなく，程度の軽いものまで存在するスペクトラムとして捉える必要があるのではないかと考えている．病気とまではいえないまでも，そのような性格傾向のある患者でしばしば身体症状への不適切な解釈から，神経学的には説明が困難な，"知覚過敏"と思われる症状を呈することがあり，アロディニアなどともよばれている現象であろうと推察する．分類上は身体症状症の定義を満たし得る症例も存在する．

 痛み診断のパール

神経分布に沿わない痛みをみたら，脳で痛みを感じていることを想起する．そのなかには心因性疼痛も含まれるだろう！

II 各論 見方を変えたら診断できた！

レクチャー
第5の鑑別疾患「脳±心理」

　痛みの由来を，福岡大学総合診療部の鍋島茂樹教授は「炎症，内臓，神経，筋，脳」に分類して鑑別していくことを提唱している[5]．脳というカテゴリーの解釈が現在まだメカニズム的には明らかになっていないところがあるが，心理的な問題とされるものもここに分類できるかもしれない．強迫症は主要な併存問題だと思われる．強迫観念が不安を増強させたり，強迫行為が不安を減弱させたりする[6]というのは病状の経過を分析するうえで役立つ．「患者は，強迫観念と強迫行為を恥ずかしく思うことが多く秘密にしているので，直接的にたずねない限り，通常は自発的に申し出ることはない」[6]ことを強く認識すべきであろう．内科のほうが身体症状の由来を鑑別できるので，さらに心理面の配慮ができればうまくケアができる症例があることに，内科医もそろそろ気づくべきではないだろうか．

文献

1) 日本精神神経学会（監）：DSM-5 精神疾患の診断・統計マニュアル．医学書院，2014
2) 兵庫県保険医協会：学術・研究　医科　清田雅智先生講演「総合診療の common diseases（上）」〔http://www.hhk.jp/gakujyutsu-kenkyu/ika/180623-100000.php〕
3) World Health Organization：International classification of diseases：[9th] ninth revision, basic tabulation list with alphabetic index〔https://iris.who.int/handle/10665/39473〕
4) Goodman WK, et al.：The Yale-Brown obsessive compulsive scale. I. Development, use, and reliability. Arch Gen Psychiatry 46：1006-1011, 1989
5) 鍋島茂樹：痛みの内科診断学．南山堂，32-33, 2020
6) 井出広幸，他（監訳），PIPC 研究会（訳）：ACP 内科医のための「こころの診かた」-ここから始める！あなたの心療．丸善出版，196, 2009

（清田雅智）

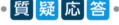

強迫症ベースの身体症状症と思われる患者との対話で，患者が納得感を得るタイミングというのはどのようなときが多いでしょうか？

　これは人によって様々ですので，一概にはいえません．納得感は，患者の洞察力がどのくらいあるのかに依存していると思います．医師としては，相手の理解度を忖度して洞察が働くような説明の仕方ができているかを気にすることが重要です．あるいは，相手の心理として器質的疾患ではないことを指摘してもらいたいと思っているのか，心理面の問題でもよいので診断を明確にしてほしいと思っているのかを区別することが重要になります．多くの患者の中で個人的には 10 人程度ですが，1 回の受診でうまくいったこともありました．印象深い症例では「これまでの人生を後悔したくなったが，今日はこの外来に来て，これからはうまく生きていけるヒントをもらえました．本当にありがとうございました」と

初診でいわれたこともありました．ただこれは例外的であろうと思います．その人たちのことを振り返ると，①素直な気持ちを持っていて医師の意見を尊重している感じの印象が持てる患者，②加害不安で，他人に迷惑をかけることに囚われすぎていて，考えすぎであると過去に他人からも指摘されていた経験を持っていた患者などが洞察が働きやすいと思っています．

　逆によかれと思って初診時に強迫症による症状ではないかと説明したら，「人を精神病扱いして，こんなところには二度と来ない」といって怒られたこともあります．このように少し対応が難しいと思う患者は，症状の自己流の解釈に固執が感じられる場合で会話が一方的に感じるときです．何かしらの病気で起こっているのではないか，というこだわりが強すぎるのです．こういった患者では，個人的には最初からは強迫症の話をしないほうがよいと感じています．その場合には，過剰だと思う検査も過去に振り返って異常がなかったことを患者とともに確認し，病状の認識を一致させながら，少し過剰と思われる相手の要求する検査も付き合って陰性確認をしています．そういうときには，本当は何かしらの病気を見逃していないのかという視点を医師も持ち続けていたほうが安全かもしれません．強迫症はスペクトラムであり，そのなかでも極端な例では自閉スペクトラム症と区別ができない場合がありますが，その場合は患者の洞察が難しい可能性がありますし，いわないほうがよい人もいます．私は何人かの患者には病名を告げずに，症状に対する対応法しか指導しないようにしている人もいます．

清田

Ⅱ 各論　見方を変えたら診断できた！

Case 6
発熱・全身の筋肉痛

もうこれ以上検査をしないでください!!
最後に頼るのはやはり…

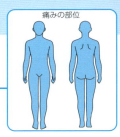
痛みの部位

発熱・全身の筋肉痛を訴える患者

患者：19歳，女性．
主訴：発熱・全身の筋肉痛．
既往歴：気管支喘息（最終発作は2か月前）．
家族歴：なし．
アレルギー歴：なし．
内服歴：β_2刺激薬＋ステロイドの合剤の吸入薬，ロキソプロフェン60 mg 1錠を1日3回．
職業：大学生．
Sick contact：なし．
嗜好歴：なし．
性交渉歴：なし．
動物接触歴：なし．
現病歴：当院来院1か月前に乾性咳嗽，37℃台の発熱，頭痛が出現し近医を受診．アジスロマイシン，鎮咳薬と解熱鎮痛薬を処方された．その後症状は少し改善したものの，完全におさまることはなかった．当院来院2週間前からは，全身痛が出現し，特に両側大腿部の疼痛が出現した．ロキソプロフェンを定期的に内服して経過観察していたが，症状改善せず精査加療目的に当院へ入院となった．

■ ROS（review of systems）

＋：体重減少，食欲不振，寝汗，咳嗽，筋肉痛．
－：鼻汁，咽頭痛，喀痰，悪心・嘔吐，下痢，腹痛，排尿時痛，頻尿．

■ 身体所見

　意識清明，体温38.0℃，心拍108/分，血圧105/60 mmHg，呼吸数20回/分，SpO₂ 99%（室内気）．
頭部：項部硬直なし，側頭動脈の圧痛なし，副鼻腔叩打痛なし，口腔内特記所見なし．
頸部：甲状腺腫大・圧痛なし，頸部や腋窩リンパ節触知せず．
心：心音・整，心雑音なし．

肺野：清，呼吸音左右差なし，Wheeze なし．

腹部：腸蠕動音亢進・減弱なし，平坦・軟，明らかな圧痛なし，肝臓・脾臓腫大なし．

皮膚：皮疹なし．

筋肉・関節：筋肉の把握痛なし，関節の熱感・発赤・腫脹なし．

神経：脳神経に異常なし，感覚障害なし，異常感覚なし．

manual muscle test（MMT）：両側大腿四頭筋の筋力がやや低下，それ以外は低下なし．

浮腫：両側下腿浮腫なし．

　この時点でのプロブレムならびに鑑別疾患として以下を考えた．

　①不明熱，②頭痛，③全身痛（特に大腿部痛），④咳嗽．

鑑別診断（D/D）：

感染症として：ウイルス感染症，細菌性・無菌性髄膜炎，肺炎，感染性心内膜炎，結核，〔ヒト免疫不全ウイルス感染症（human immunodeficiency virus：HIV）感染症，梅毒〕．

自己免疫（炎症）疾患として：多発筋炎，全身性エリテマトーデス（systemic lupus erythematosus：SLE），成人 Still 病，Behçet 病，大・中・小血管炎，サルコイドーシス，IgG4 関連疾患．

悪性腫瘍として：悪性リンパ腫，胃癌など．

　その他のカテゴリーとして，薬剤性，亜急性甲状腺炎，副腎不全を鑑別とした．

　これらの鑑別をもとに血液検査・画像検査を計画し施行した．

■■■ 検査所見

血液検査：WBC 9,300/μL（Neu 83％），Hb 9.0 g/dL，Plt 42.8×10^4/μL，AST 11 U/L，ALT 13 U/L，LDH 95 U/L，UA 4.1 mg/dL，γ-GTP 19 U/L，BUN 11 mg/dL，CRE 0.58 mg/dL，CK 14 U/L，TP 5.8 g/dL，Alb 2.9 g/dL，グロブリン異常なし，IgG4 上昇なし，CRP 12.7 mg/dL，赤沈 87 mm/時，TSH 1.38 μIU/L，FT_4 1.3 ng/mL，血液培養 Total 5 セット（1 回目 2 セット，2 回目 3 セット）陰性，HIV 抗体・STS/TPHA 抗体ともに陰性，結核 IFN-γ 遊離試験陰性，Fe 8 μg/dL，FER 91 ng/mL，尿検査：蛋白・細菌尿・円柱なし，髄液所見異常なし，抗核抗体 20 倍，抗好中球細胞質抗体（anti-neutrophil cytoplasmic antibody：ANCA）陰性．

腹部エコー：脾腫大あり，他特記所見なし．

全身の単純 CT：脾腫大あり，その他大きな問題なし（造影は，喘息があるため施行できず）．

大腿部単純 MRI：明らかな筋炎を示唆する所見なし．

上下部内視鏡：異常なし．

眼科診察：眼底含め異常なし．

■■■ 診断に至る経過

　ここまで最初にあげた鑑別をもとに原因検索を行ってきたが，患者の症状をきたす原因は全くわからなかった．皮疹は認めなかったが，CT で脾臓腫大があり，リンパ腫は鑑別の必要があると考えた．"Tissue is the issue" の原則に基づき，脾生検・ランダム皮膚生検を行った．しかし，どちらも異常所見は認めなかった．検査結果が出た時点で入院後約 2 週間経過していた．

■ Ⅱ　各論　見方を変えたら診断できた！

入院後，全身の疼痛は増悪傾向となり，鎮痛薬も非ステロイド性抗炎症薬（non-steroidal inflammatory drugs：NSAIDs．ロキソプロフェンやジクロフェナク坐薬）やトラマドール/アセトアミノフェン配合錠を極量まで使用し，疼痛は若干改善したが，消失することなく持続していた．

患者本人と家族は診断がつかないことへの不安と，侵襲的な処置を連日のように行われていたこともあり，入院期間の長期化でストレスが溜まっていた．本人より，血液検査も含め「もうこれ以上の検査はしないでほしい」と通達されてしまった．

そこでわれわれは，チーム内で方針を相談し，①臨床経過の問題点，②患者の疼痛へのアプローチ，③心理的ケアの3方向から今後の診療方針を検討し患者・家族と話しあった．

1.　臨床上の問題点

チームの反省点として不明熱患者への診療で定型的に検査をオーダーしてしまっている可能性があったことに気がついた．そのため，再度診療経過を振り返り，患者の鑑別疾患について再考察を行うこととした．

その際に，検査優先でなく，再度深く問診を行い診断のきっかけになるものがないかを聴取しそれに準じて身体診察を行うことを意識した．

2.　患者の疼痛管理

弱オピオイドでコントロール不良であった．炎症に伴う疼痛であることからステロイドの使用も検討されたが，診断がはっきりしない状況で使用することでより診断困難になる可能性が高いと判断し，原因検索を急ぐこととした．さらに疼痛による著明な日常生活動作（activities of daily living：ADL）低下があり，強オピオイドの使用について病棟チームと緩和ケアチームで検討し，診断がつくまでの間の使用も選択肢として患者・家族に説明したが，希望されなかった．

3.　心理的ケア・患者理解

この時点の問題点として，患者と家族の理解や協力が得られていないことがわかった．そのため，対等な立場で協力（患者協働）を依頼し診断に向かうよう話を進める必要があった．

真の協力を得るために医療の不確実性について伝えることが大切であると考えた．そこで，先行研究をもとに診断不確実性の4つのステップを使用し患者に説明した．①正直に現時点で診断がついておらず鑑別に難渋している状況を伝え，②それに対する患者や家族の気持ちを確認し，③診断に向けての目標共有，そして，④今後のプランやリスクについて伝えた[1]．

前述の臨床経過を振り返るために患者により詳細な症状に関する問診を行ったところ，大腿部の疼痛は強くなっているとのことであった．さらに，症状がどう変わったか聞いたところ，入院前は判然としなかったが，「数十メートル程度歩行すると疼痛による歩行困難が出現した」との訴えがあった．そこでわれわれは症状から間欠性跛行を考慮した．問診をもとに「筋肉なのか」「皮膚なのか」「神経由来なのか」を評価するために触診したところ，大腿部の筋肉全体の疼痛というよりはそれよりも狭い範囲の疼痛の可能性が示唆された．触診の延長として，同部位の血管エコー検査を行いたい旨を伝え，侵襲度の低い検査のため患者の許可が得られた．エコーでは，左＞右の大腿動脈のマカロニ状の血管壁肥厚を認めた（**図 1**）．この段階で，血圧の左右差や鎖骨下や腹部の血管雑音などは聴取しなかったが，年齢や跛行の所見とあわせて高安

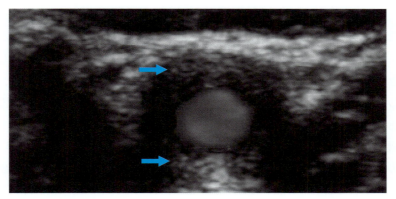

図1 右大腿部エコー
大腿動脈短軸像：矢印部が血管壁肥厚部位．
（カラー口絵3 p.ii参照）

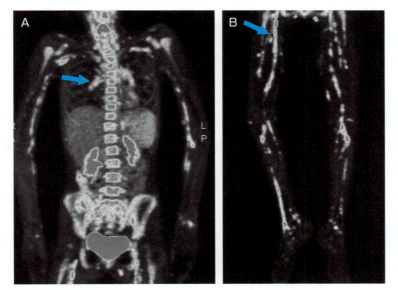

図2 PET/CT
大血管への集積を認める．色が赤色に近づくほど集積ありと評価．
肝臓の集積度と比較してより集積されていれば陽性ととる．
（カラー口絵4 p.iii参照）

動脈炎の可能性が高まった．診断確定と病勢評価目的に，PET/CT検査を施行したところ，大動脈に合致した集積を認め，肝臓との取り込みと比較してもより強い集積が認められ高安動脈炎の診断が得られた（図2）．さらに補助診断として施行したHLA-B52も陽性であった．

診断 ▶ 高安動脈炎

■ 治 療

　高安動脈炎として，プレドニゾロン（PSL）1 mg/kg（50 mg/日）として加療を開始しPSLを減量しつつ退院とした．治療経過中より発熱・咳嗽・疼痛などすべての症状は改善し，炎症反応も著明に改善した．その後PSLを減量し，25 mg/日まで減量した段階で頭痛が出現し，炎症反応も上昇したため再燃としてアザチオプリン50 mgを追加した．

　さらに経過中の血液検査でループスアンチコアグラント（LA）が2回陽性となり，抗リン脂質抗体症候群の合併も示唆された．なお，高安動脈炎でLAが陽性の場合，非陽性例と比較して血管の狭窄や攣縮など血管合併症が起きやすいと報告されており，血管合併症のリスクが高い群としてより慎重な経過観察をする方針とした[2]．

■ その後の経過

　現在治療開始後約2年が経過している．炎症はコントロールできていたが，左鎖骨下動脈の狭窄の合併症をきたし，ステント留置を行った．それ以外には特に合併症がなく過ごされている．

痛み診断のパール

診断をつけるために踏み込んだ問診をしたり，毎日症状や鑑別疾患を見直し診療プロセスを振り返ることが大切．

レクチャー

①全身痛

　今回のケースでは，全身痛であったため，全身痛の鑑別を考慮する必要があった．

　疼痛の分類の体性痛・内臓痛・神経疼痛・関連痛・心因性疼痛のうち，体性痛・神経疼痛・心因性疼痛が候補に残った．心因性は身体疾患を除外したあとに考慮するべきであり，体性痛と神経疼痛から鑑別した．

　体性痛を評価する場合，動作時の増悪の有無を確認することが大切である．皮膚なのか筋肉なのか，それ以外なのかを鑑別する．特に疼痛が筋肉の走行に合致しているか否か，血管に合致しているか，全く何にも合致しないかの3つで鑑別を行う．

　特に高安動脈炎の場合，頸動脈痛は10～30%ほどみられると報告されており[3]，血管の走行に合致した疼痛がみられることがある．触れただけでは判然としないことがあるため，エコー検査を行い局在評価をすることも大切である．高安動脈炎では，血管壁の肥厚（マカロニサイン）がみられるため積極的にエコーを施行したい[4]．

　神経疼痛の場合，大きく分けて多発神経障害と単神経障害，神経根障害に分類できる．

　多発神経障害は通常両側対称性で，grove and stockingのように末梢側が障害されやすい．本症例は，中枢側に症状が出る時点で可能性は下がる．

単神経障害は，単発性と多発性がある．全身痛の原因としては，多発単神経障害があがる．多発単神経障害は，症状がまだらに分布するため，障害部位を触れる必要がある．中・小血管炎の灌流障害が原因で起きていることが多く，紫斑の有無（palpable purpura．浸潤を触れる）も確認したい．

神経根障害の場合，脊髄後根の皮膚支配領域（デルマトーム）が大切になる．疼痛範囲のデルマトームに合致した椎体の障害の確認が必要である．しかし，感覚神経線維は，神経根から脊髄に入る際に上下に広がりをもって走行するため，症状がデルマトームの障害部位から1〜2椎体ずれることがあり，デルマトーム障害部位の上下2椎体を調べる必要がある．

また，症状が当初片側性であったとしても，後に両側性に移行したり，症状の性質が変化することがあるため，継続して疼痛の評価を行うことが大切である．

レクチャー

②高安動脈炎

高安動脈炎は，10〜40歳の女性に多く（男性と比較して女性が約8倍），特にアジア人に多いといわれている[5]．日本では年間150人ほど新規で診断されている[6]．基本的に症状は上肢や頸部血管に多いといわれている．まれではあるが，下肢の血管にも症状をきたすことがある（大腿動脈に炎症をきたす頻度は7%程度）[7]．診断に関しては，本症例のようにエコーでも診断をつけることが可能ではあるが，症状のある部位に応じて造影CT，MRAやPET/CTなどで診断することが推奨されている[8]．

本症例では，最初に出現した症状である乾性咳嗽も，実は血管炎を診断するためのヒントとなっていたと考える．当初，咳嗽を先行感染もしくは，喘息の影響と考えていたが，患者は普段から咳嗽の症状はなく，先行感染だとしても持続期間が長く，違う診断の可能性があった．通常，3週間以上持続する慢性咳嗽の場合，逆流性食道炎や，呼吸器疾患，喘息や副鼻腔炎などのアレルギー疾患，心臓疾患，薬剤性など系統的なアプローチを行うことで約90%診断できると報告されている[9]．それら以外の疾患として大動脈炎症候群も慢性咳嗽をきたし得ることを忘れてはいけない．高安動脈炎が咳嗽をきたす機序としては，上咽頭動脈や肺動脈，大動脈弓部の強い炎症により迷走神経を刺激することにより出現する可能性が示唆されている[10]．

本症例は，不明熱の入院患者の症例であった．われわれは，外来や入院した当初は熱心に問診を行うが，いざ入院してプランを立ててしまうと問診というよりは計画された検査を中心に検査の結果を待って対応してしまうことが少なくない．今回の経験から，入院中であったとしても漫然と検査を待ったり，ただ「変わりありますか？」と聞くだけでなく，診断をつけるために踏み込んだ問診をしたり，毎日症状や鑑別疾患を見直し診療プロセスを振り返ることの重要性を伝えたい．やはり最後に身を助けるのは，検査ではなく問診・身体診察である．

文 献

1) Santhosh L, et al.：Diagnostic uncertainty：from education to communication. Diagnosis（Berl）6：121-126, 2019
2) Jordan NP, et al.：Increased risk of vascular complications in Takayasu's arteritis patients with positive lupus anticoagulant. Scand J Rheumatol 44：211-214, 2015
3) Mason JC：Takayasu arteritis-advances in diagnosis and management. Nat Rev Rheumatol 6：406-415, 2010
4) Maeda H, et al.：Carotid lesions detected by B-mode ultrasonography in Takayasu's arteritis："macaroni sign" as an indicator of the disease. Ultrasound Med Biol 17：695-701, 1991
5) Arend WP, et al.：The American College of Rheumatology 1990 criteria for the classification of Takayasu arteritis. Arthritis Rheum 33：1129-1134, 1990
6) Ishikawa K：Natural history and classification of occlusive thromboaortopathy（Takayasu's disease）. Circulation 57：27-35, 1978
7) Mwipatayi BP, et al.：Takayasu arteritis：clinical features and management：report of 272 cases. ANZ J Surg 75：110-117, 2005
8) Miyagami T, et al.：PET/CT, a useful approach to improving the diagnosis of large vessel vasculitis when conventional imaging fails. J Hosp Gen Med 2：78-84, 2020
9) Simpson CB, et al.：Chronic cough：state-of-the-art review. Otolaryngol Head Neck Surg 134：693-700, 2006
10) Kondo T, et al.：Prolonged Dry Cough without Pulmonary Changes on Radiological Imaging. Intern Med 57：1309-1312, 2018

（宮上泰樹）

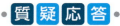

診断困難時の Do simple things を日々の病棟などで行うようにしようということを，今どきの研修医にどのように学んでもらっていますか？

毎日の診療を振り返るときに，その検査が本当に必要か，1つの検査ごとに考える時間を設けることで自然にシンプルかつベターなチョイスができるようになる感じがあります．

Ⅱ 各論　見方を変えたら診断できた！

Case 7
右の乳房が痛い

痛む場所，少し離れてみてみよう！

痛みの部位

> **数か月前から乳頭を中心とした乳房痛を訴える患者**
>
> **患者**：92歳，女性．
>
> **既往歴・家族歴・現病歴**：10年前より高血圧，変形性股関節症で診療所に定期通院していた．内服薬はアムロジピン錠5 mgのみで，家庭での血圧コントロールは良好だった．目立った認知機能低下はなく，日常生活動作（activities of daily living：ADL）は保たれていた．上品，かつ非常に控えめな性格で，田舎で悠々自適に独居生活をしていた．夫は数年前に他界しており，2人の娘は市街地に嫁いでいた．その他，家族歴・アレルギー歴に特記事項はなかった．喫煙歴や飲酒歴もなかった．

■ 問診

　X年4月より，筆者が主治医を引き継いだ．前任者からの申し送りは，「高血圧のみで特に問題点はない．身体診察は好まれない」ということだった．初回診察時の問診では「特に困ったことはない」とのことで，「恥ずかしいから」という理由で身体診察はできず，問診のみで内服薬を処方した．数回の診察を経ると，徐々に打ち解けた雰囲気となり，7月に聴診をさせてもらえることになった．服を上げるのを恥ずかしがられたため，服を少し前に出してもらい，中に手を滑らせて聴診した．絆創膏のようなものに筆者の手が触れた瞬間に患者の顔が少しゆがんだことに気づいた．痛みの有無をたずねたが「大丈夫」と答えるのみで，医師も看護師も直接観察ができなかった．その次の診察時も聴診時に同様に顔をゆがめられたため，改めて診察を提案したところ了承された．右乳頭には絆創膏が貼付されていた．「実は，ずいぶん前から右乳頭を中心として乳房に痛みがあった．恥ずかしくて言い出せなかったが，ずっと困っていた．乳癌も心配だし，勇気を出して言ってみた」とのことであった．筆者を信頼して打ち明けていただいたことに感謝しつつ，原因をともに探ることを約束して診察を行った．

■ 身体所見

身長，体重：160 cm，47 kg．

　発熱なし，その他バイタルサインに異常なし．心音，呼吸音に異常なし．肝脾腫なし，下腿浮腫なし．乳房は加齢に伴い大きく下垂している．乳房や乳頭の皮膚表面に視診上の異常なし．乳房は両側とも疼痛・腫脹・熱感なし．右乳房皮下に腫瘤や索状物は触知せず．腋窩，鎖骨上，

Ⅱ 各論 見方を変えたら診断できた！

表1 乳癌の乳房所見

腫瘤，表面のくぼみ，腋窩/鎖骨上/頸部リンパ節腫大，乳腺異常分泌
皮膚発赤・橙皮様変化（炎症性乳癌）

（Salzman B, et al.：Common breast problems. Am Fam Physician 99：505-514, 2019／National Cancer Institute：Inflammatory Breast Cancer をもとに作成）

頸部を含めリンパ節の腫大は感知されない．右乳頭は触れると痛みがあるとのことで触診できず．乳頭形状に左右差はなく，血性分泌や排膿はない．

■ 検査所見

血液検査は炎症所見や肝機能，腎機能，血算を含め異常はなかった．胸部単純 X 線写真では豊胸術などの異物はなく，明らかな腫瘤影もなかった．

■ 診断に至る経過

乳頭の刺激で痛みが誘発され，乳房触診では痛みの増悪がなさそうな様子だったが，患者の訴えは「乳頭を中心として右乳房がずっと痛い，乳癌が心配」であった．

一般的に疼痛を主訴として受診する乳癌はまれである．検診で偶発的に見つかるか，随伴所見をきっかけに指摘されることが多い．しかし，罹患率の高さ，重症度，患者の思いを鑑みて，まずは乳癌を軸に据えて診察を進めることとした．

本人は 2 年前に乳癌検診を受診しており，異常は指摘されていなかった．乳癌を示唆する乳房所見（表1）[1,2]を意識しながら身体診察を行った．乳癌が疼痛を生じる場合，乳管や小葉に発生した癌細胞が増殖し，腫瘤の増大や皮膚/筋骨格系などの周辺組織への浸潤が生じていることを示唆する．本例では皮下や腋窩に腫瘤は触知できなかった．乳頭の変位や血性乳頭分泌も重要だが，これらの所見もなかった．

乳癌のなかでも，強い脈管浸潤性に伴って「皮膚発赤・橙皮様変化」などの特徴的な皮膚所見を呈するものを炎症性乳癌とよぶ．全体の約 2% とまれではあるが，急速に進行するため注意が必要である．見た目が乳腺炎と類似しているため，閉経後に生じた乳腺炎様発赤や抗菌薬に反応しない乳腺炎では炎症性乳癌を意識して生検を考慮する必要がある．本例では皮膚の発赤所見はなく，リンパ節腫大もなく，炎症性乳癌を示唆する所見は乏しかった．以上より乳癌の可能性は低いと考えたが，ちょうど数週間後に自治体主催の乳癌検診が予定されていたため，受診の段取りを整えた．

次に，思考を広げて「乳房痛の鑑別診断」（表2）[3,4]を意識しながら診察を進めた．食事や運動，体位との関連はなかった．視診だけでは指摘しづらい Mondor 病を候補にあげて診察を行ったが，索状物は触れなかった．ホルモン産生腫瘍も候補にあがったが，別件のため他院で施行されていた胸腹部 CT では特記すべき腫瘍はなかった．乳房に関しては特定の圧痛誘発部位は指摘できなかった．

さらに，乳頭の痛みが乳房に波及している可能性を考えて「乳頭痛の鑑別診断」（表3）[5,6]を意

⑦ 右の乳房が痛い

表 2　乳房痛の鑑別診断

周期的な乳房痛	月経関連痛
非周期的乳房痛	乳腺症，Cooper 靱帯の伸長，外傷/異物，Mondor 病，乳癌 急性乳腺炎（黄色ブドウ球菌感染など） 特発性肉芽腫性乳房炎（*C. kroppenstedtii* 感染症を含む）
乳房外の痛み	肋軟骨炎，頸椎症，帯状疱疹，虚血性心疾患，胆石，逆流性食道炎，消化管潰瘍

（Kataria K, et al.：A systematic review of current understanding and management of mastalgia. Indian J Surg 76：217-222, 2014/Spencer JP, et al.：Management of mastitis in breastfeeding women. Am Fam Physician 78：727-731, 2008 をもとに作成）

表 3　乳頭痛の鑑別診断

授乳期	外傷，乳頭感染
腫瘍性疼痛	乳癌（乳頭 Paget 病）
皮膚異常	乾燥/擦過，接触性皮膚炎，帯状疱疹，乳頭 Raynaud 病
女性化乳房	薬剤，疾患など

（Dennis CL, et al.：Interventions for treating painful nipples among breastfeeding women. Cochrane Database Syst Rev CD007366, 2014/Como JD, et al.：Nipple pain：Raynaud's beyond fingers and toes. Breast J 26：2045-2047, 2020 をもとに作成）

表 4　女性化乳房（男性の乳腺の良性増殖）の鑑別診断

- 特発性（25%）
- 生理的女性化乳房（25%）
　　新生児期（経胎盤的エストロゲン移行），青年期・壮年期（ホルモンバランスの乱れ）
- 薬剤性（25%）
　　スピロノラクトン，シメチジン，ケトコナゾール，ホルモン関連薬（抗アンドロゲン薬，GnRH 類似体，5-α 還元酵素阻害薬など）
- 肝硬変（8%）
- 性腺機能低下（8%）
　　精巣障害（外傷，捻転等），Klinefelter 症候群
- 腫瘍（3%）
　　精巣腫瘍，下垂体腫瘍，副腎腫瘍，hCG 産生腫瘍
- その他のまれな原因：甲状腺機能亢進症，慢性腎臓病

（Deepinder F, et al.：Drug-induced gynecomastia：an evidencebased review. Expert Opin Drug Saf 11：779-795, 2012/Dickson G：Gyne-comastia. Am Fam Physician 85：716-722, 2012 をもとに作成）

識して診察した．定期的な運動による衣服や腰痛コルセットでの擦過のエピソードはなかった．視診では乾燥や接触性皮膚炎などを疑わせる乳頭表面のびらんや表皮剥離はなかった．乳頭 Raynaud 病を疑わせる色調変化歴は不明だったが，持続痛であるため可能性は低いと考えた．触れると痛みが増悪するというエピソードから末梢神経障害を考えたが，乳房の触診ではデルマトームに一致するような区域性の感覚過敏は指摘できず，過去にも乳房の皮疹はなかったとのことだった．男性であれば女性化乳房（**表 4**）[7,8]が鑑別にあがるものの本例は女性であり，ホルモンに異常をきたし得る薬剤使用や背景疾患はなかった．

　一通りの問診と身体診察で診断がつかなかったため，見方を変えて「前提条件を疑ってみる」

ことを中心に対応策を検討した．この時点では「乳頭刺激で増悪する片側乳房の持続痛」という患者の解釈を推論の前提条件に据えていた．しかし，「痛みが慢性化しているため，正確な症状を自己把握していない」という可能性を考慮し，より具体的な疼痛の性状や部位，痛みのタイミングなどを観察してもらう方針を立てた．「痛みを感じたときの状況」を注意深く意識し，疼痛時の様子を紙に記録してもらうよう伝えた．

　1週間後に再診していただいたところ，「ずっと痛いと思っていたが，実は痛くないときもある」「特に痛くなるのは服を着るとき，乳頭が衣服に擦れると刺すような痛みがある」「冬場の風呂場で冷たい外気に触れたり，シャワーの冷水があたったときに鋭い痛みがある」とのことであった．

　アロディニアと考え，帯状疱疹を想起して改めて乳房の触覚異常を診察したが，加齢に伴う形状変化もあり正確なデルマトームが把握しづらく，乳房の異常感覚の存在は不明瞭であった．そこで，疼痛部位から離れ，背部の触診を行ったところ，右側に帯状に限局するわずかな異常感覚部位が存在していた．遠方に住む家族に電話で確認したところ，約1年半前に右背部の小さな帯状疱疹で皮膚科に通院歴があったことが判明した．

診断　帯状疱疹後疼痛

■ 治療

　再診時点では明瞭な痛みが残っていたものの，「先生に話すことができて，少しましになった気がする」とのことだった．慢性疼痛は心理社会的な要素もあるため，状況を吐露できたこと，診療を受けられたこと，診断がついたことなどから安心感が得られ，若干の疼痛改善が得られたと推察された．プレガバリンを少量で開始し，めまいや転倒に注意しながら緩徐に増量した．100 mg/日の使用で疼痛は自制範囲内となった．

■ その後の経過

　「服を着替えるのが苦痛でなくなった」「お風呂に気楽に入れるようになった」という喜びの声を聞くことができた．機械的な神経根症も鑑別にあげていたが，症状がほぼ消失していたこと，MRIなど精査のできる施設が遠方であることなどから，相談の結果，追加検査は行わなかった．その後に行われた乳癌検診も問題なく，以後も元気に過ごしている．

 痛み診断のパール

- ホンネで話せる「信頼関係」のもと，事実に注目して情報収集！
- 行き詰まったら視野を広げてみよう．

⑦ 右の乳房が痛い

> **レクチャー**

診断に役立つ 3 つの考え方

　疾患自体は common disease で，結論は非常に"シンプル"だった．しかし，その診断プロセスは「患者の解釈」「羞恥心」「加齢に伴う解剖学的構造変化」などいくつかのハードルがあり，結論に至るまでに困難を伴った．状況の打破に役立った 3 つの考え方を紹介する．

1. 前提を疑う

　推論の過程は「論理の積み上げ」と「仮説検証」の繰り返しである．論理の積み上げは，いわゆる「ロジカルシンキング」の力が求められる．しかし，推論の出発点となる「前提条件」が間違っていると，そこに論理を積み上げても正解にたどり着くことは難しい．ロジカルシンキングで行き詰まったら，「別角度からの発想」を加えてみるとよいだろう．いわゆる「クリエイティブシンキング」である．最もシンプルな方法は「前提を変えてみる」ことだ．本例も「実は痛みを正確に自覚できていないのでは」「乳房ではなく背部なら異常感覚が拾えるのでは」という発想が解決の糸口となった．

2. 事実に注目する

　患者の口から語られる病歴は，患者の目線からみた「解釈」である．病歴聴取においては，できるだけ「何が起きたか」をありのままに説明してもらい，事実を引き出すようにしたい．例えば「ずっと痛い」は"解釈"である可能性が高く，「服を着るとき，風呂に入るときに，刺すような痛みが瞬間的に生じる」という事実を引き出せれば，より鮮明に事態を把握できる．「もっと具体的には？」という問いや，改めて事実に着目した観察を依頼するとよいだろう．

3. 心理的安全を担保する

　病歴聴取において「この相手なら，話をしても大丈夫だろう」という安心感があれば，より多くの重要な情報が引き出せる．そのためには，普段から敬意をもって，サポーティブに接する必要がある．たとえ患者の解釈が突飛で医学的にはありえない解釈であっても，まずは「患者が困っている状況にある」ということを認め，その解決に向けて「一緒に考えていく」ことを担保しよう．

文　献

1) Salzman B, et al.：Common breast problems. Am Fam Physician 99：505-514, 2019
2) National Cancer Institute：Inflammatory Breast Cancer〔https://www.cancer.gov/types/breast/ibc-fact-sheet〕
3) Kataria K, et al.：A systematic review of current understanding and management of mastalgia. Indian J Surg 76：217-222, 2014
4) Spencer JP, et al.：Management of mastitis in breastfeeding women. Am Fam Physician 78：727-731, 2008
5) Dennis CL, et al.：Interventions for treating painful nipples among breastfeeding women. Cochrane Database Syst Rev CD007366, 2014
6) Como JD, et al.：Nipple pain：Raynaud's beyond fingers and toes. Breast J 26：2045-2047, 2020
7) Deepinder F, et al.：Drug-induced gynecomastia：an evidence-based review. Expert Opin Drug Saf 11：779-795, 2012
8) Dickson G：Gynecomastia. Am Fam Physician 85：716-722, 2012

（天野雅之）

II　各論　見方を変えたら診断できた！

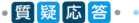

この患者が心理的安全性をどのタイミングで感じたのか，そのきっかけは何でしたか？

相手の心中を想像しながらお答えすると，相手が「私になら何を話しても大丈夫そうだ」という感覚を持っていただけるよう，日々のかかわりを積み重ねたことが重要だったかなと感じています．私は普段から，「相手に興味を持つ」そして「語りをうながす」というような点に注意し，一見雑談と思われるような話を診察の中に組み入れています．畑ではどのような野菜を作っているか，孫はいるのか，どのような人生を歩んできたのか……．このような情報は意思決定の際に重要な役割を果たしますし，今回のように病名診断に結びつくこともあります．さらに，診療の継続性の実現や豊かな診療体験につながると思います．相手の語りを否定や批判することなく，ともに紡いでいく姿勢が，心理的安全性の構築につながるのかなと思います．

II 各論　見方を変えたら診断できた！

Case 8
繰り返す腹痛

原因不明の腹痛の場合に，確認しておきたいコト

痛みの部位

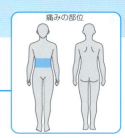

繰り返し出現・寛解する激しい腹痛

患者：26歳，男性．

既往歴・現病歴：1か月前から強い腹痛が出現するようになり，前医を受診した．経口摂取が困難な状況だったため，腸炎と診断され入院し，絶食・輸液管理・抗菌薬投与を施行された．徐々に腹痛は消失し，いったん退院したが，その後も症状の再燃を繰り返したため，精査目的に大学病院の総合外来（以下，当科）への受診をすすめられた．当科初診時の身体診察所見および血液検査では特記すべき異常はなく，機能性胃腸症と診断された．その2日後，自宅で強い腹痛が出現し処方されていた鎮痛薬を内服したが，症状が改善しなかったため救急車を要請し，当科へ搬送され入院した．

■ 問診

これまでにも時折腹痛を自覚することはあったが，さほど重篤ではなく自然に軽快していたため，受診はしていなかった．1か月前から腹痛の程度・頻度ともに増悪したが，食事の内容を含めて特に思いあたるきっかけや原因はなかった．腹痛の性状は激しい痛みで波があり，部位について今回は左下腹部痛であったが，特定の部位に限定されてはいなかった．便はやや軟便で，明らかな下痢や悪心はなく，飲酒歴や定期内服薬もなかった．

■ 身体所見

体温37.4℃，脈拍68/分，血圧122/69 mmHg，呼吸数20回/分，酸素飽和度98％，意識レベルは清明で苦悶様顔貌．腹部は平坦軟，心窩部から左側腹部に圧痛を認めるが，筋性防御やtapping painはない．頭頸部所見や胸部聴診に異常なし．四肢の発疹や浮腫は認めない．

■ 検査所見

血液検査ではWBC 12,300/μL，CRP 1.89 mg/dLと炎症反応の上昇を認めたが，その他の逸脱酵素の上昇は認めなかった（**表1**）．腹部造影CTでは回腸末端に腸管浮腫を認めた（**図1**）．

II 各論　見方を変えたら診断できた！

表1　本患者の採血検査結果

WBC Neu Eos	12,300/μL 79.4% 0.3%	CRE	0.95 mg/dL
		TB	1.1 mg/dL
Hb	16.5 g/dL	AST	24 U/L
Plt	27.8×10^4/μL	ALT	35 U/L
PT-INR	0.92	LDH	156 U/L
APTT	35.2 秒	γ-GTP	28 U/L
TP	6.6 g/dL	AMY	29 U/L
Alb	3.9 g/dL	CK	106 U/L
BUN	11.8 mg/dL	CRP	1.89 mg/dL

（追加提出分）

C3	157 mg/dL	CH50	16 U/mL
C4	3 mg/dL	C1-INH	感度以下

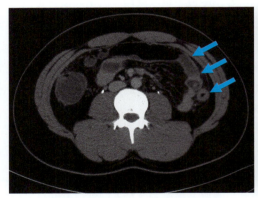 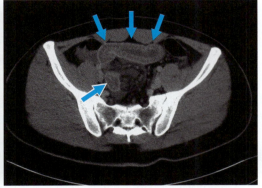

図1　CT所見
回腸末端に腸管浮腫（青矢印）を認めた．

■ 診断に至る経過

　ここまでの所見から急性腸炎を疑ったが，短期間に増悪と寛解を繰り返していることから，何らかの特殊な病態があるのではと考えた．入院して絶食・輸液管理を開始したところ，徐々に腹痛は改善した．症状が十分落ち着いたあとに改めて詳しく病歴聴取をしたところ，20歳の頃に喉頭浮腫を起こし緊急気管切開を受けていたことが判明した．さらに，14歳頃から口唇，肘，臀部などに数日で改善する浮腫を認めていたこと，母方の家系に同様の浮腫を認める親族が複数いることが判明した．初回の病歴聴取でも既往歴，家族歴は確認していたが，患者本人が今回の腹痛とは関係がないエピソードだと考え，医療者に伝えていなかった．新たに確認された既往歴・家族歴により，遺伝性血管性浮腫（hereditary angioedema：HAE），およびそれに伴う腸管浮腫が腹痛の原因であると推察された．追加提出した採血検体で，C4およびCH50の低下とC1インヒビター（INH）活性の低下が確認された．また上下部消化管内視鏡検査および小腸造影検査を実施し，炎症性腸疾患をはじめとした器質的疾患がないことを確認した．

診断 遺伝性血管性浮腫（HAE）

■ 治療

　腹痛は絶食・輸液管理のみで徐々に改善した．1週間程度で症状は完全に消失し，経口摂取が可能となったため自宅に退院した．

■ その後の経過

　退院後，たびたび腹痛や咽頭・喉頭の浮腫による入院を繰り返すようになった．急性発作に対しては乾燥濃縮ヒトC1-INH注射製剤（ベリナート® P）が著効することがわかり，入院翌日には退院できるようになった．当時のHAE診療ガイドライン（2010年版）に沿って，発作予防を目的としトラネキサム酸の内服を開始したが，症状抑制効果は認められなかった．発作を予見できないことに加え，県内で当院以外にベリナート® Pを常備している病院がなく，患者は長距離移動に不安を抱くようになった．一度県外へ転居するかもしれないと相談があったが，転居先にHAEに対応できる医療機関があるかを探すのに時間を要した（近隣の大学病院で対応可能と返事があったが，転居先から大学病院までの移動に1時間以上を要することが判明した）．結局転居自体が中止になったが，その後も生活のあらゆる面で制限せざるを得ない状況であった．

　その後数年間は年に3〜4回の入院を繰り返していたが，2019年にブラジキニンB_2受容体拮抗薬であるイカチバント自己注射製剤（フィラジル®，2018年9月に製造販売承認）を導入した．腹痛や四肢の浮腫を認めた際に自己注射するよう指導したところ，高い頻度で発作のコントロールが可能となった．喉頭浮腫が出現した場合には自己注射後に救急車を要請するように指示しており，経過観察目的に1泊入院となることはあったが，近年は入院の機会が年に1回あるかないかまで抑制できている．

 痛み診断のパール

　原因不明の繰り返す腹痛では，HAEを念頭において原因不明の浮腫の既往と家族歴を確認すべきである．

レクチャー

HAEについて

　HAEは人口約5万人に1人の割合で出現する希少疾患であり[1,2]，厚生労働省の指定難病に指定されている．突発的に身体のあらゆる場所に浮腫を起こし，多くは自然軽快するが，

時に激烈な腹痛や喉頭浮腫による気道閉塞のため救急搬送が必要となることもある．従来から皮膚科など一部の診療科以外での認知度が低いことが指摘されており[3]，2017年に医師専用のインターネットコミュニティサイトで行われた調査では，4,110人の回答者のうち57.3%がこの疾患を知らない・聞いたことがないと回答している[4]．またHAE患者が初めて症状を自覚した年齢が平均24.2歳であるのに対し，HAEと診断された年齢の平均は37.1歳であったとする報告がある[5]．適切な診断と治療が提供されていない患者は日常生活で制約を受ける可能性があるため，疾患の啓発が重要な課題である．

　HAEの病態はC1-INH遺伝子の異常に起因した血管性浮腫であり，常染色体顕性（優性）遺伝の形式をとる．血管性浮腫による症状に加え，C1-INH活性の低下と家族歴がそろえば診断できる[6]．実臨床上はC4およびC1-INH活性の低下の証明が診断に有用である．一方で補体値が低下しないタイプが知られているが，非常にまれである．従来HAEはC1-INHの量や機能から1型，2型，3型に分類されているが，近年は1型と2型をあわせてHAE-C1-INH，3型をHAEnCI（HAE with normal C1 INH）と呼称することが増えている．

　本文にもある通り，日本ではHAE患者は症状が出現したときに医療機関を受診しベリナートP®の点滴を受けるしか有効な治療がない時代が続いていたが，近年HAEの治療は大きく進歩している．ベリナートP®は急性発作に対してのみの適応であったが，2017年3月に「侵襲を伴う処置による遺伝性血管性浮腫の急性発作の発症抑制」が効能効果に追加された．これにより，HAE患者の歯科処置や手術前に予防的投与を行うことが可能になった．さらに2018年11月のイカチバントの発売により，治療薬の自己注射が可能となった．国際ガイドラインではすべてのHAE患者がオンデマンド治療薬を携帯することを強く推奨されており[7]，現在の日本ではイカチバントのみがこの推奨に適合する薬剤である．さらに2021年以降，長期予防薬が複数種類上市された．現在は経口薬のベロトラルスタット（オラデオ®カプセル），皮下注射製剤のラナデルマブ（タクザイロ®），ヒト血漿由来C1-INH皮下注射製剤（ベリナート®皮下注用2000）が使用可能である．ベロトラルスタットは血漿カリクレイン阻害薬であり，ブラジキニン産生酵素を阻害することによって浮腫の発症を抑制する．ラナデルマブは活性型血漿カリクレインに対する完全ヒト型モノクローナル抗体で，2週間に1度皮下注射を行い，症状が落ち着いていれば4週間まで投与期間を延長することが可能である．C1-INH皮下注射製剤は週に2回定期的に皮下投与を行うことでHAE発作を抑制する．皮下注射製剤については2者とも在宅自己注射が可能である．これらの薬物治療の進歩を受け，現在のHAE治療目標は「完全に疾患をコントロールする」，すなわち患者の生活を正常化することである，と各学会のガイドラインに明記されるようになった[6,7]．HAEは疾病による身体的侵襲も大きいが，いつ発作が起きるかわからない，といった心理面での負担も大きい．HAE患者のうち39%に抑うつ症状を認めたとする報告もあり[8]，生活の質を担保するうえでは身体面・心理面ともに注意して訴えを傾聴することが求められる．

文 献

1) 堀内孝彦, 他：遺伝性血管性浮腫（HAE）における最近の進歩. アレルギー 68：919-922, 2019
2) Busse P, et al.：Hereditary Angioedema. N Engl J Med 382：1136-1148, 2020
3) 大澤 勲：遺伝性血管性浮腫（hereditary angioedema；HAE）疾患概要と疾患認知度全国調査. Pharma Medica 29：109-118, 2011
4) 秀 道広：腫れやむくみ，腹痛を繰り返す難病の実態－遺伝性血管性浮腫（HAE）の具体的症例と治療の現状－. 難病と在宅ケア 23：49-53, 2018
5) Ohsawa I, et al.：Clinical manifestations, diagnosis, and treatment of hereditary angioedema：survey data from 94 physicians in Japan. Ann Allergy Asthma Immunol 114：492-498, 2015
6) 堀内孝彦, 他：遺伝性血管性浮腫（Hereditary angioedema：HAE）診療ガイドライン 改訂 2023 年版. 補体 60：103-131, 2023
7) Maurer M, et al.：The international WAO/EAACI guideline for the management of hereditary angioedema-The 2021 revision and update. Allergy 77：1961-1990, 2022
8) Andrew S, et al.：Depression and anxiety in patients with hereditary angioedema. Ann Allergy Asthma Immunol 112：371-375, 2014
9) Allam J, et al.：A Swell Diagnosis. N Engl J Med 390：71-76, 2024

（藤原元嗣，多胡雅毅）

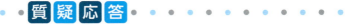

機能性胃腸症と結論づけられていた本症状をさらに掘り下げるきっかけとした気づきは何でしたか？

一見健康そうな男性が夜間に救急車を呼ぶほどの痛みであったことから，採血と CT 検査を実施したことは自然な流れかと思います．
　その結果，白血球，CRP ともに上昇しており，機能性胃腸症ではなく何らかの炎症が起こっていることを想起するのは難しくないですが，特にデータに比べて画像上の腸管浮腫が顕著だったのは印象的でした．問診を掘り下げる必要があると思ったところ，ご本人から喉頭浮腫，HAE の病名を述べてもらったため，何とか疾患名にたどり着くことができました．
　著名な浮腫状腸管壁肥厚をみたときに本疾患を想起することは有意義かもしれないと思っていますが，あくまで特異的な所見ではないので，除外診断を徹底的に行う必要があります．2024 年 1 月号の New England Journal of Medicine[9]に，19 歳男性が急な腹痛を訴え受診し，最終的に HAE と診断されたケースの紹介がありましたが，鑑別診断を進める過程が詳細に記載されており大変興味深かったです．

Ⅱ 各論　見方を変えたら診断できた！

Case 9
痛みの後から右手に力が入らない

痛みの後に麻痺をきたした場合は支配神経を明らかにせよ！

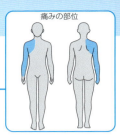

痛みの部位

 片側上肢の疼痛後に麻痺が生じた患者

患者：60歳，男性．

既往歴：2型糖尿病（50歳〜），高血圧症（45歳〜）．

内服歴：テネリグリプチン20 mg/日，カンデサルタン8 mg/日，アムロジピン5 mg/日．

家族歴：特記事項なし．

現病歴：当科を受診する2週間前に右肩甲骨から前腕にかけて締めつけられるような痛みを自覚した．1週前から右手に力が入らなくなり，箸が持てなくなった．精査・加療目的で近医より当科紹介となった．

■ 問診（痛みの OPQRST）

Onset：急性発症．
Provocation：増悪寛解因子なし．
Quality：釘で刺されるような痛み．
Related symptoms：随伴症状なし，先行感染なし．
Site：右肩から前腕．
Time course：波がある．痛いときはnumeric rating scale（NRS）で10に達するが，0になるときもある．

■ 身体所見

体温36.6℃，脈拍96/分（整），血圧138/86 mmHg，呼吸数12回/分，SpO$_2$ 97%（room air）．
咽頭発赤なし，白苔なし，眼球結膜に充血や黄染なし，眼瞼結膜に貧血なし，頸部リンパ節を触知しない，甲状腺に腫大を認めない．
呼吸音清，心雑音を聴取しない，視診上，明らかな皮疹を認めない．
四肢に圧痛点なし，疼痛部位に温痛覚障害ならびに触覚に異常を認めない．
徒手筋力テスト（manual muscle test：MMT）：三角筋（5, 5），上腕二頭筋（5, 5），上腕三頭筋（4, 5），手首背屈（4, 5），手首掌屈（4, 5），短母指外転筋（4＋, 5），橈側深指屈筋（4, 5），円回内筋（5, 5），小指外転筋（2, 5），尺側手根屈筋（2, 5），腕橈骨筋（5, 5），総指伸筋（2, 5），長母指外転筋（2, 5），握力（右22 kg，左40 kg），上腕径・前腕径に左右差なし．Froment徴候陽性．右でPerfect

82

⑨ 痛みの後から右手に力が入らない

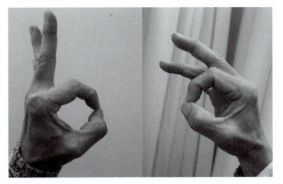

図1　Perfect O sign

O signは可能だったが，右第3～5指の伸展が不良であった（図1）．
深部腱反射：上腕二頭筋，腕撓骨筋，上腕三頭筋，膝蓋腱，アキレス腱で，いずれも亢進．
Adson試験：陰性．
Roos試験：陰性．
Wright試験：陰性．

■■ 診断に至る経過

　糖尿病を抱える患者に急激に発症する痛みの後に筋力低下をきたすという点からは糖尿病性筋萎縮症が考慮された．しかしながら，糖尿病性筋萎縮症は通常片側下肢に多く，筋力低下は緩徐に経過することから可能性は低いと考えられた．

　片側上肢の疼痛では帯状疱疹が鑑別にあがり，さらに一部に運動麻痺を伴うことが知られている．そのため，帯状疱疹とそれに伴う運動麻痺も片側上肢の疼痛と筋力低下をきたす疾患として考慮するが，発症から2週間経過した時点で水疱を認めない場合はその可能性は下がる．ここで判断を悩ませるのが，無疱疹性帯状疱疹の存在である．帯状疱疹では，一部に皮疹が伴わずに神経痛のみ呈するパターンがあるからである．それでも，複数の運動神経にまたがる障害をきたしていることからは，やはり帯状疱疹の可能性は低いと考えられた．

　また，片側上肢に疼痛をきたす疾患として胸郭出口症候群があげられる．胸郭出口症候群は運動麻痺をきたさない点，Adson試験やRoos試験，Wright試験が陰性である点から本症例の所見とは合致しない．

　さらに，頸椎症性筋萎縮症を疑う必要があるが，疼痛はきたさず，単一の神経障害では説明できないことから本症例の臨床像とは異なる．

　ここで，鑑別疾患の想起を行うために本症例のsemantic qualifier (SQ) を考察する．SQとは，キーワードを医学的に分類し，より上位の概念や，普遍化した用語に置き換える方法である．SQの有用性としては，
①疾患想起をすることができる
②鑑別疾患の絞り込みが可能である
③文献検索が容易になる

■ Ⅱ 各論 見方を変えたら診断できた！

表1 神経痛性筋萎縮症の臨床診断ガイドライン

中核項目	1. 一側の頸部，肩，上肢，前腕の神経痛（数日〜数週間持続）で発症する[*1] 2. 神経痛の軽減後に，同側上肢の筋萎縮・筋力低下を生じる 3. 腕神経叢の部分的/不完全な障害や腕神経叢の分枝の障害，またはそれらの合併が推定される
支持項目	4. ウイルス感染や罹患肢の機械的なストレス（労作，スポーツ，外傷等）が発症に先行することがある 5. 罹患肢における腱反射の減弱・消失を認める 6. 運動障害が優位であり，感覚障害は存在しても比較的軽度である[*2] 7. 腕神経叢障害が示唆されるが，支配筋のすべてが障害されることはなく（罹患筋の斑状分布），腕神経叢の分枝（長胸神経，肩甲上神経，腋窩神経，前・後骨間神経など）の（多発）単神経障害としての症状がみられることがある[*3] 8. 肩甲上腕部（棘上筋，棘下筋，前鋸筋，菱形筋，三角筋，上腕二頭筋）優位に筋萎縮・筋力低下を生じ，腕神経叢上・中部の障害が示唆されることが多い 9. 腕神経叢以外の神経障害（腰仙神経叢，横隔神経，脳神経）を合併することがある 10. 筋萎縮は数か月〜数年の経過で改善を示すが，後遺症を残すことがある 11. 再発をきたすことがある 12. 家族歴を有する場合がある[*4] 13. MRIで罹患肢の神経根や神経叢に高信号が描出されることがある[*5] 14. 針筋電図では罹患筋の脱神経・再支配の所見を認める 15. 神経伝導検査では罹患肢で軽度の運動神経伝導速度，複合筋活動電位の低下や感覚神経活動電位の低下がみられることがあるが，全身性ニューロパチーを示唆する所見は認めない
除外項目	16. 以下の疾患が除外できること．頸椎症，肩・肘関節疾患，多巣性運動ニューロパチー，慢性炎症性脱髄性多発根神経炎，多発単神経炎（血管炎性ニューロパチーなど），糖尿病性ニューロパチー，運動ニューロン疾患，平山病，絞扼性ニューロパチー，複合性局所疼痛症候群，悪性腫瘍の腕神経叢浸潤，遺伝性圧脆弱性ニューロパチー[*6]
診断基準	(1) 中核項目（1, 2, 3）および除外項目16を満たす症例を，臨床的に神経痛性筋萎縮症と診断する (2) (1)に加え，支持基準6〜8を満たし支持基準12に合致しない症例を特発性神経痛性筋萎縮症（典型例）と分類する

[*1] 疼痛は神経痛性の激痛であることが多く，一般にNSAIDsは無効である．また両側上肢に発症することがある．
[*2] 詳細な診察により罹患肢の触覚・温痛覚障害，感覚過敏を認めることが多い．
[*3] 長胸神経障害による翼状肩甲の頻度が高いことが報告されている．
[*4] 遺伝性神経痛性筋萎縮症の多くは常染色体優性遺伝形式を示し，欧米を中心に数十家系が報告されている．特発性神経痛性筋萎縮症と比較し若年で発症し，再発頻度が多くより重症で，腕神経叢外の神経障害の合併率が高く，また眼間狭小や眼瞼ヒダ，口蓋裂などの形成異常の頻度が高い．SEPT9遺伝子の変異を認める家系が多い．また家族歴を有する症例では遺伝性圧脆弱性ニューロパチー（hereditary neuropathy with liability to pressure palsies：HNPP）の鑑別も行う必要がある．
[*5] STIR法による頸部の冠状断撮影が腕神経叢病変の描出に有用である．
[*6] 特に頸椎症との鑑別が重要である．急性の頸椎症性神経根炎の一部で神経痛性筋萎縮症に類似した臨床経過（激しい神経根痛で発症し，その後筋力低下が出現）を示す場合がある．頸椎症性神経根症では筋力低下や感覚障害が特定の神経根障害として説明可能であり，神経学的診察に加えて神経生理学検査およびMRIやCTミエログラフィーが診断に有用である．また本症では肩関節疾患と異なり，他動的な関節可動域制限は認めない．

（池田修一：腕神経叢炎の病態と治療．臨床神経学 53：969-973，2013 より改変）

などがあげられる[1]．

　本症例ではSQとして，急性発症/片側上肢/疼痛後に麻痺/多発性単神経炎（acute/upper pain followed by weakness/mononeuropathy multiplex）をあげた．

　上記を一元的に説明する疾患として腕神経叢炎の病態を想起した．さらに，二次文献などを検索し吟味すると，なかでも神経痛性筋萎縮症（Parsonage-Turner症候群）が疑われた．脳神経内科での神経伝導検査では右尺骨神経麻痺，橈骨神経麻痺を認め，また針筋電図検査では右総指伸筋で慢性脱神経を認めた．さらに，腕神経叢MRIでは腕神経叢に異常信号を認めた．

　以上の臨床所見から，腕神経叢レベルでの尺骨神経，橈骨神経麻痺が疑われた．神経痛性筋萎縮症の臨床診断ガイドライン（**表1**）[2]のうち，中核項目1，2，3と支持項目6，7，13，14，15を満たしたため，Parsonage-Turner症候群と診断した．

診断 神経痛性筋萎縮症（Parsonage-Turner 症候群）

■ 治療

本症例ではプレドニゾロン（プレドニン®）30 mg，プレガバリン（リリカ®）150 mg，トラマドール・アセトアミノフェン（トラムセット®）2 錠が開始となり疼痛は改善した．いずれも漸減ののちも，症状の再燃を認めていない．筋力低下については理学療法を行い，数か月で軽快した．

痛み診断のパール

片側上肢の疼痛後に生じた筋力低下では腕神経叢炎を疑うべし．

レクチャー 神経痛性筋萎縮症（Parsonage-Turner 症候群）

疾患概要
神経痛性筋萎縮症は Parsonage-Turner 症候群ともよばれており，急性発症の片側上肢の神経痛発作の後に同側の筋萎縮と運動麻痺が出現する疾患である．本症の発症は免疫介在性腕神経叢炎であり，運動負荷，外傷，ウイルス感染などが誘因となり得る．疾患頻度は年間 20〜30 人/10 万人程度と推定されている．

検査
特徴的な画像所見を欠くことがあり，病歴と身体診察が重要なポイントとなる[3,4]．

治療
急性期治療として消炎鎮痛薬の投与および積極的なリハビリテーションが推奨されている．発症 1 か月以内の副腎皮質ステロイド薬投与は疼痛期間の短縮と症状回復に有用とされている[5]．

文献

1) Nendaz MR, et al.：Promoting diagnostic problem representation. Med Educ 36：760-766, 2002
2) 池田修一：腕神経叢炎の病態と治療．臨床神経学 53：969-973, 2013
3) van Alfen N, et al.：The clinical spectrum of neuralgic amyotrophy in 246 cases. Brain 129：438-450, 2006
4) Ishizuka K, et al.：Anterior interosseous nerve palsy caused by Parsonage-Turner syndrome. Cleve Clin J Med 88：155-156, 2021
5) van Eijk JJJ, et al.：Evaluation of predonisolone treatment in the acute phase of neuralgic amyotrophy：an observation study. J Neurol Neurosurg Psychiatry 80：1120-1124, 2009

（飯野貴明，鋪野紀好）

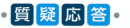

診断の直前で4つのSQから腕神経叢炎を想起し，二次文献の絞り込みを行ったとき，どのように検索しましたか？

本症例でのSQとしてでは「片側 上肢 しびれ」を最初のSQに設定しました．このSQを設定し，検索を行うと，病態として皮質，腕神経叢，単神経等の障害，その他のミミック（例：低血糖など）があがります．さらに，そこから急性発症（突然発症ではないという意味も含みます）を追加することで，腕神経叢，単神経の障害が主たる鑑別に絞り込まれます．さらに，疼痛後麻痺を加えていくと，今回の鑑別である腕神経叢炎が病態として浮かびあがった流れです．そのなかの疾患をみていくと，胸郭出口症候群，Pancoast腫瘍に加えて，Parsonage-Turner症候群があがりました．仮に，この時点であがった疾患がそれらしくなければ，ミミックとなる疾患の可能性を再度検討すると思います．

II 各論　見方を変えたら診断できた！

Case 10
こめかみがズキズキと痛い

慢性疾患でフォローアップ中の患者の急性疾患の合併に注意！

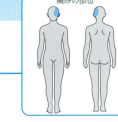
痛みの部位

 片頭痛の治療中に側頭部痛の悪化を訴えはじめた患者

患者：72 歳，女性．
既往歴：高 LDL コレステロール血症に対してスタチン製剤内服中．
現病歴：20 歳の頃から頭痛発作を繰り返しており，市販の鎮痛薬で対応していた．X 年 7 月頃から閃輝性暗点に引き続く頭痛が頻発するようになり，内科を受診．片頭痛と診断され，予防治療としてプロプラノロールとスマトリプタンを処方され，頭痛・閃輝性暗点とも月 1～2 回程度まで減少した．
　その後の経過中に左眼の見えづらさ・羞明があり，眼科で精査され，白内障の手術を受けた．しかし，その後も左眼の見えづらい感じが持続していた．
　X＋3 年 2 月下旬から起床時に顕著な両肩～上肢のこわばりと起立時の腰痛が出現するようになった．C 反応性蛋白（CRP）3.1 mg/dL と上昇を認め，リウマチ性多発筋痛症の疑いに対して精査が予定された．X＋3 年 3 月初旬から交代性のズキズキした側頭部と「眼の奥」の痛みを自覚するようになり，予約外外来を受診．当番医に片頭痛発作と診断され，スマトリプタンを処方されたが改善しなかった．その 3 日後に当科の外来を受診した．左耳介後部のズキズキした鋭い痛みという病歴と同部位の圧痛から後頭神経痛を疑われ，カルバマゼピン 100 mg 2 錠/分 2 朝夕食後を処方されたが，改善せず，すぐに再受診した．

■ 問 診

　X＋3 年 3 月頃から側頭部が強くなり，眼の奥に感じていた痛みが左耳介後部まで広がってきた．痛みのせいで口が大きく開けられず，あくびができなくなった．数日前から左側頭部の血管が膨らんで押すと痛むようになった．

■ 身体所見

　意識晴明，全身状態良好，発熱なし，左浅側頭動脈の拡張・蛇行・圧痛あり，右側には所見がなく，左右差は明らかだった．左眼瞼～頬部の発赤を認めた．
眼底診察：特記すべき異常なし．

Ⅱ 各論 見方を変えたら診断できた！

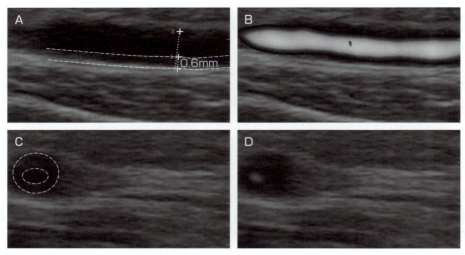

図1　側頭部エコー
A：左浅側頭動脈長軸像．動脈壁は 0.6 mm と肥厚を認める．
B：内腔・血流は保たれている．
C：左浅側頭動脈短軸像．動脈壁の全周性肥厚（halo sign）を認める．
D：ドプラ画像でも壁肥厚が顕著である．
（カラー口絵 5　p.ⅲ 参照）

■ 検査所見

診断時血液検査（X＋3 年 3 月）：WBC 6,500/μL（分画正常），Hb 11.9 g/dL，Ht 36.8%，Plt 23×10^4/μL，CRP 4.0 mg/dL，Alb 3.6 g/dL，D-Dimer 1.5 μg/mL，肝機能・腎機能・電解質・凝固能・尿検査正常，梅毒反応陰性．

側頭部エコーは血管壁の全周性肥厚（halo sign）を認めた（図1）．

MR アンギオグラフィーと CT アンギオグラフィーでは特記すべき異常はなかった．

■ 診断に至る経過

左側頭部痛が増悪してから 3 回目の受診の際に患者が浅側頭動脈の圧痛・蛇行を訴えたことで，最近の数週間の症状の原因が巨細胞性動脈炎と考えられることに思い至り，直ちに膠原病科に相談．側頭部エコーで左浅側頭動脈前頭枝の壁肥厚と halo sign を認め（図1），巨細胞性動脈炎の診断に至った．

1. 片頭痛患者であるという先入観によるバイアス

本症例は初診時に片頭痛と診断し，初期治療が奏効したため，治療を変更することなく数年通院を継続していた症例である．あとから振り返ると，診断の 3 週間前にはリウマチ性多発筋痛症を想起させる典型的な症状を訴え，顎跛行といった巨細胞性動脈炎に典型的な症状を呈していたにもかかわらず，診断前に数回の受診を要し，その間に，片頭痛の再燃，後頭神経痛といった診断がなされ，浅側頭動脈の蛇行を訴えて初めて診断医は巨細胞性動脈炎を想起するに至った．診断までは 1 か月弱であり，視力障害などの合併症をきたしてはいなかったが，初診患者が同様の病歴で受診すれば，直ちに診断がついた症例だったと考えられる．

クリニカル・パールとして「50歳以上の側頭部痛では巨細胞性血管炎を考えよ」といわれるように高齢発症の側頭部痛では巨細胞性動脈炎の可能性を念頭においた診療が重要である．巨細胞性動脈炎は診断の遅れにより，失明などの重篤な合併症をきたす可能性がある[1]ことから，筆者もこれについては熟知しているつもりだったが，今回は典型例だったにもかかわらず，片頭痛で通院中の患者であることに惑わされてしまったと反省している．これは診断エラーの観点からは，片頭痛と診断された患者であることから片頭痛の診断に拘泥して，他の鑑別診断について考えることを止めてしまうという意味でいわゆる錨バイアス(anchoring bias)や，後頭神経痛という，より安易な診断仮説に飛びついて，探索を止めてしまった探索満足(search satisficing)といった思考バイアスに陥ったことを意味するのだろう[2]．さらに，この背景には，再診外来で起こりがちな認知的節約機能(cognitive miser function)が影響していた可能性がある[2,3]（バイアスと認知的節約調整については「レクチャー」を参照）．

2.「ズキズキした痛み」をどう解釈するか？

患者の痛みの訴えとして「ズキズキとした」痛みは比較的多い訴えではないだろうか？　ではズキズキした痛みとは具体的にどのような痛みを指す表現だろうか？

ぱっと思いつくだけでも「鋭い痛み＝体性痛を示唆」「拍動痛」「電撃痛＝神経障害性疼痛」の可能性が考えられ，病歴聴取を行う者の解釈によって鑑別診断が異なってくる可能性がある．

本症例では，頭痛の増悪時に担当した当番医は，片頭痛の既往歴があることから「ズキズキ＝拍動痛→片頭痛」と解釈し，筆者は片頭痛治療に反応しないこと，耳介後部の痛みであるといった情報から「ズキズキ＝電撃痛→神経障害性疼痛」と解釈して後頭神経痛を想起した[4]．このように「ズキズキした痛み」を診断のためのキーワード，semantic qualifierへ変換する際には，変換ミスや「患者の表現の揺らぎ」に注意を要することも，本症例から得られる教訓と考えられる．

片頭痛患者に発症した巨細胞性動脈炎

■ 治療・その後の経過

エコー所見等から巨細胞性動脈炎の診断で治療開始の予定だったが，患者家族が他院での治療を希望したため，急遽転院となった．

痛み診断のパール

慢性的愁訴の患者が症状の変化を訴えたら，別の病態の可能性を早期から考えよ．

電撃痛

後頭神経痛

　後頭神経痛は国際頭痛分類第3版（ICHD-3）では「13. 有痛性脳神経ニューロパチーおよび他の顔面痛」に分類されている．頭頸部の痛みは三叉神経，舌咽神経，迷走神経，後頭神経を経由する上位頸髄神経根の求心線維により伝達され，これらの神経が圧迫・捻転・寒冷刺激・伝導路病変により痛みが生じる病態が有痛性脳神経ニューロパチーおよびその他の顔面痛として分類されている．後頭神経痛の国際頭痛分類の診断基準（**表1**）[4]と解説を示しておく．

　診断基準を確認すると，診断のためには「数秒〜数分間持続するズキンと刺すような痛み」の聴取に加えて，頭痛部位の圧痛・感覚障害等の他覚的所見の確認が必要であることが理解でき，本症例でも，他覚所見を明確にすることで安易な後頭神経痛という診断を回避できた可能性がある．

錨バイアス（anchoring bias）

　錨バイアスは「アンカリング」や投錨ともよばれる，代表的な認知バイアスである．これは，意思決定の際に最初の情報源（錨に相当）にこだわりすぎてしまうという，ありがちな人間の傾向を指す．例えば，売買取引の価格交渉の際には「定価（希望小売価格）」が錨に相当する．本症例では，もともと片頭痛の治療中の患者に生じた頭痛であることから，片頭痛であると思い込んでしまい，他の疾患の可能性を十分に考慮しなかった可能性が考えられる[2]．

探索満足（search satisficing）

　状況に合致していたり，説明しやすい仮説を見つけてしまうと，より労力を要する最適な仮説を系統的に探索することをやめてしまう傾向を指す．本症例では，ズキズキとした耳介後部の痛みの原因として後頭神経痛というより少ない労力で症状を説明可能な診断（仮説）を思いついたため，巨細胞性動脈炎の可能性を考慮せずに原因検索を終えてしまったことが該当すると筆者は省察している[2]．

認知的倹約主義

　直観的思考が不適切な場合にも頻用される理由として「認知的節約機能（cognitive miser function）」が提唱されている．これは単なる認知の怠惰ではなく，認知に要するエネルギーとその資源を温存するために，直観的思考を標準的な思考手法とする全般的傾向である．この傾向は人間の心が形成されてきたとされる旧石器時代のような環境では，生き残りのために重要な価値があったと考えられている．

　本症例では，すでに診断がついた長期フォローアップ患者の再診外来であったこともあって，筆者をはじめとした担当医に「いつもの患者のいつもの診療なので，なるべく直観的に対応して認知に要するエネルギーを初診患者や診断困難例のために温存したい」という傾向が強く作動したのではないかと思われる．「普段みている患者」「いつもの患者」の「いつもと違う訴え」では，臨床医自身がこの節約的思考傾向についてメタ認知することが重要かもしれない[2,3]．

表1 後頭神経痛の国際頭痛分類の診断基準

A. 大後頭神経，小後頭神経，または第3後頭神経のいずれか1つ以上の支配領域の片側性または両側性の痛みで，B～Dを満たす
B. 痛みは以下の3つの特徴のうち少なくとも2項目を満たす
　1. <u>数秒～数分間持続する疼痛発作を繰り返す</u>
　2. 激痛
　3. <u>ズキンとするような，刺すような</u>，または鋭い痛みと表現される痛みの性質
C. 痛みは以下の両方を伴う
　1. 頭皮または頭髪（あるいはその両方）への非侵害刺激により，異常感覚またはアロディニア（あるいはその両方）が出現する
　2. 以下のいずれかまたは両方
　　a）障害神経枝上の圧痛
　　b）大後頭神経の出口部または頸髄神経根C2領域に<u>トリガーポイント</u>がある
D. 痛みは障害されている神経の局所麻酔薬によるブロックで一時的に改善する
E. ほかに最適なICHD-3の診断がない

下線は筆者が付したものである．
（日本頭痛学会，他〈訳〉：国際頭痛分類．第3版，医学書院，178-179，2018 より改変）

文献

1) Watanabe A, et al.：A typical case of giant cell arteritis with vision loss due to delayed diagnosis. J Gen Fam Med 19：139-140, 2018
2) Cooper N, 他（原著），宮田靖志（監訳）：ABC of 臨床推論～診断エラーを回避する．羊土社，56-66，2018
3) Croskerry P, 他（原著），綿貫 聡, 他（監訳）：「誤診」はなくせるのか？．医学書院，49-63，2019
4) 日本頭痛学会, 他（訳）：国際頭痛分類．第3版，医学書院，178-179，2018

（佐々木陽典）

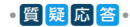

認知節約機能が作動しているときは直観的な思考が働いているときですが，メタ認知をもれなく作動させる方法はありますか？

例えば，突然発症の頭痛に関して「くも膜下出血だろう！」といったように具体的な病態を直感的に思いついている場合には，同時に pivot and cluster strategy がほぼ無意識に起動され，他の鑑別診断にも気配りできていることが多いと思います．このような状況では，意識的にメタ認知を作動させなくても問題ないと思います．

問題となるのは，疲れが溜まっている状況（例：外来の後半）で「たぶん腸炎だろう…」のように直感的に self-limiting な疾患を想起している状況です．この場合には，認知倹約機能によって，認知負荷の増大への抵抗が無意識に働いていると思いますので，メタ認知も分析的思考も起動し

づらいと思います．そこで，「とりあえず腸炎だと思うけど，採血と点滴をしてから，もう一度診察しよう」あるいは「念のため，2日後に外来予約を入れておこう」といった具合に，いったん，分析的思考を起動するタイミングを先送り/据え置きして，その場での認知負荷増大を避け，落ち着いて考えるタイミングを確保することでメタ認知を起動させやすくなるのではないかと思います．

Ⅱ 各論　見方を変えたら診断できた！

Case 11
誰もわかってくれないくらいにズキッと痛い

原因がよくわからないとされたときに疑うべき側胸部痛

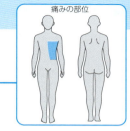
痛みの部位

 内科外来，整形外科外来，救急外来で精査されるも原因不明と判断された，左側胸部の強烈な痛みで悶える若い女性患者

患者：18歳，女性（看護学生）．
現病歴：来院前日の朝8時から，鋭い左側腹部痛が出現した．本人曰く，痛みはnumerical rating scale（NRS）10点中8〜10点以上と表現するほど動くことが妨げられる痛みであるという．患者は同日午後に県立病院の内科外来を受診し，腹部エコーと採血，尿検査を実施したが特に異常がないと判断された．その直後に整形外科も受診し，左肋骨には異常がないと判断を受け非ステロイド性抗炎症薬（non-steroidal anti-inflammatory drugs：NSAIDs）の処方を受けて自宅で経過観察となっていた．鎮痛薬を内服したあとも寝返り時の痛みや，安静時の瞬間的な激痛があったために全く眠ることができず，同日23時に大学病院救急外来を受診し胸腹部造影CTを実施された．採血検査と画像検査では，異常所見を再度認めなかったために器質的疾患ではなく，新学期の精神的な負担が原因となって痛みが起きているのではないかと説明を受けている．眠ることができないほどの痛みであり，翌朝に母親に連れられて受診となった．左側胸部以外の痛みは発熱や消化器症状，呼吸器症状含めて特に異常なし．最終月経は21日前．
性交渉歴：特になし．
既往歴：特になし．
家族歴：特になし．
内服歴：特になし．

■ 問診

詳細な痛みに対する問診では，来院前日朝に椅子に座って落ちているペンを拾うために前かがみになったその瞬間に突然の左側腹部の痛みを自覚したとのことであった．その痛みは体幹を回旋する運動を行うたびに鋭く感じる．痛みの場所は左側胸部に限局しており，痛みの性状はこれまでの人生で経験したことのないような電撃痛である．実際にグラフに書いてもらうと，数秒程度の痛みが走ったあとに10〜15秒程度の弱く鈍い痛みが残り，そのような痛みが持続的に改善することなく続いていると表現した（図1）．寛解因子は特にないが，前傾姿勢，左側への体幹の屈曲でさらに痛みが誘発される気がするという．

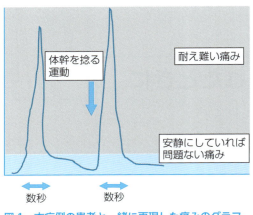

図1 本症例の患者と一緒に再現した痛みのグラフ

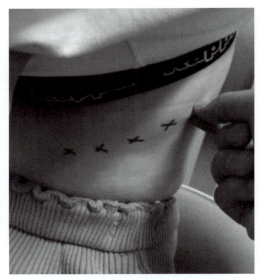

図2 患者の左腋窩中線 Th8 領域の圧痛点

■ 身体所見

意識清明で，バイタルサインはすべて正常内であった．左腋窩中線 Th8 領域にピンポイントでの最強の圧痛点を認めた．また健側と比較して，同部位から左前胸腹部にかけて明らかな温痛覚低下を認めた．また，同部位を軽くつねるだけで，強く鋭い痛みが誘発された (pinch sign 陽性) (図2)．脊柱叩打痛は認めない．

■ 診断に至る経過と治療

筆者は pinch sign が陽性であること，腋窩中線上に限局した圧痛点があり，側腹部に一定の圧痛域が広がっていること．その圧痛点を含む領域で異常知覚 (亢進，低下，温冷感等) を認めたことから，外側皮神経絞扼症候群 (lateral cutaneous nerve entrapment syndrome：LACNES) を疑い，1% リドカインを 5 mL 局所に注射したところ，局所の痛みの強さが NRS 8/10 点から全く痛みを感じない 0 点にまで 10 分以内に減少したために，診断を確定した．

診断　外側皮神経絞扼症候群 (LACNES)

■ その後の経過

来院直後は完全に痛みが消失したが，2 週間後に同部位の痛みが再発したために，再度受診して同様の治療を行い，麻酔を専門とするペインクリニックへ紹介し経過をみた．6 か月後の電話でのフォローアップでは，左側胸部の痛みは完全に寛解していたために終診としている．

痛み診断のパール

原因不明の側胸腹部の電撃痛，感覚障害と範囲を確認して，押してだめならつまんでみる．

レクチャー　現場でまだ知られていない LACNES について

　LACNES はあまり聞きなれない診断名かもしれないが，原因がわからないときに紹介を受けることが多い総合診療外来の現場では予想以上に遭遇する．Maatman らの論文では LACNES は Th7～Th12 椎体から発生する肋間神経の外側皮枝の障害によって引き起こされる神経障害性疼痛であり，やはり海外でも多くの場合適切に診断されていないといえる[1～3]．また後枝の障害は後方皮膚神経包装症候群（posterior cutaneous nerve entrapment syndrome：POCNES）として報告されているので一度解剖学的な神経走行をみておくと診断の想起に役に立つ（図 3）[4]．筆者の経験でも LACNES は広義の意味で「肋間神経痛」の診断と NSAIDs 処方で対応されていることが多いと思う．

　LACNES に対する確立された国際的な診断基準はないが，提唱されているものとして表 1[2] の 4 つの基準のうち 3 つ以上を満たす必要があるとされている．本症例では 3 か月以上の局所的な側胸腹部痛は認めていないが，それ以外は典型的であり，すべてを満たしているために知っていれば診断は難しくないと思う．特に温痛覚の異常と，pinch sign 陽性という特徴は胸腔・腹腔内の病態では説明がつきにくく，LACNES の診断に rule-in するのに有用である．

　また LACNES 診断基準をすべて満たした患者 30 人の記述報告では LACNES 患者 70% が女性であり，年齢の中央値は 52 歳（13～78 歳）であった．発症から診断までの期間の中央値は 18 か月以上と長く，最終的に診断にたどり着くまでの過程が難しいことがわかる．また理由はわかっていないが患側は右側に多くみられる．今回の症例でも診断に対する重要な鍵となった pinch sign は 90% 以上の患者で確認されるという[3,4]．

　診断された LACNES 患者の全例に anterior cutaneous nerve entrapment syndrome（ACNES）の治療に用いられるトリガーポイント注射（1% リドカイン注射を 5～10 mL）が実施されており，長期的な有効率は 50% 以上らしい[3,4]．ただし，局所リドカイン注射は，痛みが空間的に広がっている患者には効果がない場合が多く，局所神経切開術やパルス高周波治療などの，より侵襲的な治療も提案されているが，その有効性はいまだ確立されていない[2,4]．これほどまで CT や MRI などの画像診断技術が進歩しているにもかかわらず，だからこそ画像で捉えることができない LACNES は適切に診断されていない可能性が高いのかもしれない[2,5～7]．まとめとして，本症例のように原因を特定しにくい側胸腹部痛を訴える患者を診察する場合には，表 2[8] に示したような鑑別診断を考慮しながら，痛みをグラフで記載できるようにていねいに性状や時間経過の問診をとることや，pinch sign の有無，痛みが誘発される状況などを慎重に調べることが必要がある．

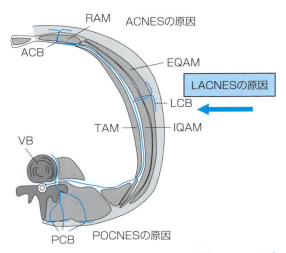

図3 ACNES, LACNES, POCNES の原因となるそれぞれの神経走行

(Maatman RC, et al.: Chronic localized back pain due to entrapment of cutaneous branches of posterior rami of the thoracic nerves〈POCNES〉: a case series on diagnosis and management. J Pain Res 12:715-723, 2019 より改変)

表1 提唱されている LACNES の診断基準

提唱されている LACNES の診断基準:下記3つ以上を満たす. ・pinch sign 陽性:かるくつまむだけで痛みが走る ・腋窩中線上に指先大の圧痛点があり,側腹部に一定の圧痛域が広がっている ・その圧痛点を含む領域で異常知覚(亢進,低下,温冷感等)を認める.しかし必ずしもデルマトームに完全に一致していなくてもよい ・3か月以上の側腹部の痛み

(Maatman RC, et al.: Lateral cutaneous nerve entrapment syndrome〈LACNES〉: a previously unrecognized cause of intractable flank pain. Scand J Pain 17:211-217, 2017 より)

神経根由来の肋間皮神経枝は,図3[4]のように後枝(posterior cutaneous branch:PCB),側枝(lateral cutaneous branch:LCB),前枝(anterior cutaneous branch:ACB)のように支配している.腹壁の神経が,腹壁の筋肉などで絞扼されることで急性〜慢性の腹痛を呈する.LACNES はよく知られている ACNES の亜型だと考えられている.解剖学的に神経走行距離が短いからか頻度は低い印象であるが POCNES は後枝の障害であると考えられている.

表2 LACNES様の痛みの鑑別一覧

腹部筋膜性疼痛症候群
腹壁異常（血腫，子宮内膜症，腫瘍，裂傷など）
神経根障害（糖尿病性，外傷性など）
外傷性瘢痕
肋骨すべり症候群（slipping rib syndrome）
肋骨骨折
帯状疱疹後神経痛
神経線維腫
神経鞘腫椎間板ヘルニア

（Watari T：Pinch sign for acute lateral cutaneous nerve entrapment syndrome〈LACNES〉. BMJ Case Rep 14：e241421, 2021 より改変）

文献

1) Breivik H, et al.：A new treatable chronic pain diagnosis? Flank pain caused by entrapment of posterior cutaneous branch of intercostal nerves, lateral ACNES coined LACNES. Scand J Pain 17：201-202, 2017
2) Maatman RC, et al.：Lateral cutaneous nerve entrapment syndrome（LACNES）：a previously unrecognized cause of intractable flank pain. Scand J Pain 17：211-217, 2017
3) Mol FMU, et al.：Characteristics of 1116 consecutive patients diagnosed with anterior cutaneous nerve entrapment syndrome（ACNES）. Ann Surg 273：373-378, 2021
4) Maatman RC, et al.：Chronic localized back pain due to entrapment of cutaneous branches of posterior rami of the thoracic nerves（POCNES）：a case series on diagnosis and management. J Pain Res 12：715-723, 2019
5) Boelens OBA, et al.：Randomized clinical trial of trigger point infiltration with lidocaine to diagnose anterior cutaneous nerve entrapment syndrome. Br J Surg 100：217-221, 2013
6) Peleg R, et al.：Abdominal wall pain in pregnant women caused by thoracic lateral cutaneous nerve entrapment. Eur J Obstet Gynecol Reprod Biol 74：169-171, 1997
7) Sharf M, et al.：Thoracic lateral cutaneous nerve entrapment syndrome without previous lower abdominal surgery. J Fam Pract 30：211-214, 1990
8) Watari T：Pinch sign for acute lateral cutaneous nerve entrapment syndrome（LACNES）. BMJ Case Rep 14：e241421, 2021

（和足孝之）

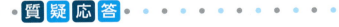

新学期の精神的な痛みと棄却されていた外来と，それだけではないと感じた先生の外来では，医師の感受性として何が違ったのですか？

志水

明らかに体幹の動作や，わずかな姿勢の傾きで痛みが誘発されていること，そのときの患者の眉間に皺を寄せる痛がり方は精神的なものではないと感じる何かがありました．自分は実際に，解剖学的理論に一致し，再現性が高ければ高いほど，精神的な痛みではない確率が高まる印象です．

和足

Ⅱ 各論　見方を変えたら診断できた！

Case 12
受診を自己中断している患者の足潰瘍

痛いのは足だけか？

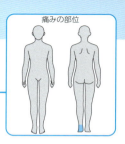
痛みの部位

 足潰瘍と激痛を訴える糖尿病，心不全患者

患者：50 歳代，男性（小規模病院での事例である）．
現病歴：50 歳代の男性が，自室内で足の痛みと呼吸困難感を訴え動けなくなっていると，同居の母親が通報し，夜間に救急搬送された．既往症は糖尿病と高血圧で，かつては大都市で営業職に就いていたが，10 年前に心筋梗塞を起こし，ステント留置術が施行された．心機能は悪く，当時の主治医から仕事をしないよう命じられ，地元に帰り実家で暮らすこととなった．3 年前より通院を自己中断しており，未治療の状態が続いていた．

■ 身体所見・検査所見

　横になると呼吸が苦しくなるため，上体を起こした状態で搬送されてきた．左踵部に悪臭を伴う浸出液と壊死組織を伴う潰瘍があった．創傷部位には安静時でも強い痛みがあり，周囲をわずかに触れるだけでさらに強い痛みを訴えた．さらに，血圧高値，低酸素血症，下腿浮腫，両側肺野の coarse crackles があった．エコー検査等を行い，陳旧性心筋梗塞による心不全が，創傷部の細菌感染や高血圧により急性増悪に至ったと判断した．

■ 診断に至る経過

　糖尿病，陳旧性心筋梗塞による心不全を背景に，左踵部に壊死・感染を伴う潰瘍が形成されたものと判断した．ひとまず入院し，最小限の創部デブリドマンと洗浄，抗菌薬投与，心不全に対する体液量管理，インスリンによる血糖コントロールを行った．高次医療機関の糖尿病内科と循環器内科に通院していたことが判明したので，今後の治療について依頼したところ，「2 年前に外来受診を自己中断している方です．通院中も疾患のコントロールが非常に悪く，インスリン導入など適切な治療を推奨してもそれを断っていました．治療に対する意欲が低く，当院での受け入れはできません」との返事であった．
　患者は入院後，昼夜問わず頻繁にナースコールを押し，激しい下肢の痛みを訴えた．鎮痛薬を十分量使っていたが効果に乏しかった．糖尿病性末梢神経障害のみが原因であれば，疼痛がないからこそ褥瘡・皮膚潰瘍が起こるという機序であるはずなので，強い疼痛の訴えを十分に説明できないと考えた．また，褥瘡であれば踵部をずっと床につけたまま同じ体勢でいたことになるが，聴取した病歴からは，入院前数日は呼吸困難感のため自室でじっとしていたものの，

ずっと同じ体勢をとっていたわけではなかったことが判明した．そこで，患者の動脈硬化リスクが非常に高いことから，閉塞性動脈硬化症による重症下肢虚血（critical limb ischemia：CLI）の関与を考えた．足関節上腕血圧比（ankle brachial pressure index：ABI）検査とドプラ血流計による下肢血流の評価により，高度の血流障害をきたしていることが判明した．

入院当初より，医療スタッフチームは，患者が治療を中断していた社会的背景が必ずあるはずだと考えていた．しかし，患者にたずねても，「中断していた理由は特にない．ただ面倒くさくなって通院しなかっただけだ」という返事のみであった．そこで，母親から話を聞くと，患者が診療を自己中断した3年前が，父親が亡くなった時期と重なっていることが判明した．それまで世帯の収入は両親の年金であったが，以降は母親の年金のみで生活していることがわかり，これが患者の受療行動に影響を与えていたのだろうと推測した．そこで，社会的・経済的な困りごとがあれば相談にのることができること，疾患の治療のために今の生活状況を知りたいことを繰り返し患者に伝えた．すると患者から，母親の今後の生活を考えると母親の年金をこれ以上自分のために使うわけにはいかないと考えていたこと，高次医療機関ではインスリン治療をはじめ様々な推奨を受けたが，薬代が高いため拒否していたこと，検査や入院についても同様の理由で拒否したところ，医師から罵倒され，外来に通うことができなくなったこと，病院では経済的な相談をしてはいけないのだと思っていたことが切々と語られた．

「医療費について心配しているのですね．あなたが支払うお金が少なくなるように検討します．公的な社会保障制度のうち，利用可能なものがないか探します．お金がないからといって治療を中断したり病院から追い出したりすることは絶対にありません．あなたは今治療を必要としているし，最適な治療を受ける権利があります」と伝えた．するとその日から，今まで頻回にあった疼痛の訴えが完全になくなった．

診断 コントロール不良の糖尿病，虚血性心筋症による心不全を背景とした下腿浮腫，閉塞性動脈硬化症による重症下肢虚血（CLI），感染を伴う難治性皮膚潰瘍，心理社会的要因による疼痛

■■ 治 療

足潰瘍の治療として，毎日の洗浄と創部処置を行ったが，治癒のためにはやはり血行再建術が必要な状態であった．そこで，必要な医療を受けるうえでの障壁となっている経済的問題について，患者，母親を交え多職種で協議し，何らかの社会保障制度を利用して患者の医療費負担を軽減させることが喫緊の課題であると見解の一致を得た．

そこで，患者の就労や日常生活をこれまで制限していた心不全徴候に目をつけ，心臓機能障害での障害者手帳が取得できるのではないかと考えた．日常生活の制限の程度について詳しく情報を収集し，各種検査で心臓機能低下が重篤かつ不可逆であることと，基準（表1）[1]に照らし合わせて1級相当の障害があることを確認し，申請を行った．また，地方自治体の担当職員とも連携しながら退院後を見通した生活基盤の再構築を行った．

身体障害者1級と認定されたことで，医療費の患者自己負担が免除された．安心して医療を受けることができる状態となり，患者は血行再建術治療のため転院した．

Ⅱ　各論　見方を変えたら診断できた！

表1　身体障害のうち，心臓機能障害の認定基準（抄）

(1) 等級表1級に該当する障害は次のいずれかに該当するものをいう．
　　ア　次のいずれか2つ以上の所見があり，かつ，安静時又は自己身辺の日常生活活動でも心不全症状，狭心症症状
　　　　又は繰り返しアダムスストークス発作が起こるもの．
　　a　胸部エックス線所見で心胸比0.60以上のもの
　　b　心電図で陳旧性心筋梗塞所見があるもの
　　c　心電図で脚ブロック所見があるもの
　　d　心電図で完全房室ブロック所見があるもの
　　e　心電図で第2度以上の不完全房室ブロック所見があるもの
　　f　心電図で心房細動又は粗動所見があり，心拍数に対する脈拍数の欠損が10以上のもの
　　g　心電図でSTの低下が0.2 mV以上の所見があるもの
　　h　心電図で第Ⅰ誘導，第Ⅱ誘導及び胸部誘導（ただしV1を除く．）のいずれかのTが逆転した所見があるもの
　　　　（以降省略．ペースメーカ又は体内植え込み型除細動器と，心臓移植後に関連する基準である）

(2) 等級表3級に該当する障害は，次のいずれかに該当するものをいう．
　　ア　(1)のアのaからhまでのうちいずれかの所見があり，かつ，家庭内での極めて温和な日常生活活動には支障
　　　　がないが，それ以上の活動では心不全症状若しくは狭心症症状が起こるもの，又は頻回に頻脈発作を起こし救
　　　　急医療を繰り返し必要としているもの
　　　　（以下省略．ペースメーカ又は体内植え込み型除細動器に関連する基準である）

「心臓の機能の障害により自己の身辺の日常生活活動が極度に制限されるもの」が対象となる．上記は18歳以上の患者の場合である．
（東京都福祉局：5 心臓機能障害等級表と診断のポイント〈https://www.fukushi.metro.tokyo.lg.pj/shinsho/shinshou_techou/shiteiikoushuukai.files/sinzou19.pdf〉をもとに作成）

■■■ その後の経過

　転院後の経過は順調であり，リハビリのうえ，自宅退院を果たした．

■■■ 解説

　本症例は，CLIならびに多数のコントロール不良の慢性疾患が背景にあるものの，安心して必要な医療が受けられることを保証すると患者に伝えたその日から疼痛の訴えが全くなくなったことから，疼痛の直接の誘因は患者の社会的経済的困窮と心理的不安にあったと考えられる．そして，多職種と協働し，身体障害者申請を含む種々の介入を行ったことで，実際に必要な医療を患者が受けることができる状況を構築することができた．

　日本の社会保障制度は申請主義であり，対象者であっても申請がなされなければ公的扶助を受けることはできない．制度の理念を正しく実現するためにも，医療者は，関係する社会制度について理解しておくことが求められる．実際の運用やコーディネートには専門的な知識とスキルが不可欠であり，医療ソーシャルワーカーや公的機関と協働する多職種連携が必要である．そのなかで医療者が果たすべき最低限の役割は，①目の前にいる患者が社会的困難を抱えていることに気づくこと，②必要に応じ適切に相談できる程度には利用可能な制度の概略を把握しておくこと，であろう．日本HPH*ネットワークが無料公開している「医療・介護スタッフのための経済的支援ツール」[2]は，どのような患者にどの社会保障制度が利用可能かについて一目でわかるようになっており，学習ならびに実践のための資料として有用である．

　患者が利用可能な社会保障制度のなかで，障害に関する各種手帳（身体障害者手帳，療育手帳，精神障害者保健福祉手帳）は，申請が抜け落ちてしまうことが経験上多い．しかし，手帳を

*Health Promoting Hospitals and Health Servicesの略．疾病の治療という伝統的な役割だけでなく，患者，地域住民，職員の健康増進を行う医療機関のこと．

表2 筆者が身体障害者手帳の取得を勧めることを考慮する患者の例

外出しない(できない)心不全患者
在宅酸素を導入している慢性閉塞性肺疾患患者
非代償期の肝硬変患者
脳梗塞後で左右どちらかの上肢が全く動かない患者
ベッド上端坐位がとれない高齢者

疾病によって障害が永続しており(あるいは予想され),生活動作が高度に障害されていることが条件である.この表はプライマリ・ケアで頻繁に遭遇し,かつ申請可能であることが見落とされやすい病態に絞っており,ほかにも申請可能な病態はある.また,上の病態であるからといって必ずしも2級以上の等級になるとは限らない.

交付されることで等級により様々な公的扶助を受けることができ,特に,1級ないし2級に認定された患者は,医療費の助成を受けることができる(詳細は地方自治体によって異なるので各自で確認されたい).複数の機能障害がある場合,等級は合算して算出されるため,単一の臓器だけでなく全身をみる視点が必要である.

　先天的な障害や明らかな四肢欠損などであれば,通常は障害発生後の適切な時期に申請がなされているであろうが,後天的に生じた障害については,疾患の治療に医療者も患者も意識がとられてしまうからか,障害が確定した後でも手帳の申請がなされていないケースを多く経験する.筆者自身も,他院から引き継いだ在宅酸素を使っている身体障害1級相当の呼吸器疾患の患者が手帳未申請であることに気づくまで半年かかったことがあった.障害がありつつ日々の生活を送っている患者およびその家族が自力で複雑な公的扶助制度について学習するのは多くの場合困難であり,適切な情報提供を行うことは医療者の重要な役割である.本症例では心不全症状により日常生活が高度に制限されていた.**表1**[1)]からわかる通り,心不全症状による心臓機能障害の申請に必要なデータは胸部X線検査と心電図検査という日常的な検査で得られる.繰り返すが,患者本人(および家族)が地方自治体に申請しない限り,障害者手帳の取得はなされない.患者への適切な情報提供のために,慢性疾患の障害者認定基準について,医療者が普段から意識して確認することを勧める.筆者は,特に**表2**にあげたような患者を診療する際には,身体障害者の申請が行われているか,行われていないなら基準と照らし合わせてどの等級にあてはまるかを確認するようにしている.

　「もし,あなたが社会的に困難を抱えた患者をみたことがないなら,その理由は2つしかありません.あなたの医療機関が困難を抱えた患者を排除しているか,あなたが単に気づいていないか,そのどちらかです」[3)].

痛み診断のパール

残念ながら,社会的困窮は現代のわが国における common disease である.医療者には患者の権利を社会に訴えかけるアドボケートの役割があるが,大それたことをしなくても,まずは診察室のなかで,病棟のベッドサイドで,患者の語りに耳を傾けることから治療的関係の構築が始まる.知識とスキルがあれば,一臨床家としてできることは数多くある.

> **レクチャー**

糖尿病性足病変の予防

糖尿病性足病変には神経障害によるものと虚血によるものに大別される。下肢の潰瘍・褥瘡が神経障害によるものであれば，感染・壊死組織の確実なデブリドマンのうえで，遊離筋皮弁移植などでの再建を行う方針となる。一方，CLIによるものであれば，デブリドマンは感染制御のための最小限にとどめるべきであり，多くの場合は血管内あるいは外科的な血行再建が必要となる[4]。創傷治癒に必要な血流が保たれているかの判断には，皮膚灌流圧の測定を行う。実際には，糖尿病患者では神経障害と虚血の両方の要素が混在していることが多く，実際の治療方針の決定に至っては専門医のコンサルトが不可欠である[5]。おおまかには，有痛性であり，患肢の動脈脈拍が触知できない場合に，虚血の関与を考える。

糖尿病患者では上述の通り虚血と神経障害が混在するため，潜在的な下肢虚血(chronic subclinical limb ischemia)の状態から潰瘍や壊死が突然発症することがある[6]。家庭医である筆者は，ゆえに早期の発見と予防が重要であると考えている。糖尿病患者には定期的に下肢虚血症状の有無を確認し，症状があればABI検査を行う[7]。1.0未満あるいは1.4以上のABIが下肢虚血の可能性を高める所見と解釈される(ABI 1.4以上は，動脈が圧迫できないことを示唆している)[8]。無症状の糖尿病患者におけるABIによる下肢虚血のスクリーニングの是非については定まった結論は出ておらず，米国予防医療専門委員会(United States Preventive Services Taskforce：USPSTF)は推奨を決定するだけのエビデンスが乏しいとしている[9]が，米国心臓病学会(American College of Cardiology：ACC)/米国心臓協会(American Heart Association：AHA)のガイドライン[10]では，リスクを層別化したうえで検査を推奨している。そこで筆者は，総合的に判断し動脈硬化のリスクが高い糖尿病患者では年1回のABI検査を行い，加えてすべての糖尿病患者に対し，無症状であっても定期的に靴下を脱がせて足の視診(特に趾間白癬や胼胝の有無)と音叉を用いた振動覚の評価，そして足背動脈の触診と鼠径部での大腿動脈領域での聴診を行っている。白癬があれば抗真菌薬の外用，振動覚の低下があればフットケアの指導(入浴時に傷の確認を行うこと，適切な爪の切り方，適切な靴・靴下の着用)，そして足背動脈の拍動触知不良や大腿動脈狭窄音があればABIの測定を行っている。下肢末梢動脈疾患に対し，大腿動脈の狭窄音は陽性尤度比が2.40〜9.50，末梢の脈拍触知異常は1.40〜6.60あり[11]，身体診察はコストと手間がかからない有用なスクリーニングである。

有症状患者の内服治療は抗血小板薬とスタチンを用いる。無症状であってもABIが0.9未満であれば同様の内服治療が推奨される[10]。シロスタゾールは間欠性跛行の症状を改善させるため有症状患者にはよい適応であるが，本例のように心不全がある患者では禁忌となることと，グレープフルーツジュースで血中濃度が上昇することに注意が必要である。非薬物療法も同等あるいはそれ以上に重要であり，禁煙と運動が2本柱である。運動については，跛行が出る程度の歩行と休憩を交互に行うよう指導する[10]のがベーシックな方法であるが，患者の個別性に応じた調整が必要である。

文　献

1) 東京都福祉局：5 心臓機能障害等級表と診断のポイント〔https://www.fukushi.metro.tokyo.lg.pj/shinsho/shinshou_techou/shiteiikoushuukai.files/sinzou19.pdf〕
2) 日本HPHネットワーク：「医療・介護スタッフのための経済的支援ツール」「症例事例集」〔https://www.hphnet.jp/whats-new/5185/〕
3) 武田裕子（編）：格差時代の医療と社会的処方　病院の入り口に立てない人々を支えるSDH（健康の社会的決定要因）の視点．日本看護協会出版会，108-117，2021
4) 渡邊英孝，他：糖尿病足病変の治療方針－われわれはこうしている（2）－．形成外科 63：431-436，2020
5) 寺師浩人，他：下肢慢性創傷の発生原因（原疾患）の評価法と治療法の選択．形成外科 56：933-943，2013
6) Takahara M, et al.：Absence of preceding intermittent claudication and its associated clinical freatures in patients with critical limb ischemia. J Atheroscler Thromb 22：718-725, 2015
7) Aboyans V, et al.：Measurement and interpretation of the ankle-brachial index：a scientific statement from the American Heart Association. Circulation 126：2890-2909, 2012
8) Wang JC, et al.：Exertional leg pain in patients with and without peripheral arterial disease. Circulation 112：3501-3508, 2005
9) Moyer VA, et al.：Screening for peripheral artery disease and cardiovascular disease risk assessment with the ankle-brachial index in adults：U. S. Preventive Services Task Force recommendation statement. Ann Intern Med 159：342-348, 2013
10) Gerhard-Herman MD, et al.：2016 AHA/ACC guideline on the management of patients with lower extremity peripheral artery disease：a report of the American College of Cardiology/American Heart Association Task Force on Clinical Practice Guidelines. J Am Coll Cardiol 69：e71-e126, 2017
11) Khan NA, et al.：Does the clinical examination predict lower extremity peripheral arterial disease? JAMA 295：536-546, 2006

（水本潤希）

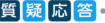

複雑な症例ほど公的扶助の導入が助けとなるケースが多いと思いますが，情報提供の遅れを起こさない教育的工夫は何かありますか？

「障害者手帳の申請を勧めてはどうか」などの，社会制度にかかわる視点は，学生や研修医の時点で身につけてほしいと考えています．私は臨床研修病院に勤務をしているので，カンファレンスやレクチャーなどを通じて，繰り返し研修医にフィードバックをしています．また，ソーシャルワーカーなどを交えた専門職連携教育も行っています．

Ⅱ 各論　見方を変えたら診断できた！

Case 13
胸が痛くて動けない

何回も繰り返す痛みと発熱といえば…

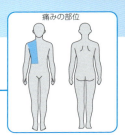
痛みの部位

 30年間，繰り返す激烈な胸痛と発熱を訴える患者

患者：42歳，女性．
既往歴：特になし．
現病歴：42歳の女性．中学1年のときに突然の胸痛と発熱で他院の救急を受診して入院となる．そのときの血液検査上では炎症反応の上昇はあるが，画像上は特記すべき異常なく，ウイルス性の胸膜炎が疑われて点滴で加療され，1週間で退院．その後は年に2，3回同じような胸痛と発熱が続き，大学病院で精査をするも原因はわからず．中学3年のときからは月に一度同様の症状が出現．毎回症状は2日ぐらいで治まるので精神的なものだともいわれ，一時心療内科にも通院するが症状は改善せず．30年間，月に一度の原因不明の発熱を伴う胸の激痛発作に苦しめられ，当科を紹介受診となる．

■ 身体所見（無症状期）

血圧128/78 mmHg，体温36.2℃，脈拍78/分，呼吸数12回/分，SpO$_2$ 98％（室内気），頭頸部異常なし，頸部リンパ節・腋窩リンパ節腫脹なし，心音整で過剰心音なし，呼吸音清，胸郭の変形および圧痛なし，腹部異常なし．

■ 検査所見

（診察時）特記すべき異常なし．CRP 0.01 mg/dL．
（持参した所見：有症状時の数回の検査データ）CRP 3〜6 mg/dL．

■ 問診

小学6年時に初経あり．月経との関係はあまり考えなかったが，いわれてみると症状が現れるのは月経の直前が多いかもしれないとのこと．症状が現れる日には午前中から何となく胸に息苦しいような違和感を覚え，午後になると次第に右胸の脇の下から肩にかけて針で刺されるような痛みが出現して，数時間でその痛みがピークに達する．吸気時や体動時には胸から右肩にかけて激痛が走り，大きく息をすることも動くこともできず，横にもなれないので，夜中は坐位のままで背中を壁に密着させ一晩中じっとしているという．非ステロイド性抗炎症薬

⑬ 胸が痛くて動けない

（non-steroidal inflammatory drugs：NSAIDs）の内服も効果なく，熱を測ると必ず38〜39℃まで上がっている．次の朝になると急に解熱してかなり痛みは取れるが，完全に痛みが引くには2日ぐらいかかる．血液検査では発熱時のみ炎症反応が上昇するが，解熱時には何回測定しても正常である．いつ症状が現れるのかわからないので，学生時代には修学旅行にも行けず，辛く悲しい毎日であった．自分のことはもうあきらめているが，娘が来年中学に上がるので，同じ症状が現れるのではないかということが一番の心配とのことであった．

■ 診断に至る経過

吸気時に加え，わずかな体動でも痛みがあり，胸部の画像検査や心エコーでも明らかな異常が確認できない激烈な痛みということで，漿膜の炎症である胸膜炎が一時的に起こっていると考えた．これまでの経過や検査所見などからも，胸膜炎を起こすほかの疾患は除外され，図1[1)]の診断基準にも照らし合わせた結果，周期的に強い炎症が起こる自己炎症性疾患の一種である家族性地中海熱（familial mediterranean fever：FMF）と診断した．

診断　家族性地中海熱（FMF）

■ 治療

朝食後にコルヒチン0.5 mgの内服を開始したところ，それまでのような激烈な胸痛と発熱はなくなったが，3か月に一度ぐらいの頻度で軽度の胸部違和感のみを自覚．コルヒチンの内服量を1 mgに増量したところ，それ以降胸部の違和感も完全に消失した．

■ その後の経過

コルヒチンの効果は著明であり，症状としても家族性地中海熱の典型例として矛盾なく，診断を確定するために必ずしも遺伝子検査の必要性はなかったが，娘に対する影響も知りたいとの患者本人の希望が強く，遺伝子検査も行った．その結果，家族性地中海熱に特異的といわれるエクソン10領域の変異はなかったが，家族性地中海熱の患者に多いといわれるエクソン2領域のE148Qにヘテロの変異が認められた．ただしE148Qの変異は日本人の健常者にも多いとされるので病的意義は定かではなく[2)]，現時点では娘が将来的に発症する可能性は必ずしも高くはないことを患者本人に伝えた．

痛み診断のパール
痛みとともに発熱が周期的に起こる疾患群として自己炎症性疾患を想起すべし．

Ⅱ 各論 見方を変えたら診断できた！

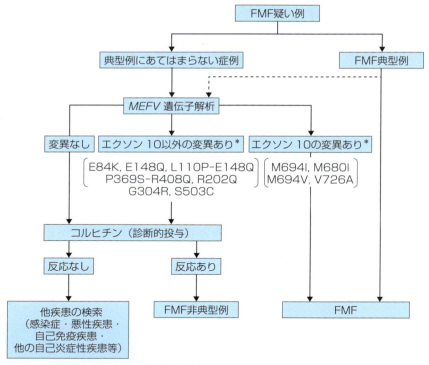

図1　家族性地中海熱（FMF）の診断基準

必須項目：12時間から72時間続く38℃以上の発熱を3回以上繰り返す．発熱時には，CRPや血清アミロイドA（SAA）などの炎症検査所見の著明な上昇を認める．発作間欠期にはこれらが消失する．
補助項目：
　1　発熱時の随伴症状として，以下のいずれかを認める．
　　　a 非限局性の腹膜炎による腹痛，b 胸膜炎による胸背部痛，c 関節炎，d 心膜炎，e 精巣漿膜炎，f 髄膜炎による頭痛
　2　コルヒチンの予防内服によって発作が消失あるいは軽減する．

必須項目と，補助項目のいずれか1項目以上を認める症例を臨床的にFMF典型例と診断する．FMFを疑わせるが，典型例の基準を満たさない（繰り返す発熱のみ，補助項目の1項目以上のみを有する，等）症例については，図のフローチャートに従い診断する．ただし，感染症，自己免疫疾患，他の自己炎症性疾患，悪性腫瘍などの発熱の原因となる疾患を除外する．
＊ヘテロの変異を含む．
（「自己炎症性疾患とその類縁疾患の診断基準，重症度分類，診療ガイドライン確立に関する研究」班：自己炎症性疾患とその類縁疾患の診断基準，重症度分類，診療ガイドライン確立に関する研究．厚生労働科学研究費補助金難治性疾患政策研究事業，2015より）

レクチャー

自己炎症性疾患と家族性地中海熱

自己炎症性疾患について

　自己炎症性疾患とは，1999年にMcDermottらにより提唱された疾患で，一見して何も誘因がない炎症が存在し，高力価の自己抗体や自己反応性T細胞が存在しない自然免疫（単球・マクロファージ系）の先天異常とされ[3]，主たる病態は自然免疫系の細胞内シグナルの活性化制御経路の異常にある（**表1**）．近年多くの原因遺伝子の特定が進み，遺伝子診断がなされるようになり，各種の病態に関する知見が集積されつつある．
　臨床症状としては，多くは周期的で間欠的な発熱とともに，随伴症状として腹膜炎・胸

表1　自己免疫疾患と自己炎症性疾患の違い

疾患群名	かかわる免疫系	病態の主体
自己免疫疾患	獲得免疫	自己抗体や自己反応 T 性細胞がかかわる免疫応答が病態に関連
自己炎症性疾患	自然免疫	好中球，単球などの細胞内シグナルによる活性化制御不全が病態に関連

膜炎といった漿膜炎，関節炎，皮膚症状，リンパ節腫大などの局所の炎症症状を伴うが，その所見も各疾患により多彩であり，既存の膠原病・自己免疫疾患との鑑別が重要となる（図2）[4]．発症年齢は乳幼児が多いが，疾病によっては成人以降の発症も報告されている．治療はステロイドや生物学的製剤が有効な場合もあるが，疾病によりそれらの効果も様々である．

　今回の家族性地中海熱や TNF 受容体関連周期性発熱症候群などは単一の遺伝子の変異が病態の発症に大きく影響する狭義の自己炎症性疾患とされ，周期的に熱が出る非遺伝性の疾病である周期性好中球減少症などとともに周期性発熱症候群といわれる．さらに Crohn 病や Behçet 病，痛風などは，炎症の機序に自然免疫系の細胞内シグナルの活性化制御経路の異常がかかわっていることが明らかになっており，それらを含めて広義の自己炎症性疾患とよばれることもある（図3）[5]．

家族性地中海熱について

　もともと地中海沿岸に多く，全世界では 10 万人以上の患者数といわれ，わが国では約 500 人との報告がある[6]．細胞内炎症性カスケードの調節因子の 1 つである Pyrin 蛋白は，好中球，好酸球，単球に発現し，炎症性サイトカインや TNFα により増強されるが，家族性地中海熱の患者は，Pyrin をコードする *MEFV* 遺伝子の変異があり，Pyrin の発現低下や機能障害を生じて炎症がコントロールできないことが主たる病態とされる．3〜8 週間おきに高熱とともに胸膜炎や腹膜炎などの漿膜炎の痛みが出現し，1〜3 日で自然に改善する．常染色体劣性の遺伝形式で，*MEFV* 遺伝子のエクソン 10 領域の変異が本疾患に特異的な遺伝子変異といわれるが，遺伝子異常を認めない例やヘテロ接合体の変異例もあり，わが国ではエクソン 2 内の E148Q の変異を示すものが多いが，先に述べたようにその病的意義に関しては議論が多い[5]．

　治療に関してはコルヒチンの連日服用により，高い確率で発作の抑制が可能であるが，コルヒチンの無効例に対しては，2016 年 12 月よりインターロイキン-1β を標的とするヒトモノクローナル抗体のカナキヌマブが，保険適用となっている．

家族性地中海熱の診断の問題

　典型例の診断は比較的つけやすいが，問題は非典型例である．非典型例は熱の持続時間，痛みの種類や部位，皮疹，関節痛などの症状の出現にかなりの幅があり，家族性地中海熱以外のほかの自己炎症性疾患や既存の膠原病などとの鑑別がつきにくく，コルヒチンでの症状の抑制効果も一定ではない．さらに非典型例は特異的なエクソン 10 の変異を示すことが少ないとされ，遺伝子診断でも必ずしも結論が出るとは限らない．よって，現在診断基

準として用いられているアルゴリズム[1]のなかの「典型例にあてはまらない症例」のうち「エクソン10の変異あり」以外に分類される場合の取り扱いを含め，診断基準の見直しも検討されている．

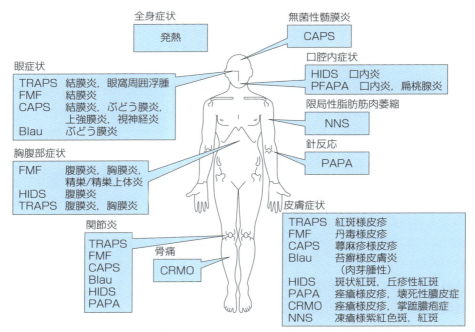

図2　自己炎症性疾患の主な症状
TRAPS：TNF受容体周期性発熱症候群，FMF：家族性地中海熱，CAPS：クリオピリン関連周期熱症候群，Blau：Blau症候群/若年発症サルコイドーシス，HIDS：高IgD症候群（メバロン酸キナーゼ欠損症），PAPA：PAPA（化膿性関節炎・壊疽性膿皮症・座瘡）症候群，NNS：中條-西村症候群，CRMO：慢性再発性多発性骨髄炎．
（京都大学大学院医学研究科発達小児科学：自己炎症性疾患サイト〈http://aid.kazusa.or.jp/2013/disease/introduction〉より）

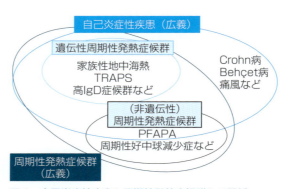

図3　自己炎症性疾患と周期性発熱症候群との関係
狭義の自己炎症性疾患＝遺伝性周期性発熱症候群．
TRAPS：TNF-receptor associated periodic syndrome，TNF受容体関連周期熱症候群，PFAPA：periodic fever, aphthous stomatitis, pharyngitis and cervical adenitis（周期性発熱，アフタ性口内炎，咽頭炎，リンパ節炎症候群）．
（原　寿郎，他：原発性免疫不全症の新しい分類　総説　自己炎症性症候群．小児科臨床 60:1505-1516, 2007 より改変）

文 献

1) 「自己炎症性疾患とその類縁疾患の診断基準，重症度分類，診療ガイドライン確立に関する研究」班：自己炎症性疾患とその類縁疾患の診断基準，重症度分類，診療ガイドライン確立に関する研究．厚生労働科学研究費補助金難治性疾患政策研究事業，2015
2) Kishida D, et al.：Genotype-phenotype correlation in Japanese patients with familial Mediterranean fever：differences in genotype and clinical features between Japanese and Mediterranean populations. Arthritis Res Ther 16：439, 2014
3) McDermott MF, et al.：Germline mutations in the extracellular domains of the 55 kDa TNF receptor, TNFR1, define a family of dominantly inherited autoinflammatory syndromes. Cell 97：133-144, 1999
4) 京都大学大学院医学研究科発達小児科学：自己炎症性疾患サイト〔http://aid.kazusa.or.jp/2013/disease/introduction〕
5) 原　寿郎，他：原発性免疫不全症の新しい分類　総説　自己炎症性症候群．小児科臨床 60：1505-1516，2007
6) 「家族性地中海熱の病態解明と治療指針の確立」班：家族性地中海熱の病態解明と治療指針の確立．厚生労働科学研究費補助金難治性疾患等克服研究事業，2013

（鈴木富雄）

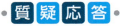

坐位のまま背中を壁に密着させているという病歴は特徴的だと思いました．これが最も胸膜への動的影響が少ないということでしょうか？

はい．肋骨骨折に対するバストバンドのように，背中を壁に密着させることによって，呼吸による胸膜の動きが制限されるのだと思います．

Ⅱ 各論　見方を変えたら診断できた！

Case 14
発熱・筋肉痛

キーワードはチーズ!?　悪夢的カムバックとなった発熱・多関節炎の1例

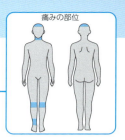
痛みの部位

改善しない発熱・筋肉痛を訴える患者

患者：34歳，筋肉質な男性．

既往歴：なし．**家族歴**：なし．アレルギーなし．内服歴なし．仕事：椅子の塗装を剥がす仕事．Sick contact：発症数日前に娘が手足口病．飲酒：機会飲酒．喫煙：1日20〜40本×20年．性交渉歴：異性のみ．動物接触歴：ペット飼育なし．職場にネズミが出るとのこと．

現病歴：当院来院約3週間前から38℃台の発熱，両側下腿の筋肉痛，咽頭痛を自覚．数日後に近医受診し，ウイルス性咽頭炎として対症療法の方針となり経過観察していた．その後も症状が持続し，当院来院1週間前より頭痛を伴い，発熱・筋肉痛など主症状も改善しないため当院当科外来を受診した．

　入院時の診察で項部硬直を認め，来院時の血液検査では軽度の肝機能障害を認めたほか，特記すべき異常は認めなかった．髄膜炎を疑い腰椎穿刺を施行したところ，髄液の性状は無色透明．初圧の上昇なく，髄液中の蛋白の増加や糖の低下はなく，単核球優位の細胞数上昇を認めた．その後，細菌培養・抗酸菌培養・細胞診陰性，単純ヘルペスウイルスDNAも陰性であった．また，血液培養3セット施行し陰性，ネズミの接触歴からレプトスピラ症を考慮したが抗体陰性，マイコプラズマ抗原も陰性．眼科診察でも血管炎やぶどう膜炎，Roth斑は認めなかった．エンテロウイルス71抗体が陽性であり，エンテロウイルス感染による無菌性髄膜炎として経過観察とした．約3週間の入院期間でいずれの症状も改善し，退院・外来経過観察の方針となった．

　退院1週間後から，1日のうちで2回ほど最高38℃前半の発熱はみられていたが，発熱・倦怠感出現時にアセトアミノフェン（カロナール®）内服のみで疼痛なく，外来で経過観察していた．退院3週間後に，体力をとり戻す目的で地元の神社の階段を計1,000段ほど昇降した．その日の夜から次の日の朝にかけて，強い両膝・右足首痛・39℃台の発熱，頭痛をきたし歩行困難となったため，再度救急外来受診しそのまま入院加療となった．

■問診

　まず関節痛・関節炎・関節外もしくは関節評価目的に「疼痛の強さは，発熱と連動するか？」「安静時にも疼痛があるか？」「体動時に疼痛は増悪するか？」を問診した．主訴以外にReview of Systems（ROS）を聴取し，陽性/陰性所見を記載した．

ROS（＋）：悪寒，発熱，頭痛，右足首痛，咽頭痛，両膝関節痛．

ROS（−）：戦慄，鼻汁，咳嗽，眼脂，悪心・嘔吐，腹痛・下痢，排尿時痛・頻尿．

■■■ 2 回目入院時身体所見

Glasgow Coma Scale（GCS）E4V5M6．全身状態は悪くかなりぐったりしている．体温 40.5℃，心拍 110/分，血圧 102/56 mmHg（普段の血圧は 120/80 mmHg 程度），呼吸数 24 回/分，項部硬直あり，jolt accentuation 陰性．眼球結膜充血・眼球点状出血なし．口腔内：扁桃腫大なし，咽頭発赤・腫脹・潰瘍なし．頸部リンパ節腫脹・甲状腺腫大・圧痛なし．呼吸音・清，心音・整，心雑音なし．

腹部：平坦・軟，圧痛なし．肝脾腫なし．肝の叩打痛なし．Murphy 陰性．腹部血管雑音なし．

四肢：浮腫なし．Janeway 斑・Osler 結節なし．

直腸診：前立腺の圧痛なし，膀胱直腸窩に圧痛なし．

両膝・右足首に熱感・腫脹・疼痛・淡い発赤あり，可動域制限は全方向にあり．自動痛と他動痛で変化なし，発赤部位を超えての疼痛なし．両鼠径部に可動性良好で圧痛を伴う弾性軟のリンパ節腫脹あり．

■■■ 検査所見

WBC 16,100/μL（Neu 93%），Hb 10.1 g/dL，Plt 11×10^4/μL，AST 64 U/L，ALT 72 U/L，LDH 404 U/L，UA 6.1 mg/dL，γ-GTP 110 U/L，BUN 28 mg/dL，CRE 1.10 mg/dL，CK 29 U/L，TP 6.2 g/dL，Alb 3.1 g/dL，CRP 50.8 mg/dL，赤沈 100 mm/1h，Fe 8 μg/dL，FER 3,200 ng/mL，尿所見異常なし．

静脈血液ガス：pH 7.58，PCO$_2$ 26 mmHg，HCO$_3^-$ 27 mEq/L，Lac 2.2 mmol/L．

髄液所見：無色透明．細胞数 112/μL，単核球優位．蛋白上昇なし・糖は血清の約半分ほど．膝・右足首 X 線異常なし．

■■■ 診断に至る経過

両膝・右足首の関節炎，両下肢の筋肉痛，発熱・肝機能障害の増悪，両鼠径部リンパ節腫脹を認めた．また qSOFA で 1 点を満たし，血圧も低下傾向にあったため，敗血症を考慮した．感染のフォーカスは頭痛・項部硬直があることから髄膜炎や，多関節炎があることから感染性心内膜炎を鑑別疾患にあげた．

髄膜炎評価目的に腰椎穿刺を行い，経胸壁の心臓超音波検査を施行し弁膜症・疣贅なし．さらに膝関節で関節穿刺を行った．血液培養 3 セット採取後，細菌性髄膜炎・ヘルペス脳炎としてバンコマイシン塩酸塩（VCM）＋セフトリアキソン水和物（CTRX）＋アシクロビル（ACV）で加療を開始した．その後全部で血液培養 6 セット・髄液培養陰性，関節穿刺液培養陰性で関節液に結晶は認めなかった．抗菌薬加療後も症状改善認めず，関節炎の症状は持続していた．

この段階で繰り返す発熱・咽頭痛・多関節炎・肝機能障害から，悪性リンパ腫・悪性腫瘍に伴う傍腫瘍症候群，大中血管炎，成人 Still 病，Sweet 病，Behçet 病，腸管症状の少ない炎症性

腸疾患，狭義の自己炎症性疾患，慢性活動性 EB ウイルス感染症，結核を考慮した．鑑別のために組織生検が必要と考え，骨髄生検・皮膚生検・肝生検・鼠径部リンパ節生検を施行した．すべて悪性細胞なく，Bazin 硬結性紅斑を示唆する肉芽腫病変や，血管炎を示唆するフィブリノイド壊死を示唆する所見がなかった．頸部〜骨盤部の造影 CT では大動脈の血管壁肥厚なく，深部膿瘍や明らかな腫瘍性病変は認めなかった．眼科診察で眼底に異常を認めず，今回も Roth 斑を認めなかった．炎症性腸疾患や悪性腫瘍検索のため上下部内視鏡検査施行するも特に異常なし．抗酸菌は胃液培養・血液培養ともに陰性，EB ウイルス DNA は陰性であった．

診断　成人 Still 病

■ 治療

　成人 Still 病の Yamaguchi の分類基準[1]をほぼすべて満たしており，さらに診断補助として IL-18，IL-6 が陽性であった．成人 Still 病の鑑別疾患のなかで本症例で除外するべき疾患はほぼ除外したことから，上記診断に至った（表 1）[2,3]．本症例は FER 3,000 ng/mL 以上，Neu 80% 以上，リンパ節腫脹，経過中に播種性血管内凝固（disseminated intravascular coagulation：DIC）となったことから，重症の成人 Still 病と考えた[4]．その後，経験的にプレドニゾロン（PSL）1 mg/kg/日で治療をスタートした．

■ その後の経過

　関節炎・頭痛・発熱・DIC は著明に改善した．免疫抑制薬や生物学的製剤の使用なく，PSL を減量し外来にて経過フォロー中である．本人は非常に元気に外来通院している．

表 1　成人 Still 病の鑑別疾患

感染症	敗血症，感染性心内膜炎，深部膿瘍，結核，ブルセラ症，エルシニア症，<u>リケッチア</u>，ウイルス感染症，<u>レプトスピラ症</u>
悪性腫瘍	白血病，悪性リンパ腫，食道癌，肺癌，大腸癌，腎癌，メラノーマなど
自己免疫疾患などその他	多発筋炎・皮膚筋炎，SLE，強直性脊椎炎，反応性関節炎，<u>血管炎</u>，Whipple 病，<u>薬剤性</u>，自己炎症性症候群（PFAPA 症候群や TRAPS など），Schintzler 症候群，乾癬性関節炎，亜急性甲状腺炎，<u>Lemierre 症候群</u>，リウマチ熱

下線で示したものは ICU 入室になったほどの重症例の鑑別疾患．
・Whipple 病：*Tropheryma whipplei* が原因の吸収不良症候群・関節炎などをきたす疾患．
・PFAPA 症候群：繰り返す発熱・咽頭痛をきたす疾患．
・TRAPS：繰り返す発熱・皮疹・関節痛・筋肉痛をきたす疾患．
・Schintzler 症候群：瘙痒感のない慢性の蕁麻疹様皮疹・発熱・関節炎・リンパ節腫脹・肝脾腫をきたす疾患．
・SLE：全身性エリテマトーデス（systemic lupus erythematous）

（Néel A, et al.：Diagnostic and management of life-threatening Adult-Onset Still Disease：a French nationwide multicenter study and systematic literature review. Crit Care 22：88, 2018/Efthimiou P, et al.：Diagnosis and management of adult onset Still's disease. Ann Rheum Dis 65：564-572, 2006 より）

痛み診断のパール

- 関節痛と関節周囲痛を鑑別する場合には，関節裂隙の疼痛と自動時痛と他動時痛で疼痛に変化がないときは関節痛である．
- また，自動時痛で疼痛がない場合は，関連痛のことが多い．
- 関節炎は可動域制限・関節腫脹・圧痛・熱感・発赤の 5 徴があり，安静時にも疼痛があることが特徴である．
- 関節周囲の炎症を考慮する際に，除外しておきたい壊死性軟部組織感染症の所見は次に示すものである．水泡や握雪感があるときはもちろん，発赤がないもしくは軽度にもかかわらず強い疼痛があるときや，疼痛が発赤部位よりも広いときには必ず壊死性軟部組織感染症を疑おう！[5]

レクチャー

成人 Still 病

　成人 Still 病（adult onset still's disease：AOSD）は，発熱・関節炎・サーモンピンク様の皮疹を主症状とする疾患で，本疾患に特異的な自己抗体はなく，血清反応陰性の自己炎症性疾患とされる．わが国では女性に多く（約 70％），平均年齢は 46 歳ほどといわれている[6]．また症状が多岐に及ぶことや除外疾患であることもあり，診断まで平均 4 か月程度かかり，診断することが比較的困難な疾患とされている[7]．実際にわが国の AOSD の診断となった症例を後向きに調査した先行研究では，2 週間以上続く発熱が 83％，典型的な皮疹が 62％，関節炎は 44％ でみられ，咽頭痛は 60％，筋肉痛は 25％ でみられていた[6]．

　発熱・咽頭痛の鑑別で感染症としては，Epstein-Barr virus（EBV），cytomegalovirus（CMV），ヒト免疫不全ウイルス（human immunodeficiency virus：HIV）などのウイルス感染症や細菌感染，真菌感染症など複数あがる．ウイルス性の咽頭炎の場合には咽頭後壁にリンパ濾胞がみられることが多い．感染症以外には，Behçet 病・AOSD・亜急性甲状腺炎・血管炎症候群・PFAPA 症候群，悪性リンパ腫などを鑑別とする[8]．なお本症例でもみられていた咽頭痛は AOSD の初期に出現することが多く[9]，病態として輪状甲状軟骨の軟骨炎による可能性が高いといわれ，声帯に炎症が波及することもあるとされるが咽頭口腔内所見は乏しいとされる[10]．口腔内咽頭所見に乏しい強い咽頭痛で同部位を触診することで，AOSD の診断に迫れるかもしれない．

　発熱・多関節炎の鑑別は表 2[8,11]に示す．関節炎は急性・慢性経過で分類することが多いが，急性のタイミングでは慢性炎症の急性期をみている可能性があるため注意が必要である．対称・非対称で分類する際にも，対称性の関節炎も最初は非対称の可能性があることにも注意したい．ほかには，移動性か繰り返すか否かも聴取をしておこう．

　AOSD の関節炎は一般的に発熱とともに増悪するといわれており，問診内容として熱との連動性を聴取することは重要である[3]．

　本症例のように，AOSD の重症例は敗血症を模倣する傾向をたどるともいわれており，

表2 発熱・多関節炎の鑑別

発熱・多関節炎の分類	疾患	特徴
感染症	Lyme病，感染性心内膜炎 梅毒 パルボウイルス ウイルス性肝炎，HIVウイルス	移動性や急性が多い さらにウイルスは対称性が多い
反応性	リウマチ熱 淋菌感染などによる反応性	移動性かつ急性が多い
全身性炎症疾患	成人Still病，Behçet病，再発性多発性骨軟骨炎 SLE，大中小血管炎，多発筋炎，関節リウマチ，全身性強皮症	反復性の疾患もあり（下線） 慢性経過のことが多く，最終的に対称症になることが多い
その他	サルコイドーシス，悪性腫瘍，悪性リンパ腫 偽痛風，回帰性リウマチ，家族性地中海熱	反復性の疾患もあり（下線） 偽痛風は移動性

HIV：ヒト免疫不全ウイルス（human immunodeficiency virus），SLE：全身性エリテマトーデス（systemic lupus erythematous）
（徳田安春〈総監修〉：新・総合診療医学 病院総合診療医学編 第3版，カイ書林，234-240，490-495，2019/Guidelines for the initial evaluation of the adult patient with acute musculoskeletal symptoms. American College of Rheumatology Ad Hoc Committee on Clinical Guidelines. Arthritis Rheum 39：1-8, 1996 より）

ICU入室となったAOSDの重症例では**表1**[2]の下線を引いた疾患が鑑別となる．

　AOSDも広い意味では自己炎症性疾患であり，「どうせ治療はプレドニゾロン（PSL）なのだから診断をつける必要あるのかなぁ」と考える方もいるかもしれない．しかし，AOSDの合併症として，一時的な肺高血圧症，血球貪食症候群，肺胞出血，DIC，血栓性血小板減少性紫斑病，アミロイドーシスなどがあがり，診断（分類）することでほかの自己炎症性疾患との差別化をはかり，これらの合併症にも注意が払えるようにもなる[6]．

　さらに今までAOSDは，一般的にPSLの治療に反応性が良好で合併症はあるが基本的に予後良好で死亡率は高くない疾患といわれてきた[7]．しかし近年，上記に列挙したような重篤な合併症に対して免疫抑制薬併用や生物学的製剤が必要となるケースもあり，一方で生物学的製剤を使用した直後にもともとの合併症である血球貪食症候群を発症することもあり，治療経過中にも注意が必要である[4]．

　実際，本ケースは再発性のAOSDであったか，ウイルス感染症に惹起され二次性にAOSDを起こしたケースであったか議論の余地がある．いずれの場合にしても再入院時の下肢の症状は非常に強く，同部位の所見が関節炎なのか関節外の疼痛なのか，はたまた関連痛なのかを冷静に問診・身体診察を行い，得られた所見から鑑別疾患を頭に浮かべ診察することが大切である．

　ここで本タイトルから，当初レプトスピラ症や真菌感染症を想起した方が多かったであろう．実際にわれわれも1度目の入院早期にネズミの接触歴を聴取し「レプトスピラ症だ！」と考えていた．結果として診断は異なり，大型連休のど真ん中に治癒したはずの患者が階段を昇降後に全身状態不良の状態で受診するという，われわれからしたらまるで悪い夢でも見ているかのような感覚に陥った．たまたまその頃，スティルトンチーズはウォル

トディズニーの映画に出てくるような悪夢を見る不思議なチーズであると聞きかじり「この悪夢はスティルトンチーズのせい!?」と思い同タイトルをつけた．読者の方はスティルの悪夢にひっかからず，ワインによく合うスティルトンチーズを味わえることを願う．

文 献

1) Yamaguchi M, et al.：Preliminary criteria for classification of adult Still's disease. J Rheumatol 19：424-430, 1992
2) Néel A, et al.：Diagnostic and management of life-threatening Adult-Onset Still Disease：a French nationwide multicenter study and systematic literature review. Crit Care 22：88, 2018
3) Efthimiou P, et al.：Diagnosis and management of adult onset Still's disease. Ann Rheum Dis 65：564-572, 2006
4) 多田芳史：成人 Still 病．日本内科学会雑誌 104：2143-2148，2015
5) Stevens DL, et al.：Practice guidelines for the diagnosis and management of skin and soft tissue infections：2014 update by the Infectious Diseases Society of America. Clin Infect Dis 59：147-159, 2014
6) Asanuma YF, et al.：Nationwide epidemiological survey of 169 patients with adult Still's disease in Japan. Mod Rheumatol 25：393-400, 2015
7) Gerfaud-Valentin M, et al.：Adult-onset still disease：Manifestations, treatment, outcome, and prognostic factors in 57 patients. Medicine 93：91-99, 2014
8) 徳田安春（総監修）：新・総合診療医学 病院総合診療医学編 第 3 版．カイ書林，234-240，490-495，2019
9) Swanberg M, et al.：MHC2TA is associated with differential MHC molecule expression and susceptibility to rheumatoid arthritis, multiple sclerosis and myocardial infarction. Nat Genet 37：486-494, 2005
10) Chen DY, et al.：Crico-thyroid perichondritis leading to sore throat in patients with active adult-onset Still's disease. Ann Rheum Dis 66：1264-1266, 2007
11) Guidelines for the initial evaluation of the adult patient with acute musculoskeletal symptoms. American College of Rheumatology Ad Hoc Committee on Clinical Guidelines. Arthritis Rheum 39：1-8, 1996

（宮上泰樹）

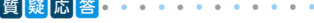

AOSD だろう，という診断仮説の"変曲点"はどのような所見やタイミングがきっかけになったのでしょうか？

キレのいい変曲点ではなく，本症例のようにていねいな除外を行っていき，感染症や悪性腫瘍など他疾患が否定されたときに，緩いカーブのようにAOSDを含めた自己炎症性疾患がじわじわと競り上がってくる感じがあります．

Ⅱ 各論　見方を変えたら診断できた！

Case 15
「左腕の痛み」

「しびれ」の「しびれ」る鑑別診断

痛みの部位

悪性リンパ腫の治療経過中に，急性発症の左腕の強い「しびれ」を訴えた患者

患者：75歳，日本人男性．
既往歴：2型糖尿病（投薬なし），高悪性度B細胞リンパ腫に対して化学療法（R-CHOP療法6サイクル目）を施行中であった．
家族歴：特記すべき事項なし．
現病歴：約半年ほど前に高悪性度B細胞リンパ腫と診断された．高悪性度リンパ腫は，中枢神経への浸潤はなかったものの，全身のリンパ節に加えて骨髄浸潤を認め，ステージ4と考えられた．その後，年齢などを加味してR-CHOP療法が開始された．3サイクルを終えた中間評価の全身CTでは完全寛解と考えられ，有効と判断された．しかし，両上肢の異常感覚，神経痛が強くなったため，ビンクリスチンの神経障害と考えられ，プレガバリンが開始となり，ビンクリスチンは減量となった．さらに3サイクルを追加され，約2週間前に6サイクル目が開始となった．その間，プレガバリンは150 mg/日を内服していた．来院当日からの左腕全体に広がる急性発症の神経痛を自覚し，救急外来を受診した．

■ 問診

「朝起きたら急に左腕全体に電気が走るような痛みがあって，それからビリビリとしたしびれが続いています．抗がん剤の副作用が強くなってしまったのかもしれません．しびれという意味では一緒ですから」
「でも，右腕や足のしびれは以前から変わっていません．左腕だけが悪化したようです」
「腕の力も入りづらいのですが，痛くて動かせないのか，そもそも動かないのかよくわかりません．手の指先まで力が入りません」
「特に転んだりぶつけたりはしていませんよ」

■ 身体所見

バイタルサイン：体温36.6℃，血圧122/60 mmHg，脈拍84/分，呼吸数16回/分，SpO$_2$ 99%（room air）．
皮膚：明らかな異常所見なし．

⑮「左腕の痛み」

リンパ節：頸部，腋窩，鼠径の体表リンパ節触知せず.
腹部：肝脾腫触知せず.
神経：脳神経に明らかな異常所見なし. 両手指，両足底に異常感覚および軽度の触覚低下あり. 左上肢の筋力評価は，著しい異常感覚のために困難であったが，重力に抗して肩関節や肘関節の屈曲は可能. その他三肢に筋力低下は認められない. 温痛覚および触覚は維持されているようだったが，神経痛が強く，評価は困難であった. 神経痛の領域は必ずしも明瞭ではなかったが，頸部から左前腕まで広く分布していた. 腱反射に左右差はなく，病的反射は認められない.

■ 検査所見

血算：WBC 9,200/μL，Hb 11.0 g/dL，Plt 23.8×10^4/μL.
生化学：Na 133 mmol/L，K 3.0 mmol/L，Ca 9.0 mg/dL，BUN 15.9 mg/dL，CRE 0.77 mg/dL，Alb 4.0 g/dL，LDH 243 U/L，随時血糖 169 mg/dL，HbA1c 6.6%，sIL-2R 623 U/mL（診断時＞10,000 U/mL）.

■ 診断に至る経過

　週末の当直帯に入院となり，左上肢に不均一に強い異常感覚があったものの，既往歴から，ビンクリスチンによる薬剤性の神経障害や糖尿病神経障害の可能性が高いと判断され，プレガバリンが300 mg/日まで増量された. また，突出痛に対して，トラマドール・アセトアミノフェン配合錠が処方された. 薬剤の追加により症状はある程度緩和されたものの，左上肢の優位な神経痛という点に変化はみられなかった.

　主治医チームに引き継ぎとなり，改めて臨床情報の整理を行った. 四肢に異常感覚があるとはいえ，他三肢にベースラインとの変化はなく，単一の肢のみで急速な悪化を認めていた. このため，polyneuropathy の進行よりも，単神経障害とその放散痛，あるいは cervical radiculopathy の新規発症の可能性が高いと考え，あらためて鑑別疾患を検討した. 特に，デルマトームから神経走行を特定できない点，明らかな外傷がないにもかかわらず急性発症である点からは，後者が強く疑われた.

　朝の覚醒時の発症であったことから，いわゆる "saturday night palsy"（橈骨神経麻痺）に代表されるような睡眠姿勢にかかわる単神経障害の可能性も考えられたが，経時的な症状の改善が認められないことから，否定的と考えた.

　単肢の異常感覚における一般的な鑑別疾患（代表例）としては，**表1** のようなものがあげられる[1].

　このなかで，椎間板ヘルニアや頸椎症は圧倒的に頻度の高い鑑別疾患である. また，悪性リンパ腫の患者であるという前提からはリンパ腫の腫瘍浸潤を真っ先に考えるべきかもしれないが，体表リンパ節の腫脹がないこと，腫瘍マーカーである sIL-2R の低下傾向，良好な治療経過，主治医チームとしての良好な治療経過を願う思いやバイアスから，悪性リンパ腫の骨再発や神経再発といった鑑別疾患の可能性は非常に低いと考えた.

　神経根圧迫および神経根障害の原因の検討のため，頸椎の造影 MRI を施行した. 頸椎 MRI

表1　単肢の異常感覚の鑑別疾患（代表例）

cervical radiculopathy の鑑別疾患	左上肢の単神経障害の鑑別疾患
神経根の「外的」圧迫 ・頸椎椎間板ヘルニア ・頸椎症 神経根の「内的」障害 ・感染症（帯状疱疹，Lyme 病） ・神経根梗塞（血管炎，動脈硬化） ・腫瘍浸潤 ・肉芽腫性病変 ・神経根引き抜き損傷 ・糖尿病	正中神経 ・手根管症候群 ・円回内筋症候群 尺骨神経 ・肘部管症候群 多発単神経障害の初期症状 ・糖尿病 ・血管炎

の注意点として，頸椎の変性所見は特に高齢者では健常者にも非常に頻度の高い所見である[2]ため，変性所見が認められたからといって，イコール確定診断ではないことがあげられる．

しかし結果的に，造影 MRI で神経根の圧迫病変や異常信号を認めず，原因は特定できなかった．また，経過中皮疹の出現はなく，帯状疱疹も否定的であった．

以上から，当初可能性は低いと考えていた腫瘍再発の可能性が十分高くなったと考え，（治療途中であり変則的ではあったものの）PET/CT を行うこととした．結果，頸髄近傍に異常集積を認め，その他にも腹腔内に複数の悪性リンパ腫再発を示唆する異常集積を認めた．

診断　悪性リンパ腫の末梢神経浸潤（頸髄神経根，腕神経叢）

■ 治療

当初，プレガバリンが十分増量され，トラマドール・アセトアミノフェンが追加されたうえでも疼痛コントロールが十分得られていないことから，オピオイドを開始したが，オキシコドンの開始後も疼痛コントロールは不十分であった．

ECOG-PS（Performance Status）は 1 であったが，75 歳の男性における高悪性度 B 細胞リンパ腫の再発例であり，R-CHOP 療法施行中であったことから，根治の可能性は低く，緩和的救援療法，緩和医療のみの選択肢を検討した．

患者本人が化学療法に前向きであったこと，神経浸潤による痛みであれば化学療法こそが痛みに有効である可能性を考え，R-GDP 療法による緩和的救援療法を選択し，開始した．

また，再発に際しては非常に強い精神的負担が考えられ，がん専門看護師など多職種による協力のもと，本人，家族同席のうえ，複数回の面談，カウンセリングを行った．

■ その後の経過

R-GDP 療法開始後，1 週間ほどで速やかに痛みが消失した．R-GDP 療法 3 サイクル後の PET-CT では再び完全寛解を得た．

痛み診断のパール

診断は，先に診察をした医師の診断や過去の経験などに引っ張られがちだが，先入観にとらわれない鑑別の整理が重要である．

レクチャー

がんの疼痛管理

　がんの疼痛管理といえば，オピオイド系鎮痛薬が想起されやすいが，がん由来であったとしても神経痛のような痛みに対しては，プレガバリンやガバペンチンといった鎮痛補助薬が有効であり，いくつかのランダム化比較試験でもその有効性が示唆されている[3]．また，これらの薬剤が無効な場合には，カルバマゼピンやラモトリギンといった抗痙攣薬，三環系抗うつ薬やSSRIといった薬剤も有効な可能性があり，選択肢となり得る[4]．このため，がん患者の「痛み」といってもその性状をしっかりと問診し，どのようなタイプの痛みかを鑑別することが重要である．

　また，忘れてはならないのは，悪性リンパ腫を代表とする化学療法の有効性が高く即効性が期待できる悪性腫瘍では，化学療法が症状緩和のための有効な選択肢となり得るということである．特に，高齢な患者や合併症のある患者，PSが低下した患者に対しては，化学療法が敬遠される傾向があるが，毒性を減らした抗がん治療が症状緩和のために最も有効な選択肢の可能性がある．あるいは，局所の疼痛コントロールに放射線治療が有効な可能性もある．このため，年齢やPSなどから早晩抗がん治療の適応はないと決めつけず，専門科と慎重に協議することが重要である．がん治療は決して緩和医療と二項対立ではなく，共存すべき概念である．

　最後に，身体的な痛みが十分にコントロールできたとしても，がんの再発，再燃には必ず心理的，社会的な痛みが伴う．この点にも配慮した診療が重要であることを追記しておきたい．

文　献

1) Radhakrishnan K, et al.: Epidemiology of cervical radiculopathy. A population-based study from Rochester, Minnesota, 1976 through 1990. Brain 117 (Pt 2): 325-335, 1994
2) Teresi LM, et al.: Asymptomatic degenerative disk disease and spondylosis of the cervical spine: MR imaging. Radiology 164: 83-88, 1987
3) Mishra S, et al.: A Comparative Efficacy of Amitriptyline, Gabapentin, and Pregabalin in Neuropathic Cancer Pain. Am J Hosp Palliat Med 29: 177-182, 2012
4) Hepner S, et al.: Anti-Epileptic Drugs for Pain #271. J Palliat Med 16: 799-800, 2013

（山田悠史）

II 各論 見方を変えたら診断できた！

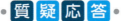

この方が在宅だったときに高次検査は使えないと思います．そのような場合はどのような診断・治療戦略になると思いますか？

化学療法計6サイクルの途中でありアクティブに化学療法の施行中であることから，このケースでは在宅療養のみという方針となるのは考えづらいと思います．このため，（日本でそのようなケースが認められるのかはわかりませんが）仮に在宅医がかかりつけ医だったとしても，病院での診断，治療の方針で変わらないかと思います．

　この患者とは異なり，化学療法中断後または終了後に在宅療養のみという治療方針となった方に類似の状況が起こった場合には，タイミングとして化学療法の副作用という可能性が下がり，より再燃・再発の可能性が高くなるため，画像診断がなくとも臨床診断の事前確率がそもそも上昇するかと思います．この場合，悪性リンパ腫の治療を担当していた医師と連携をとり，患者や家族との十分な話し合いのもと，在宅の範囲内でできる選択肢（例えば，経験的なステロイド内服治療やオピオイドでの疼痛管理）を考えるのか，病院に戻るかの判断をしていくことになるでしょう．病院での画像診断が，短期的には苦労をかけても結果として痛みのコントロールという点で有利な場合もあります．低用量の抗がん剤が緩和という観点で優れる場合もあるので，「在宅＝抗がん剤の選択肢はなし」と決めつけず，患者の価値観を尊重しながら，オープンなマインドで腫瘍専門医とのコミュニケーション，連携をとることが重要かと思います．

Ⅱ 各論　見方を変えたら診断できた！

Case 16
若い女性の発作的な胸痛

疑問が解けたら痛みも解けた

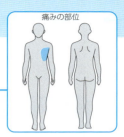
痛みの部位

あちこち病院を受診したけどよくならない胸痛発作を訴える患者

患者：20歳台後半の生来健康な女性．

現病歴：およそ1年前から，数秒から1分程度持続する左側胸部痛がときおり出現するようになった．ズキズキとした痛みであり，誘因なく突然発症する．痛みは連日起こることもあれば，しばらく起こらないこともある．頻度は1日に最大2回程度である．日中，身体を動かしているときに起こることが多い．痛みの放散はなく，悪心や発汗などの随伴症状はない．

これまで，複数の病院を受診し，採血，胸部X線検査，心電図検査，心エコー検査，頸部MRI検査を受けたが，結果はすべて正常であった．今までに「胸郭出口症候群」「頸椎症性神経根症」「ビタミン不足」「ストレスによる心身症」などの多様な診断名がついており，様々な投薬を受けていたが，一向に改善するきざしはなかった．何か原因があるはずだろうと，あちこちの医療機関を受診したが，「気のせいだ」「気にしすぎだ」といった言葉が返ってくることもままあり，次第に抑うつ的になっていった．

職場の異動で住居が変わり，引っ越しを済ませた数週間後，感冒に罹患したため，近くにあるクリニックを受診した．感冒の診察を受けたのち，医師から「ほかに何か困っていることはございますか」とたずねられたため，患者は胸痛について相談してみることにした．

■ 身体所見

相談を受けて医師は，再度患者を詳しく診察した．患者はやややせ型で，胸郭の前後径が短かった．皮膚の視診では異常はなかった．わずかに収縮期心雑音と収縮中期のクリック音を聴取した．肋軟骨，胸鎖関節，胸骨，剣状突起に圧痛はなく，hooking maneuver（陽性だと肋骨すべり症候群を疑う）で疼痛の誘発はなく，horizontal arm traction maneuver，crowing rooster maneuver（陽性だと肋軟骨炎を疑う）でも疼痛は起こらなかった．下腿浮腫はなく，頸静脈圧の上昇もなかった．

■ 診断に至る経過

若年者の1年間に及ぶ胸痛発作であり，病歴等から心血管リスクや血栓形成リスクはきわめて低いと考えた．特徴的な体形からストレートバック症候群を疑い，胸部側面X線検査を行っ

たところ，上部脊椎の生理的な後彎が消失しており，また胸郭の前後径が短いために心臓が胸骨と胸椎にはさまれているように写っていた．

診断 ストレートバック症候群

■ 治 療

「どうやら，生まれつき背骨がまっすぐで，胸板が薄いために，心臓が納まるべきスペースが小さくなっているようです．ストレートバック症候群という名前がついているのですが，この状態にある患者さんは，ときどき胸に痛みが走ることがあることがわかっています．痛みがあるからといって，今後悪いことが起こる，ということはありませんので，安心してください」と患者に説明した．患者は，ようやく痛みの原因がわかった，腑に落ちたと，安堵の表情を浮かべていた．1か月後に症状をフォローアップするための外来予約を取り，何か困った症状があればいつでも受診するよう伝え，その日の診療は終了した．

■ その後の経過

1か月後の診察時には，不思議なことに痛みはなくなっていたようであった．「今までは心配が強く，また痛くなったらどうしようとびくびくしていたので，余計に痛みを感じやすくなっていたのかもしれません」とのことであった．現在妊娠を考えているとのことであり，せっかくの機会だったので，ヘルスプロモーションとして妊娠前の葉酸摂取の必要性を伝え，終診とした．

■ 解 説

知っていれば病歴と身体所見でほぼ正診まで至ることができるが，知らなくてはまず診断できない，という疾患が存在する．知らない疾患が想起できないのは当たり前だが，とはいっても，全身状態が悪かったり，明らかに進行性の経過をたどるような病像を示したりする場合には，文献検索やコンサルテーションといった診断への努力がなされるであろう．裏を返せば，症状は呈するものの臓器機能障害をきたすわけではない良性疾患は，少なくない医師にとって原因を追究する動機づけに欠ける疾患群である．おまけに血液検査で異常が出ない，画像検査でも異常がない（あるいは知らないと評価できない）となれば，患者は「気のせい」「異常はない」「病気じゃない」「うちじゃない」と言われ続ける可能性がある．

外来の場で良性疾患に特異的な診断名をつけるためには，一定以上の知識を有することが求められる．検査で異常が出ない疾患が未診断事例になりやすいため，それぞれの疾患の知識，病歴聴取のポイント，特異的な身体診察の技術を押さえておく必要がある．アトラス[1]やケースレポートに普段から目を通して備えておきたい．胸痛でいえば，肋骨すべり症候群（slipping rib syndrome），プレコーディアルキャッチ症候群（precordial catch syndrome），肋軟骨炎，Tietze 症候群，胸郭出口症候群，Mondor 病，流行性筋痛症，胸骨症候群（sternalis syndrome），SAPHO 症候群を含む胸鎖関節炎，胸骨柄結合部痛，剣状突起痛，頸性胸痛（cervical angina）などが，押さえておくべき疾患の例である．特に，文献 1) は優れたアトラスであり，胸痛以外にも多様な疾患が掲載されており，筆者は愛読している．hypnic headache, Eagle syndrome, neck-tongue syndrome, suprascapular nerve entrapment syndrome, vulvodynia, bunionette pain といった疾患名をみて，ピンとこない方には，ぜひ一読を勧める．

1. 良性疾患に診断をつける意義

ストレートバック症候群の詳しい説明については，「レクチャー」を参考にしてほしい．本稿では，自然経過で症状の改善が見込まれる良性疾患に，あえて診断をつける意義はあるのかについて考える．

筆者は普段より，可能な限り特異的な診断名をつけること，痛みが起こるメカニズムをわかりやすく伝えることを常に意識している．患者にとっては，医療機関を受診して検査を受けても原因がわからない痛みがあるということ自体が，自分のからだの中で何か得体のしれないことが起きているという不安につながると考えるからである．よくわからない異常を抱えた患者は，他にも何か異変が起こっているのではないかと自分自身を過剰に点検してしまい，その結果，普段なら感じることのない身体の異常を敏感に感知してしまうことで，症状がますます増悪してしまう．このような負のスパイラルに陥った患者に対して，適切な診断を下すということは，“あなたのからだでは，今こんなことが起こっているのですよ”と伝えることになり，そこに治療的な効果が生まれる．

自分のからだのことは自分が一番よくわかるはずなのに，そのよくわかるはずのからだにわけのわからない異常が起きている，というのは，きわめて耐えがたい異常事態であることを，われわれは認識する必要がある．やや大げさな表現になるかもしれないが，原因不明といわれた痛みに名前がつき，どうしてそれが起こるのかを患者自身が理解することで，患者は奪われた主体を取り戻すことができ，自分自身が再び自分のからだの持ち主となることができる．実際に，原因がわかったとたんに痛みのことなどどうでもよくなる患者もまれではない．筆者は「痛みの原因がわかると，どういうわけか痛みがなくなってしまうことが多いんですよね」と患者に伝えることがあるが，同様の現象を経験したことがある人も多いであろう．以下に自験例を示す．

2. 診断名がついて痛みがなくなったケース

40 歳台，女性．前胸部から心窩部にかけての持続的な痛みを訴え来院した．父親が心筋梗塞になったことがあり，「心臓の病気」を心配していた．心臓血管専門のクリニックで，血液検査，心電図検査，冠動脈 CT 検査などを施行され，異常はないと説明を受けたが，痛みの原因はわからないままとなっていた．触診で，剣状突起を圧迫することで疼痛が完全に再現されることを確認した．数か月前から介護職に復帰し，患者の移乗などで上肢を酷使しているという経過も踏まえ，剣状突起痛と診断した．上肢のオーバーユースは剣状突起痛との関連が示唆されており，疼痛の原因の説明と生活指導を行った．患者は，今回の診察を受けて初めてどこが痛い

のか認識したようで，説明を聞き納得し安心していた．1か月の経過で疼痛は治まった．

なお，いわずもがなではあるが，良性疾患の診断を確定させるには適切な除外診断が必要である．教訓的なケースを2つ提示する．

3. 良性疾患ではなかったケース

60歳台，女性の持続する胸痛．上位肋軟骨領域に圧痛があり腫脹を伴う．Tietze症候群だろうなと思いながら，「念のため」画像検査を行ったところ，転移性骨腫瘍であった．

基礎疾患のない50歳台，女性．4日前からの胸痛．農作業に従事しており，左下位肋骨に明確な圧痛があったため，受傷機転はないものの肋骨の疲労骨折や骨挫傷を疑った．呼吸数正常，SpO_2正常で，胸部X線検査での異常所見はなく，深吸気による疼痛の誘発もなかった．やはり肋骨由来の疼痛に思えたが，圧痛を除けば唯一の異常所見であった洞性頻脈（120/分程度）が気にかかり，オーバートリアージを承知のうえで精査を行ったところ，はたして肺塞栓症の診断に至った．下腿周径のわずかな左右差に気づいたのは造影CTを撮ってからであった．また，病歴を何度も聴取したが，ついに血栓形成の誘因は特定できなかった．「肺塞栓症は頻脈が唯一の所見となり得る」[2]というクリニカルパールが活き，何とか診断にたどり着けた．

4. 帰納的渉猟

とはいえ，プライマリ・ケアの現場で胸痛患者全員に濃密な画像検査を行うのは非現実的であり，患者にとっても益は少ない（過剰診断につながり，ともすれば有害である）．同じ胸痛という主訴であっても，病院の救急外来と診療所の外来では，疾患の事前確率が全く違う．そこで，プライマリ・ケアにおける診断戦略である帰納的渉猟（inductive foraging）を紹介したい[3]．至極簡単に述べるなら，診察のはじめに，患者に自分の身に起きている問題について語るよう促すことで，患者に「私の身に起きているのはこのあたりの問題だと思います」と水先案内をしてもらう，というものである．プライマリ・ケアの現場では，重篤な疾患の可能性が低く，原因としてあり得る問題群の広さがあまりに広大なため，医師が主体となって膨大な鑑別疾患を1つ1つつぶしていくことができない．ならばまずは患者に，答えがありそうなところまで連れて行ってもらおう，という戦略である．実際にプライマリ・ケアの現場では，このプロセスが特異的な診断仮説の生成に先行することが示されている．あわせて，主訴から自動的に生成される質問項目を患者に問いかけることで，診断仮説の早期閉鎖を予防し得ることが示唆されており，これを誘発されるルーチン（triggered routine）とよぶ．診療の場に応じた診断戦略を意識することで，効果的な診断が可能になると筆者は考える．

 痛み診断のパール

診断困難な痛みに出会ったときこそ，情報収集と身体診察に立ち返り，症状の原因について可能な限り論理的な説明を行う．「検査では異常ありません」を繰り返すだけでは，医師誘発性難治性疼痛を生み出しかねない．

⑯ 若い女性の発作的な胸痛

レクチャー

ストレートバック症候群

　ストレートバック症候群を提唱したRawlings[4]によると，上位脊椎の生理的後彎の消失により胸郭の前後径が短くなることが，この疾患の本態である．心臓は胸骨と脊椎に押しつぶされ，あたかも心陰影が拡大しているようにみえる．また，大血管の圧迫・ねじれを伴うことで，機能性の収縮期心雑音が聴取され得る．以上の特徴により，小児の心臓健診などで先天性心疾患の疑いと時に判断されてしまうが，本症は心臓その他の機能的異常を伴わず，特定の介入を要さない「偽の心疾患（pseudoheart disease）」である[4]．

　以降，症例の集積が進み，**表1**に示すような特徴を呈することがわかってきた．ストレートバック症候群の多くは無症状である[5]が，ときおり胸痛や動悸を呈する[6]ことがある．胸痛の性質は様々であり，本例のように数か月間にわたる[7]こともあれば，強い痛みが2時間以上続く心筋梗塞様の症状を呈することもある[8]．なお，本稿の範囲を逸脱するため詳説はしないが，気道の圧迫による呼吸困難感や，脊髄圧迫による疼痛をきたしたという例も報告されている．

　疼痛を呈する症例報告をみると，発症年齢は10歳台後半から40歳あたりに収まっている．これは冠動脈疾患が中年以降で多くなることを反映している可能性がある．若年者の胸痛ではコカイン使用や川崎病罹患後，アレルギー性（Kounis症候群），特発性冠動脈解離などの特殊な病態を除き，急性冠症候群を発症する割合はきわめて少ない．一方，中年以降の患者であれば，たとえ心エコー検査や心電図検査で有意な所見がなくても，冠攣縮性狭心症などの診断のもとに管理がなされるであろう．ストレートバック症候群の診断については，適切な情報収集と身体診察に加え，必要に応じて検査を組み合わせることで，他の疾患の確率をできるだけ下げ，そのうえで**表1**の特徴を参考にしつつ行われるべきであると考える．

表1　ストレートバック症候群で呈し得る他覚的所見

【聴診所見】
・右室流出路狭窄による収縮期雑音（深吸気で減弱する）[9]
・生理的なⅡ音分裂の亢進[9]
・僧帽弁逸脱によるクリック音[6,10]

【検査所見】
・不完全右脚ブロックの心電図波形[9]
・胸部側面X線画像における第8胸椎の前面から胸骨後面までの長さを，正面像での横隔膜レベルでの胸郭横径で割った値が1/3未満[10]
・胸部側面X線画像で，第8胸椎の前面から，第4胸椎と第12胸椎を結ぶ直線までの距離が1.2cm未満[6]

文　献

1）Waldman SD：Atlas of Uncommon Pain Syndrome. 3rd ed. Elsevier, 2013
2）Ahmedy F, et al.：Asymptomatic tachycardia and acute plmonary embolism in a case of tuberculosis spondylodiscitis. Spinal Cord Ser Cases 4：43, 2018
3）Donner-Banzhoff N：Solving the Diagnostic Challenge：A Patient-Centered Approach. Ann Fam Med 16：353-358, 2018
4）Rawlings MS：The "straight back" syndrome, a new cause of pseudoheart disease. Am J Cardiol 5：333-338, 1960
5）Gold PM, et al.：Straight Back Syndrome：positive response to spinal manipulation and adjunctive therapy-A case report. J Can Chiropr

Assoc 57：143-149, 2013
6) Davies MK, et al.：The straight back syndrome. Q J Med. 49：443-460, 1980
7) Datey KK, et al.：Straight Back Syndrome. Br Heart J 26：614-619, 1964
8) Wang JY, et al.：Straight back syndrome manifesting as acute myocardial infarction. Am J Emerg Med 34：1913.e1-3, 2016
9) Esser SM, et al.：Straight back syndrome. Eur Heart J 30：1752, 2009
10) Deleon AC Jr, et al.：The Straight Back Syndrome：Clinical Cardiovascular Manifestations. Circulation 32：193-203, 1965

（水本潤希）

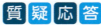

痛みの原因がわかると痛みがなくなる現象はどのようなメカニズムであると考えていますか？

自分のからだに自分の理解の及ばない事態が起こっているということは，患者にとって身体の境界を侵される出来事であると理解しています．患者が痛みの原因を理解することで，痛みを「常にモニターすべき危険な異物」だとみなす必要がなくなり，痛みが緩和されると考えています．患者のからだを患者自身が取り戻すことが重要だと思っています．

Ⅱ 各論　見方を変えたら診断できた！

Case 17
急激な腹痛

出会いはスローモーション
笑顔で救急搬送されてきた中年男性

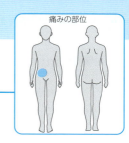
痛みの部位

 突然発症した強い腹痛を訴えた患者

患者：52歳，男性．

主訴：急激な腹痛．

現病歴：尿管結石の既往がある事務員男性．搬送2時間前に，テレビを見ていたところ急激に今まで感じたことがない右下腹部と臍周囲の痛みが出現して，救急要請となった．来院時には痛みはやや改善しており，申し訳なさそうに笑顔で救急外来へ受診．便の性状はこの数日特に問題なし．

既往歴：尿管結石（5年前）．
　　検診で異常は指摘されていない．外傷，転倒歴はなし．

内服歴：なし．

バイタルサイン：意識清明，体温36.0℃，脈拍100/分・整，血圧：左上肢148/80 mmHg．呼吸数18回/分，SpO₂ 98％ 室内気，General appearanceは良好．

■ 身体所見

　眼瞼結膜蒼白なし．眼球結膜黄染なし．瞳孔両側4 mm大で対光反射は正常．心音，呼吸音に異常なし．腹部平坦軟，McBurney点やLanz点を含める全領域をていねいに調べるも圧痛なし．打診圧痛なし．踵落としテスト陰性，咳嗽試験陰性，CVA叩打痛なし，肝臓叩打痛みなし．脳神経所見は特に異常なし．皮疹なし．

■ 検査所見

表1に示す．

表1　検査所見

血算	WBC 8,800/μL，Hb 14.1 g/dL，MCV 94.0 fL，Plt 24×10⁴/μL
生化学	<u>CK 130 U/L</u>，AST 28 U/L，ALT 19 U/L，LDH 244 U/L，ALP 232 U/L，γ-GTP 20 U/L，TP 7.4 g/dL，Alb 4.6 g/dL，BUN 17.0 mg/dL，CRE 0.74 mg/dL，Na 140 mmol/L，K 4.2 mmol/L，Cl 100 mmol/L，CRP 0.01 mg/dL，血清血糖 120 mg/dL，D-dimer 陰性

■ Point of care ultrasound

両側水腎症を認めない．腹水なし．虫垂は同定できない．胆囊腫大・胆囊壁肥厚なし．胆管拡張なし．腸閉塞所見なども認めない．

■ 診断に至る経過

前記が救急室入室後に行った検査であるが，当初整容が整った比較的健康そうな患者が救急車を夜間によばなければならないほど強い腹痛であるにもかかわらず，身体所見で何もないことに違和感を感じた．そのために，次のステップとして徹底的に病歴聴取を行った．本症例の患者は実際に痛みの経過について，来院後笑顔で下記のように答えている．

「瓶ビールを開けて，好きな球団の野球を見ながらソファーに腰掛けていた．打席には好きな球団の3番打者が立っていた．妻が持ってきた枝豆を右手で食べようとしたまさにそのときに，ビリッと引っ張られるような痛みが数秒程度で悪くなって，その痛みで驚いて前のめりになって5分程度悶えた．痛みの場所は，どことは言えないけれどもお腹の全部が痛いような，経験したことのない痛みで0〜10点でいうと10点であった．救急車は呼ぶか迷い1時間ほど頑張ったけれども，以前の尿管結石とは全く違う痛みであり，首に大量の冷や汗をかいた．救急車が来てからは安心したからか，痛みがずいぶんやわらいだが，いまだに痛みを感じる」．

上記であまり血管イベントを起こしそうな特徴的な所見がない比較的若い男性が，腹部エコーで何も所見を拾えないにもかかわらず，冷や汗をかいて悶えてしまうくらいの秒単位で増悪した腹痛を呈したというイルネススクリプトから，上腸間膜動脈（superior mesenteric artery：SMA）や腹腔動脈病変を疑い，動脈相での造影CT（矢状断での3D-CTA）を依頼した．

造影CTの結果を図1[1]，2[1]に示す．

  診断 上腸間膜動脈（SMA）解離

■ その後の経過

夜間ではあったが今後の増悪を考慮して大学病院へ転送となり，3日後に施行された造影CTでも異常所見はなく，1週間の保存的加療を行い退院となった．1年後のフォローアップでも上腸間膜動脈瘤の形成なども認めず，期間が経った後も特に問題は起きていない．

■ SMA解離の疫学

先行研究のレビューの結果から，SMA解離の真の疫学的データはあまりよくわかっていない[2〜4]．以前は急性腹症の原因としてはまれな疾患であるとされていたが，腹部造影CTの普及と解像度が向上したことで，偶発的に診断されることが増えてきている．ある10年間の症例調

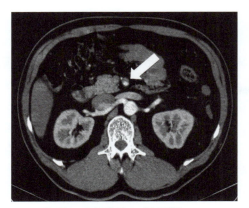

図1　動脈相　腹部造影CT（水平断）
白矢印に偽腔を認める．
（Watari T, et al.：Isolated Dissection of the Superior Mesenteric Artery. Intern Med 57：1059, 2018 より）

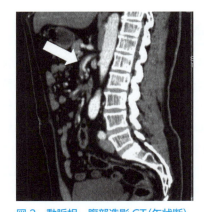

図2　動脈相　腹部造影CT（矢状断）
上腸間膜動脈起止部直後から偽腔を認める（白矢印）．
（Watari T, et al.：Isolated Dissection of the Superior Mesenteric Artery. Intern Med 57：1059, 2018 より）

査では，腹腔動脈解離とSMA解離との数の比は4：5であったとのことであり，腹腔動脈解離も同様に注意が必要である[4]．好発年齢は40～50代で，特に男性に多い．

興味深いことにSMA解離の報告の70％は中国・韓国・日本を含むアジアから出されているために，アジア人種に多い疾患である可能性が指摘されている．またSMA解離に対する高血圧や喫煙，脂質異常症などのリスクファクターは他動脈硬化性疾患と比べて相関が弱い可能性が指摘されており，多くの報告されているケースでもこれらのリスクファクターがみられてないことも多い．本症例においても，尿管結石の既往はあるものの脂質異常症や喫煙，高血圧などの指摘はなされておらず，アジア人の52歳男性であり，おおむね背景が似ている．

大動脈の解離とは異なり，SMA解離自体における全体での死亡率は1％を下回ると報告されている．しかし血管腔の完全閉塞，腸管虚血の合併などにより侵襲的治療が必要となった患者に限れば，死亡率は18％であったとの報告もある[5]．

■ SMA解離の痛み

SMA解離の痛みは，秒単位で進行する強い痛みであることが多く，心窩部や臍周囲にみられやすい．病態的には，症状は血管が裂ける際の直接的な痛みか，腸間膜動脈の虚血性の痛みであり，典型的には人生で初めてのエピソードのような痛みであることが多い．SMAの血流支配を図3に示した．小腸のほぼすべてと，上行結腸を主とした虚血症状を起こしやすいことは明らかである．初発の場合は無症状のこともあるが，多くの場合は腹痛ないし側腹部痛，背部痛を訴える．つまり尿管結石などの疝痛性の痛みに類似することもあり，本症例のように尿管結石の既往があるだけで安易に診断を引っ張られやすい．また，上記の痛みを呈するかどうかは，解離が進行した実際の長さや，狭窄の程度に依存すると報告されており幅がある[6]．痛みがきわめて強い場合は高度の虚血があることを示唆するために，検査の閾値を下げるべきである．

■ SMA 解離の所見

　先行研究からの身体所見に関する記述も興味深い．少なくとも初期の段階で有用な腹部のフィジカルアセスメントは乏しい．患者が感じる強烈な腹部の違和感も時間が経つと軽快してくることが多いために，最初の段階から痛みの不快感を数字で表す癖をつけておくとよい（rating scale 化）．腹痛でよくみられる症状として，悪心や嘔吐，下痢，血便などもあり得るが，SMA 単独解離ではほとんどの場合みられない．このことも逆にヒントになり得る．採血などの検査は診断の絞り込みには全く役に立たず，ほとんどの SMA 解離の患者で正常となるが，もし腸管の虚血症状などが付随すれば乳酸値，白血球，肝酵素の上昇などが当然みられるようになる．血管系の病変であるために，上述したように腹痛の程度は一般論では急激で，裂けるような痛みであるにもかかわらず，身体所見では浅い触診や深い触診でもこれといった腹痛の原因を絞り込める所見がないのが特徴である．血管の解離で局所的な圧痛などが生じることは解剖学的に頻度は高くなく，腸間膜動脈や腹腔動脈の虚血でも限局的な圧痛が出現しにくいのも納得できる．一般的には腹部の身体所見は，所見があることで診断に絞り込むことが多いが，このように痛みの原因の所見がないのが所見といえる．

■ おわりに

　SMA 解離は痛みが強いわりに所見が乏しいことが所見である．しかし，これは腸管虚血の特徴でもあるために，この情報のみでは同様の血管系の病態とは鑑別は不可能である．今回の症例のように，血栓塞栓症などのリスクがなさそうなアジア人の比較的若い男性であるということから，文献的にも診断に絞り込むことに少し有用かもしれない．では，何が一番診断に威力を発揮するテクニックかと考えれば，やはり痛みの病歴聴取の行い方である．痛みの問診について他項（Case 1「時にはシャーロックホームズのように…4C を使う」p.32）で述べたように，特

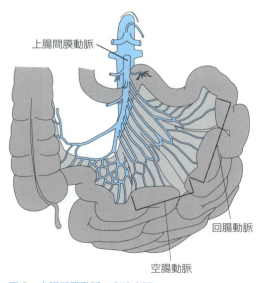

図3　上腸間膜動脈の血流支配

に突然発症での訴えであればスローモーション動画を再生するかのように，痛みの発症様式と時間経過の情報を集めなければならない．特に今回のように，検査結果などに異常がなければ唯一の武器となる．秒単位で出現した持続性の痛みとなれば，臨床家であればすぐに血管系の病態が想像つくであろう．また冷や汗があったことを患者が認めたことからも，カテコールアミンが分泌されやすい血管系のイベントへ絞り込みやすくなるだろう．このように突然発症であると患者が訴えた場合には，本当にそれが突然発症であるのかどうか，患者の痛みの発症前後の詳細な様子を秒から分単位で自分の頭の中で患者に起きた何らかのイベントの動画を再生することができれば，正確な診断に近づけることができる．

痛み診断のパール

- 患者は特に「突然」という言葉を使う．突然という言葉には脳内スローモーションビデオを作成して状況を共有する．
- 明らかな突然発症の痛みがあるにもかかわらず，身体所見や検査所見がない場合は血管系の病変を探してみる．

レクチャー

診断のための画像検査

正確に診断するためには，造影 CT がゴールドスタンダードである．腹部大動脈解離から SMA が巻きこまれたり，解離後の破裂のリスクが高そうな場合には血液の灌流状態を確認後に治療にすぐ移れるため血管造影が選択されることもあるが，血管造影は侵襲度が高いわりには，他鑑別診断の除外に役に立たないために，わが国ではまず造影 CT で矢状断における SMA の所見を評価するか，可能であれば 3D 構成まで行う．図 4[7] に解離の所見からの分類を示す．Type I から Type III になるにつれて重症化しやすいが，分類に応じて最適な治療などの確立はまだ行われておらず，基本的に Type I などの軽症の場合にはアスピリンなどの抗血小板薬や降圧療法を行うことが多い．ちなみに，腹腔動脈解離と SMA 解

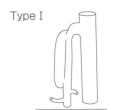 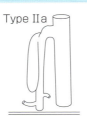 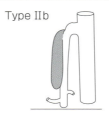 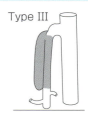

図4　上腸間膜動脈解離の画像所見による分類
Type I：真腔，偽腔ともに開通しており進入路と流出路がある．
Type IIa：造影効果が偽腔まで確認できる．偽腔に進入路はあるが流出路はない．
Type IIb：偽腔で造影効果が確認できない．多くの場合は真腔も狭小化している．
Type III：上腸間膜動脈解離を原因とした完全閉塞．

（Yun WS, et al.：Clinical and angiographic follow-up of spontaneous isolated superior mesenteric artery dissection. Eur J Vasc Endovasc Surg 37：572-577, 2009 より）

離を病歴や身体所見で鑑別することは不可能であるとされているために，放射線画像のオーダーを出す場合には「腹腔動脈/上腸間膜動脈評価目的」などと具体的に指示しておかないと，動脈相の評価が十分できないこともあるために参考にしてほしい．腹部血管に対するドプラエコーでも小さな解離所見を評価することは可能であるが，検者の技量に依存するところが大きく，事実この患者が来院後にすぐ筆者がPOCUS（point of care ultrasound）を実施しているが，緊急性の高い大動脈疾患スクリーニングを狙ったやり方では，SMA解離や閉塞を疑うことなくして検知するには難しい．

文献

1) Watari T, et al.：Isolated Dissection of the Superior Mesenteric Artery. Intern Med 57：1059, 2018
2) Kimura Y, et al.：Outcomes and Radiographic Findings of Isolated Spontaneous Superior Mesenteric Artery Dissection. Eur J Vasc Endovasc Surg 53：276-281, 2017
3) Luan JY, et al.：Isolated superior mesenteric artery dissection in China. J Vasc Surg 63：530-536, 2016
4) Morgan CE, et al.：Ten-year review of isolated spontaneous mesenteric arterial dissections. J Vasc Surg 67：1134-1142, 2018
5) Park YJ, et al.：Natural history of spontaneous isolated superior mesenteric artery dissection derived from follow-up after conservative treatment. J Vasc Surg 54：1727-1733, 2011
6) Tanaka Y, et al.：Clinical characteristics of spontaneous isolated visceral artery dissection. J Vasc Surg 67：1127-1133, 2018
7) Yun WS, et al.：Clinical and angiographic follow-up of spontaneous isolated superior mesenteric artery dissection. Eur J Vasc Endovasc Surg 37：572-577, 2009

（和足孝之）

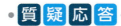

「スローモーション」という概念で病歴を明らかにする際に患者にはどのように説明して病歴の再現への協力を得ますか？

志水

最初に，「あなたのその痛みは，映像に浮かぶくらい詳細に集めることができれば診断がより正確になりますので，できるだけくわしく教えてください」と説明します．ほぼすべての患者は，自分の痛みについて詳細に聞いてくれる医師に対して好意を持つと思います．ただ，医学的におもしろい診断プロセスにあまり熱が入りすぎないように，自分を空中から観察するような，どこか俯瞰したメタ認知を持つようにしています．

和足

Ⅱ 各論　見方を変えたら診断できた！

Case 18

お腹が痛いです．痛くて歩くこともできず，歩くとき，特に右足を前に出すときに痛いです

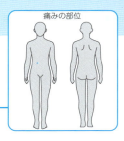
痛みの部位

診断は Carnett が教えてくれた：患者の痛みの訴えのここを聞き逃すな

造影 CT 検査，採血検査で全く異常がなく前医で心因性の腹痛が疑われていた患者

患者：18 歳，女性．
既往歴：なし．
家族歴：なし．
現病歴：2 週間前から誘因なく右下腹部痛が出現した．当初は間欠痛であり，月経痛ではないかと思い，市販のロキソプロフェンナトリウムを内服して様子をみていた．しかし腹痛は改善せず，徐々に増強し歩行も困難になったため 1 週間前に救急要請し，前医へ救急搬送となった．

　前医で施行した妊娠反応は陰性であり，圧痛部位から虫垂炎が疑われたが造影 CT では虫垂炎を疑う所見は認めなかった．原因ははっきりせず，疼痛も強かったことから精査加療目的で同日消化器内科へ入院した．CT 検査ではっきりした所見はなかったものの，虫垂炎の可能性は否定できないと判断され，セフメタゾールナトリウムで治療開始されたが症状は改善しなかった．婦人科にコンサルトしたが婦人科疾患は否定的とのことであり，整形外科疾患の可能性については腰椎単純 MRI が施行されたが腹痛の原因となるような異常所見は認めなかった．

　内視鏡での検査と精神科コンサルテーションが予定されたが，セカンドオピニオンを希望され当院総合診療科外来の予約が取得された．しかし，その後も腹痛が続いており予定の外来まで待つことができず，多摩総合医療センター救急外来を受診した．

■ 問診（腹痛について）

Onset：2 週間前に出現．
Provocative/Palliative：歩行で増強する（歩行時は右足を前に出したときに増強）．動いていないほうが痛みは弱い．
Quality：響くような痛み．
Region/Radiation/Related symptom：右下腹部．
Severity：Numerical Rating Scale（NRS）では 8/10．動作時は 10/10 まで増強．
Time course：2 週間前は間欠痛だったが現在は持続痛．

II 各論 見方を変えたら診断できた！

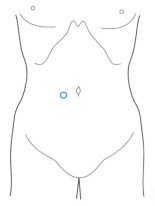

図1 臍右部の圧痛点

ROS (review of systems)：
＋：腹痛．
－：下痢，便秘，排尿時痛，乏尿，頻尿，背部痛，発熱，悪寒戦慄．
内服薬：前医から処方されたジクロフェナクナトリウム（ボルタレン®）坐薬 25 mg 疼痛時に頓用．
生活歴：大学生（1年生）．喫煙歴なし．飲酒 1〜2 回/週．
月経歴：異常なし．
性交渉歴：直近の1年間に性交渉歴なし．

■ 身体所見

　車椅子で母と一緒に入室．車椅子からベッドへ移動する際に右足を前に出して立とうとしたところ激痛を訴える．Glasgow Coma Scale（GCS）E4V5M6，血圧 126/66 mmHg，脈拍 77/分，体温 36.4℃，SpO$_2$ 99%（室内気）．
胸部：呼吸音清・ラ音なし，心音整・雑音なし．
腹部：腸音亢進減弱なし．平坦・軟．臍右部に指1本分の限局する圧痛あり（**図1**）．腹壁に緊張をかけると疼痛が増強する（Carnett 徴候陽性）．

■ 検査所見（前医での検査所見）

迅速検査：妊娠反応陰性．
尿検査：蛋白（－），糖（－），ケトン体（－），潜血（－）．
血液検査：CRP 含め血算，生化学すべて異常なし．
腹部-骨盤部造影 CT：虫垂，肝胆道系，膵臓，婦人科臓器を含め異常所見なし．
腰椎 MRI：脊柱管狭窄症や椎間板ヘルニアを疑う突出や脱出は認めない．

■ 診断に至る経過

　生来健康な 18 歳女性の，亜急性の経過の約 2 週間続く腹痛であった．来院時は痛みのため車

⑱ お腹が痛いです．痛くて歩くこともできず，歩くとき，特に右足を前に出すときに痛いです

椅子移動であった．指1本分の範囲の限局する腹痛であり，診察をするとCarnett徴候陽性であった．Carnett徴候陽性から腹壁の異常が疑われたが，前医の造影CT検査で腹壁膿瘍や血腫もなく，採血検査でもCRP含め全く異常がなかった点から，前皮神経絞扼症候群（anterior cutaneous nerve entrapment syndrome：ACNES）の可能性が高いと判断した．リドカイン1%を5 mL疼痛部に皮下注射をしたところ痛みが寛解し，疼痛なく通常の歩行が可能となりACNESと診断した．

診断 前皮神経絞扼症候群（ACNES）

■ 治療

圧痛部位にリドカイン1%を5 mL皮下注射したところ疼痛は著明に改善し，同日帰宅した．

■ その後の経過

治療を行った3年前から現在まで，再燃なく経過している．

痛み診断のパール

限局した2 cm²程度の範囲の腹痛，Carnett徴候陽性，触覚，温痛覚の低下，検査結果での異常がない場合にACNESを鑑別疾患として想起する必要がある．

レクチャー

ACNES

ACNESは，腹壁の感覚を支配する肋間神経前皮枝が腹壁で絞扼されることで，急性経過から慢性経過の腹痛を呈する疾患である．腹痛は局所的であり，圧痛部位は＜2 cm²程度，圧痛の最強点は指1本分で，圧痛部位の温度覚の低下があり，圧痛は腹筋を緊張させると増悪する（Carnett徴候陽性，図2）ことが特徴である．問診と身体診察で上記特徴を認める場合にACNESを疑い，採血検査や画像検査にて他の疾患が除外され，圧痛部位に局所麻酔薬数 mLを皮下注射すると速やかに疼痛は改善することで診断となる．

ACNESの日本国内での頻度に関して既報はないが，オランダの教育病院では，急性腹痛で救急外来を受診した5,111例中，ACNESは97例（1.9%）であったという報告がある[1]．疾患頻度の人種差が存在する可能性も考慮されるが，筆頭著者の前所属施設（病床700床，救急外来患者約100人/日）でも，2017年4月からの1年半で確認されただけでもACNESと診断された症例が7例あった（表1）．いずれの症例もCarnett徴候陽性が診断への手がかり

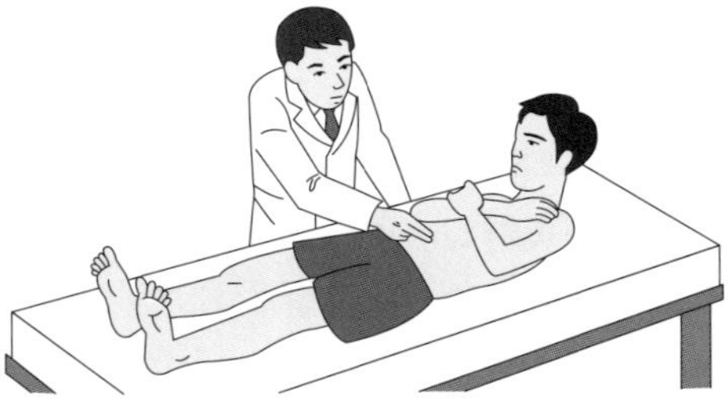

Ⅱ　各論　見方を変えたら診断できた！

図2　Carnett 徴候
図のように腹壁を緊張させたときに腹痛が増強した場合に陽性となり，腹壁由来の腹痛の可能性が高まる．

となっており，年齢層も幅があり，罹患期間に関しては数日〜数か月と様々であった．近年になって1つの施設から多数の症例の報告がされるようになっていることも踏まえると，これまで心因性や原因不明といわれていた症例のなかにも当疾患があり[2]，潜在的にはかなりの症例数があるのではないかと考えられる．提示症例でも前医でCarnett 徴候が身体所見としてとられていなく，鑑別疾患にACNES が考慮されておらず，ACNES の認知度の低さが感じられた症例であった．

　ACNES は，肋間神経の前皮枝が何らかの理由により絞扼される場合に生じるが，この神経は内腹斜筋と腹横筋の間を走り，腹直筋後鞘で腹直筋の外側1/3 の部位で90°の角度を形成し，腹側に向けて腹直筋内を通り皮膚に達する（図3）[3]．腹直筋を貫く部分で何らかの原因により神経が圧迫されることで痛みが生じ，ACNES を発症する．上記の理由で，ACNES では腹直筋の外側1/3 にピンポイントな狭い範囲に腹痛を呈する．このピンポイントな範囲の腹痛があり，さらにCarnett 徴候陽性という点が，他の疾患との鑑別を行う際に重要となる．Carnett 徴候は身体所見であるが，提示症例では右足を前に出すときに痛みの増強を認めており，これは歩行時に腹筋を使うために痛みが誘発されており，原理としてはCarnett 徴候と同じである．左足を前に出すときは痛みの増強はなく，病歴からもACNES が疑われた症例であった．

　診断的治療として局所麻酔薬の皮下注射を行うが，80％以上の症例で多少の改善を認める[4]．これに反応しない場合，診断は困難となり腹痛の原因としてその他の器質的な原因を十分に考慮する必要がある．発熱，CRP の上昇やCT 検査での異常はACNES では認めないため，それらを認める場合はACNES 以外の疾患を優先的に考慮する．尿管結石や骨盤内炎症性疾患，虫垂炎なども鑑別疾患になることが多いため，ACNES の初発例を診断する際は採血検査，CT 検査などの画像検査を行い異常がないことを確認することも重要である．まれに局所麻酔薬の皮下注射に全く反応しないACNES 症例も存在するが，その場合は十分に他疾患が除外されている場合はTAP（腹横筋膜面）ブロックや腹直筋鞘ブロックが治療選択肢となり，それでも改善しない場合は手術適応となるが，現時点で日本からの手術例は数例のみであり治療に難渋することがある[5]．

⑱ お腹が痛いです．痛くて歩くこともできず，歩くとき，特に右足を前に出すときに痛いです

表1　多摩総合医療センターでのACNES症例

		腹痛部位	Carnett徴候	発症から診断までの期間
1	22歳, 女性	左	+	35日
2	19歳, 女性	右	+	8日
3	50歳, 男性	右	+	2日
4	42歳, 男性	右	+	90日
5	83歳, 女性	右	+	6日
6	71歳, 男性	左	+	20日
7	79歳, 男性	右	+	4日

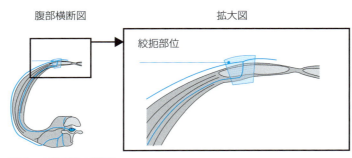

図3　ACNESの原因
(Frédérique M. U. Mol, et al.：Anatomy of abdominal anterior cutaneous intercostal nerves with respect to the pathophysiology of anterior cutaneous nerve entrapment syndrome〈ACNES〉：A case study. Translation Research in Anatomy 8-9：6-10, 2017 より)

文　献

1) van Assen T, et al.：Incidence of abdominal pain due to the anterior cutaneous nerve entrapment syndrome in an emergency department. Scand J Trauma Resusc Emerg Med 23：19, 2015
2) van Assen T, et al.：Chronic Abdominal Wall Pain Misdiagnosed as Functional Abdominal Pain. J Am Board Fam Med 26：738-744, 2013
3) Frédérique M. U. Mol, et al.：Anatomy of abdominal anterior cutaneous intercostal nerves with respect to the pathophysiology of anterior cutaneous nerve entrapment syndrome（ACNES）：A case study. Translation Research in Anatomy 8-9：6-10, 2017
4) Boelens OB, et al.：Management of anterior cutaneous nerve entrapment syndrome in a cohort of 139 patients. Ann Surg 254：1054-1058, 2011
5) 浅井　武，他：Anterior cutaneous nerve entrapment syndrome（ACNES）の2小児例．日本小児外科学会雑誌 53：944-948，2017

（賴母木直樹，奥村光一郎，綿貫　聡）

Ⅱ 各論 見方を変えたら診断できた！

質疑応答

指1本エリアの痛みの診察をしないことがACNES診断を困難にしているケースが多いと思います．研修医指導では何を心掛ければよいですか？

ていねいに診察するとACNESの場合は限局する圧痛点を見つけられることが多いです．患者さんが痛がっている部位がどこなのかを見つけるためにていねいに腹部を診察することが大切だと思います．一方で，ACNESのようなやや珍しい疾患を勉強した後にはそれに引っ張られてしまうことがあり，自分自身も他の疾患をACNESと誤診しそうになったことがあります．そのため，ACNESの診断をする際にはCarnett徴候の有無，CTで腹壁膿瘍などがないか，血液検査でCRPの上昇がないかなどをチェックすることが大切です．

II 各論　見方を変えたら診断できた！

Case 19
体動時に必ず左臀部がチクチクと痛む

「歩くときにお尻が痛い」
それ，本当に整形疾患ですか？

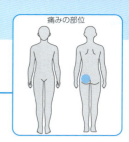
痛みの部位

体動時のみに左臀部に疼痛が出現し，歩行困難となった高齢患者

患者：89歳，男性．

既往歴：完全房室ブロック（88歳，永久ペースメーカ留置後），脳梗塞（78歳），大腸癌術後（78歳），高血圧症，閉塞性動脈硬化症．

服薬歴：クロピドグレル（プラビックス®）50 mg，メマンチン（メマリー®）15 mg，アロプリノール（ザイロリック®）100 mg，アムロジピン（ノルバスク®）5 mg，テルミサルタン（ミカルディス®）20 mg．

家族歴：特記なし．

生活歴：40本/日×30年間の喫煙歴があるが，50歳時に禁煙．

現病歴：3日前から外傷など特別な誘因なく，体動時のみに左臀部のチクチクとした痛みを自覚するようになった．起立，歩行，寝返りなどの動作で疼痛が必発するが，安静時には消失していた．その他の部位，特に下肢痛や異常感覚は伴っていなかった．左臀部痛が出現する前までは杖歩行が可能であったが，疼痛のため歩行困難となり，当院に紹介された．

■■ 身体所見

体温36.3℃，脈拍55/分，血圧120/66 mmHg，SpO$_2$ 97%（室内気），呼吸数13回/分．眼瞼結膜貧血なし．胸部・腹部に異常なし．臀部に皮疹なし．梨状筋出口部の圧痛なし．脊椎叩打痛なし．体幹の後屈に制限あり．安静時には下肢チアノーゼはないが，歩行を意図した体動時に左下肢にチアノーゼを認める．右大腿～足背動脈は触知可能，左大腿～膝窩動脈は触知可能だが，左足背動脈は触知不良（ドプラ流速計で血流は確認可能）．両下肢の筋力低下なし．感覚障害なし．深部腱反射は左右差なく正常．下肢伸展挙上テスト陰性．

■■ 検査所見

血液検査：WBC 7,700 /μL，Hb 16.1 g/dL，Ht 48.6%，Plt 17.5×10^4/μL，PT-INR 1.01，APTT 25.2秒，D-dimer 1.24 μg/mL，BUN 25.1 mg/dL，CRE 1.37 mg/dL，AST 22 U/L，ALT 19 U/L，LDH 167 U/L，ALP 232 U/L，γ-GTP 18 U/L，CK 73 U/L，TB 0.8 mg/dL，CRP 0.20 mg/dL．
ABI（ankle brachial index，足関節上腕血圧比）：右1.06，左0.52．

股関節部単純X線写真（図1）：関節裂隙の狭小化や関節面の不整なし，骨折なし．

■ Ⅱ 各論　見方を変えたら診断できた！

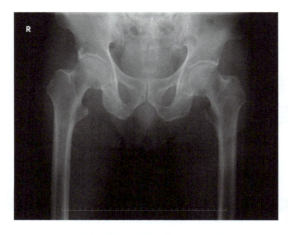

図1　股関節単純X線写真
股関節に骨折や不整面を認めない．

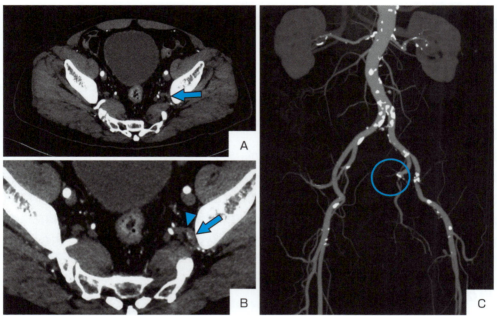

図2　造影CT
A：体軸断面，B：体軸断面拡大，C：三次元再構成．
左上殿動脈は閉塞し造影されず（A，B矢印，C丸印），左上殿動脈内には血栓と思われる低吸収域を認める（B矢頭）．

造影CT：左上殿動脈は閉塞し造影されず（**図2A・B矢印，C丸印**），左上殿動脈内には血栓と思われる低吸収域を認める（**図2B矢頭**）．図示できていないが，左浅大腿動脈には中等度から高度の狭窄を認めた．

■ 診断に至る経過

　左臀部痛が主訴であり，外傷や帯状疱疹などを鑑別としてあげたが，積極的にそれらを疑う病歴はなく，外観上は皮疹や打撲痕はなく，圧痛も伴わなかった．痛みのため歩行困難であることから，間欠性跛行をきたす疾患として鑑別を再考した．左足背動脈の触知が不良で，左下肢の冷感と歩行時のチアノーゼを認め，ABIが左のみ低下していたことから既存の閉塞性動脈硬化症が原因ではないかと考えた．しかし，詳しい問診からは，疼痛部位は下肢ではなく，歩

行中に疼痛が増悪し歩行困難となるわけでもなく，体動時に必発し安静時に消失する左臀部に限局した疼痛であることが明らかになり，本症例の痛みの原因として，閉塞性動脈硬化症では合致しないと判断した．その他，腰椎椎間板ヘルニア，脊柱管狭窄症，梨状筋症候群等の整形外科疾患を鑑別としたが，梨状筋出口部の圧痛や下腿後面への放散痛はなく，異常感覚や感覚障害によるしびれや筋力低下はみられなかったことから否定的であると判断した．股関節疾患の可能性も考え，股関節単純 X 線写真で評価したが，骨折や関節面の不整などの痛みの原因となり得る所見は確認できず，整形外科疾患の可能性は低いと判断した．

　以上の経過と D-dimer がごくわずかに上昇していたことと，喫煙歴や高血圧症と閉塞性動脈硬化症の既往歴からは心血管リスクが高いことから，血管病変が関与している可能性を考慮し，eGFR 37.9 mL/分/1.73 m^{2}と腎機能障害を合併していたものの，造影の有用性が大きいと判断し造影 CT を行った．造影 CT で閉塞性動脈硬化症による左浅大腿動脈に狭窄病変が複数箇所みられた．また，左内腸骨動脈の上殿動脈分岐部に血栓と思われる低吸収域を認め，それより末梢の左上殿動脈は完全に閉塞し造影されなかった．これらの結果から左上殿動脈血栓閉塞による臀筋跛行と診断した．後日，ペースメーカの記録波形を確認したところ発作性心房細動を認め，血栓形成の原因と判断した．

診断　左上殿動脈血栓閉塞による臀筋跛行

■ 治療

　臀筋跛行に対しては，一般的に抗凝固薬または抗血小板薬による保存的加療を行い，それでも症状の改善が乏しい場合にバイパス術や血栓除去術などの血行再建術を検討する．今回の症例では，左上殿動脈は血栓によって完全閉塞していたが，上殿動脈は内腸骨動脈の末梢枝（図3）[1]であり，また CT 所見からは側副血行路によりその支配領域の臀筋への血流は不十分ながら保たれており，外科治療の適応はないと判断した．入院前より陳旧性脳梗塞に対してクロピドグレル（プラビックス®）が導入されていたが，今回のエピソードからは抗凝固薬への変更が望ましいと考えアピキサバン（エリキュース®）に変更した．

■ その後の経過

　自力での体動が困難であったため，近医に転院した．1 週間程度で痛みは消失し，歩行速度は発症前より緩徐になったものの，ADL は杖歩行が可能なレベルまで改善した．

痛み診断のパール

体動時に必発し，安静時に改善する限局性の臀部痛では，詳細な問診のもと臀筋跛行を想起する必要がある．

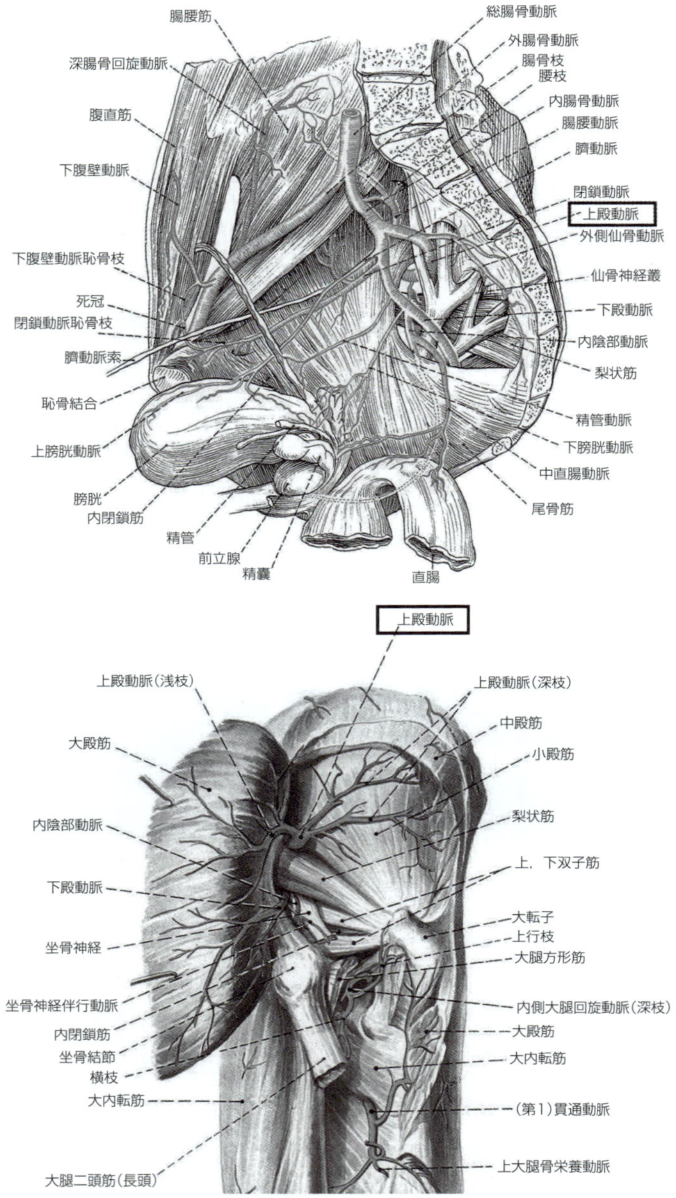

腸腰筋
深腸骨回旋動脈
腹直筋
下腹壁動脈
下腹壁動脈恥骨枝
死冠
閉鎖動脈恥骨枝
臍動脈索
恥骨結合
上膀胱動脈
膀胱
内閉鎖筋
精管
前立腺
精嚢
直腸

総腸骨動脈
外腸骨動脈
腸骨枝
腰枝
内腸骨動脈
腸腰動脈
臍動脈
閉鎖動脈
上殿動脈
外側仙骨動脈
仙骨神経叢
下殿動脈
内陰部動脈
梨状筋
精管動脈
下膀胱動脈
中直腸動脈
尾骨筋

上殿動脈

上殿動脈（浅枝）
大殿筋
内陰部動脈
下殿動脈
坐骨神経
坐骨神経伴行動脈
内閉鎖筋
坐骨結節
横枝
大内転筋
大腿二頭筋（長頭）

上殿動脈（深枝）
中殿筋
小殿筋
梨状筋
上. 下双子筋
大転子
上行枝
大腿方形筋
内側大腿回旋動脈（深枝）
大殿筋
大内転筋
（第1）貫通動脈
上大腿骨栄養動脈

図3　内腸骨動脈と上殿動脈の解剖
（平沢　興：分担　解剖学 2 脈管学・神経系．金原出版，86，95，1950 より一部改変）

文　献

1）平沢　興：分担 解剖学 2 脈管学・神経系．金原出版，86，95，1950
2）Batt M, et al.：Percutaneous angioplasty of the superior gluteal artery for buttock claudication：A report of seven cases and literature review. J Vasc Surg 43：987-991, 2006
3）Mahé G, et al.：Internal iliac artery stenosis：diagnosis and how to manage it in 2015. Front Cardiovasc 2：33, 2015
4）笠島史成，他：虚血性臀筋跛行と下肢血行再建の有用性．日本心臓血管外科学会雑誌 24：217-221，1995
5）萩原義信：間欠跛行の鑑別診断－慢性動脈閉塞症（PAOD）と腰部脊柱管狭窄症（LSCS）の鑑別について．日本腰痛学会雑誌 13：155-160，2007
6）佐藤晴男，他：バージャー病，閉塞性動脈硬化症，胸部および腹部大動脈瘤における凝固線溶系の検討．血液と脈管 18：367-369，1987

（平田理紗，多胡雅毅，藤原元嗣）

レクチャー

臀筋跛行

　臀筋跛行は骨盤内手術，特に腸骨動脈領域の血管外科治療の後の合併症として報告が多く，その他に動脈硬化性病変や血栓が原因となる[2]．疼痛は臀部から始まり，時に大腿部まで放散し，歩行を中止することで消失するのが特徴である[3]．内科医がファーストタッチする機会は多くはなく，外的要因なく発症した際には初診時に正しく診断することは難しい．さらに高齢者では，臀部から大腿後面にかけての歩行時の疼痛として訴えることがあるため，整形外科疾患として加療をされていることが多く[4]，整形外科疾患に合わない身体所見や検査所見を伴う患者，あるいは心血管リスクの高い患者の臀部痛をみた場合，詳細な問診によって「体動時に必発し，安静時に改善する限局性の臀部痛」であることを明らかにし，本疾患を想起し積極的に鑑別することが重要である．

　前述のように動脈硬化性病変は臀筋跛行の原因となり得るが，血栓による上殿動脈閉塞が臀筋跛行の原因となった本症例では，ABI 低下と臀筋跛行は直接関連がなかったため，病態の理解がより困難であった．間欠性跛行の原因となる末梢閉塞性動脈疾患の鑑別には ABI が有用であるが[4]，臀筋跛行そのものは内腸骨動脈系の虚血により生じ，当然のことながら内腸骨動脈またはその分枝のみの閉塞では ABI 低下や下肢虚血の所見は伴わない[5]．報告では臀筋跛行の全症例で全身広範囲に動脈硬化性病変を合併していたとされ[3]，ABI を実施して下肢末梢動脈病変の有無の評価を行い，心血管リスクの評価を進めることは有用であるが，それと同時に総腸骨動脈から内外腸骨動脈の分枝に至るまでの解剖を正確に理解し，慎重に解釈する必要がある．また本症例では D-dimer が軽度上昇していたが，いわゆる血栓症以外にも閉塞性動脈硬化症[6]を含む様々な病態で上昇するため解釈が難しかった．下肢の色調や冷感，動脈触知等の身体診察と適切な心血管リスク評価を行い，さらに他の疾患を除外したうえで，最終的に動脈虚血の評価目的に造影 CT にたどり着いたが，いかなる疾患においても鑑別を適切にあげ，病態を理解したうえで適切に精査を進めることが重要である．

　内腸骨動脈領域の虚血による臀筋跛行の概念を知っておくことが，迅速で正確な診断につながる可能性がある．本症例のように体動時に必発し，安静時に改善する限局性の臀部痛をみた場合，臀筋跛行を想起する必要がある．

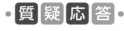

志水　身体所見上の同部位の圧痛などはあったでしょうか？

多胡　同部位に圧痛を認めず，自発痛のみでした．

Ⅱ 各論　見方を変えたら診断できた！

Case 20
睾丸痛が先行した下腹部痛

睾丸が病気の存在を示す sentinel になる！

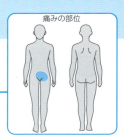
痛みの部位

 睾丸痛が先行した下腹部痛を訴える患者

患者：30歳，男性．
既往歴：健康診断で肝臓が悪いといわれたことはあるがフォローアップはしていない．
入院歴：なし．
手術歴：なし．
生活歴：喫煙なし，飲酒なし，家族と生活，ADLは自立．
家族歴：特記すべきことなし．
現病歴：生来健康で，過去には特に病院受診歴がない．朝7時に起床後，おにぎりを1個食べて，7時10分に着替えをしていた．この際に，本人は手を触れたためかと思ったというが，左の睾丸痛が出たという．睾丸痛は改善したものの，9時頃に下腹部の痛みと冷感が出現したため一般外来を受診した．

■問診

生もの摂取歴は1週間以内になし．海外渡航なし．下腹部の痛みは移動しない．過去に同様の症状が出現したことはなかった．昨日までは体調に変化はなく，普通に生活を送っていた．痛み（OPQRST）については下記の通り．

O（Onset 発症）：比較的急な発症．
P（Position/Provocation 場所/誘因）：下腹部正中よりやや左側で誘因は不明．
Q（Quality 性状）：チクチクではなく，押されるような感じの鈍痛．
R（Radiation 放散）：他の部位への放散はない．
S（Sequence 経過）：間欠的というよりは持続的である．
T（Timing 時間）：体動時には若干痛みが増す．
A（Association 関連）：冷感のみ，悪心や嘔吐はなし，血尿なし．

■身体所見

血圧110/61 mmHg，脈拍80/分・整，呼吸数18回/分，体温36.1℃，SpO₂ 98％．身長169 cm，体重78 kg．
頭頸部：結膜の黄染なし，蒼白なし，口腔内には潰瘍なし，扁桃腫大なし，リンパ節腫脹なし，

甲状腺異常なし.

胸部：呼吸音清明，心音・整，雑音なし，S3 なし，S4 なし.

腹部：平坦・軟. 下腹部正中より若干左側，恥骨上の領域に自発痛と軽度の圧痛あり. 手術痕なし，腸管蠕動音は異常なし，鼠径部の膨隆はなし，起立時などの腹圧上昇時の膨隆も認められない. 睾丸は腫瘤触知なく，圧痛なし. 挙上にても痛みは誘発なし（Prehn 徴候陰性）. 陰嚢の皮膚にも異常はなし. 直腸診による前立腺の圧痛なし.

■ 検査所見

WBC 10,870/μL，RBC 476×10^4/μL，Hb 14.6 g/dL，Ht 42%，MCV 88 fL，RDW 13.5，Plt 32.4×10^4/μL，AST 27 IU/L，ALT 42 IU/L，LDH 202 IU/L，ALP 251 IU/L，γ-GTP 31 IU/L，TB 0.8 mg/dL，CK 106 IU/L，Alb 4.9 g/dL，UA 8.3 mg/dL，BUN 13 mg/dL，CRE 0.91 mg/dL，eGFR 80.28 mL/分/1.73 m^2，Na 141 mmol/L，K 4.1 mmol/L，Cl 106 mmol/L，Glu 140 mg/dL（食後 2 時間以上），CRP 0.03 mg/dL.

検尿：排尿しておらず，検査は行っていない.

■ 診断に至る経過

病院受診時には左下腹部痛にて受診しているが，採血では炎症所見も乏しく，臓器症状も明らかではない. 病歴から腹痛は急速に進行したものであり，採血には異常が反映されるのがWBC くらいしかないタイミングと考えられるため，採血のみで明らかな原因を特定するのは困難である.

食事との影響があると考えると，おにぎりだけで 2 時間で下腹部が痛くなるというのは，腸管の問題にしては小腸や大腸の分布する下腹部に病変が起こるには早すぎる印象である. 腹壁の筋痛と仮定すると，朝起床時には問題がなく，特に運動もしていない状況下で，外傷の病歴もないなかで痛みが出るのは少し考えにくい状況にある. 他の腹壁疾患として，鼠径ヘルニアは部位的には考慮するが，腹部の診察所見では明らかではない.

腸管，尿路，腹壁，生殖器系などを解剖学的には考慮するが，与えられている情報だけで診断仮説を形成するのは一般には困難に思える.

しかし，先行して睾丸痛があったというのが，この症例できわめて特異な病歴にみえる. 睾丸の診察では，陰嚢の腫瘤や圧痛はなく睾丸炎は否定的で，精巣上体炎を示唆する圧痛もなく，Behçet 病のような皮膚潰瘍もなく，結節性多発動脈炎（睾丸動脈の炎症による虚血症状）としても圧痛が全くないというのは違和感がある. このことから，睾丸の痛みは関連痛（referred scrotal pain）であったのではないかという仮説が形成される.

睾丸関連痛と考えると，**表 1** のような鑑別疾患があげられる[1]. 高齢者では大動脈瘤などの関与が知られているが，若年者では急性虫垂炎，尿路結石，急性前立腺炎が鑑別にあがる. 本例では身体所見では前立腺炎は否定的であったし，急速な経過で発熱もないところも一般的ではない. 急性虫垂炎とすると，右下腹部痛はなく左下腹部痛である点では考えにくい.

尿路結石は，国内の 2015 年の調査では 10 万人あたり 137.9 人の発生率があり，男性 191.9 人

II 各論　見方を変えたら診断できた！

表1　Referred scrotal pain の鑑別診断

疾患	関連する神経の部位
腹部大動脈瘤	陰部大腿神経
尿路結石	陰部大腿神経
盲腸背面の虫垂炎	陰部大腿神経
後腹膜腫瘍（IgG4RD など）	陰部大腿神経
鼠径ヘルニア整復術後の疼痛	陰部大腿神経/腸骨鼠径神経
前立腺の痛み	後陰嚢神経
神経根や脊椎の痛み	S1 神経根（後大腿皮神経）/第 4 腰椎
てんかん	脳波で C4 電極に異常波
MSSA 感染性心内膜炎	不明
糖尿病患者の食後の痛み	不明

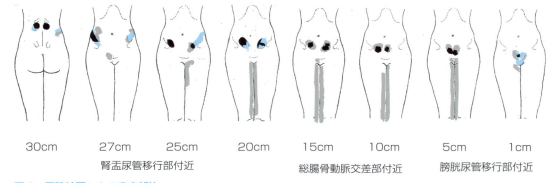

図1　尿路結石による疼痛部位
尿路にカテーテル挿入にて発生する疼痛部位：膀胱尿管移行部からの距離（cm）．20 人の被験者で痛みが発生した場所の頻度を色で表した（黒＞薄青＞グレー）．
（Ockerblad NF, et al.：The distribution of ureteral pain. J Urol 39：745-750, 1938 より筆者作成）

に対して女性 86.9 人と男性に多い[2]．また発生率は 1965 年の 43.7 人/10 万人に比べて年々増加傾向があり，年齢層も 1965 年は 20〜50 歳に多かったが，2015 年では若干年齢が上がり，また 30〜80 歳と幅広い層で発症し腹痛をきたす common disease といえる[2]．尿路結石は，通常生理的狭窄部である，①腎盂尿管移行部，②総腸骨動脈交差部，③膀胱尿管移行部の 3 か所で閉塞しやすい．尿路結石はただ存在するだけでは痛みは生じず，尿管に詰まることで初めて痛みが生じるとされている．1938 年に発表された，成人 20 例でのカテーテル挿入による刺激で，尿管由来で起こる疼痛部位を図 1[3]に示した．この図をみるとわかるように，①では通常背部痛もしくは側腹部が起こり，②では下腹部に痛みが生じ，③では会陰部近傍に限局することが知られている．本例では下腹部正中やや左に痛みが起こっていたのは，下部尿路結石の存在を示唆しており，膀胱尿管移行部近辺に結石がないか気になるところである．

そこで，最初に尿路結石を疑い KUB（kidney ureter bladder）撮影を行ったが，図 2 のように静脈石もあるため尿路結石を同定するのが困難であったが，少なくとも虫垂炎で手術になる可能性を高くする糞石がないことがわかった．

ここで急性虫垂炎をなぜ鑑別にこだわっていたかを示したい．虫垂炎は，10% 程度であるが左下腹部痛でみつかることがあり得る[4]．虫垂炎では，右下腹部の局在する体性痛が発生する約 8〜12 時間前に起こる関連痛として，一般的には心窩部や臍周囲に先行する痛みが出ること

⑳ 睾丸痛が先行した下腹部痛

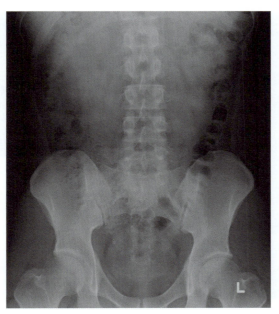

図2　KUB像
腎盂尿管移行部には明らかな結石なく，糞石もないが，膀胱尿管移行部は静脈石の存在もあり，結石かどうかを確定するには至らない．

はよく知られていることである．ところが非常にまれであるものの，陰嚢の痛みが同様に関連痛として起こることも知られており，急性腹症の書籍で有名なZachary Copeがuncommon symptomsとして「右もしくは左か両方の睾丸の痛みがあるかもしれない．また，患者は虫垂炎のある時点で右睾丸が引っ張られたというかもしれない」と記述している[5]．これは，Cope自身が1921年に報告した5例の観察に基づく知見である[6]．急性虫垂炎はcommon diseaseであるため，rare presentationを除外することは，可能性は低いものの考慮が必要であると考えていた．

これらの思考過程から，「左尿路結石＞急性虫垂炎」が睾丸関連痛の鑑別疾患として考慮すべき疾患と診断仮説を形成し，腹部エコーなら，虫垂炎と尿路結石の鑑別ができると考えてCTはオーダーしなかった（仮にこれで区別ができない場合には，腹部CTを考慮していた）．これは近年，CT施行の閾値が下がって検査頻度が増えているが，腫瘍発生との関連も報告されており[7]，被曝の面からも重要と考えられる．実際には図3のように左尿管膀胱移行部に結石の描出があり，わずかではあるが尿管の拡張も示唆する所見もあり，尿路結石が確定した．また虫垂の腫大も，右下腹部にもエコー時の圧痛もないことがわかり虫垂炎も除外された．CTによる不要な被曝を避けることができ，受診日の午前中に外来で診断が確定した．

診断　左尿管結石による睾丸関連痛

Ⅱ 各論　見方を変えたら診断できた！

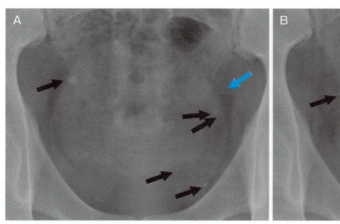

図3　腹部エコー検査
左腎内腎盂がごく軽度拡張しており，左尿管は腸骨動脈交差部近辺まで拡張が確認される．左尿管膀胱開口部に4.9 mm程度のストロングエコーがあり結石が疑われる．

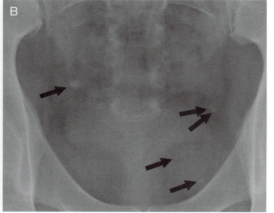

図4　KUBによるフォロー
A：第1病日　KUB像．青矢印が膀胱尿管移行部結石．矢印は静脈石．図1の骨盤部を拡大したもの．B：第9病日　KUB像．結石が消失．矢印は静脈石．

■ 治療

5 mm以下の結石であるため，自然排石が期待できると判断した[8]．痛みは強くなかったため経過観察のみとした．

■ その後の経過

本人の都合を考慮して9日後にKUBにてフォローアップした．症状は受診翌日には消失し，排石した自覚はなかったが，図4のようにKUBで左膀胱にあった結石が消失していることを確認したので，フォローアップを終了した．

痛み診断のパール

睾丸関連痛（referred scrotal pain）をみたら，陰部大腿神経に影響する臓器障害を考えよ！

レクチャー

関連痛

　痛みの局在を誤らせるものとして，関連痛（referred pain）の存在が古くから知られていた．虫垂炎において心窩部や臍周囲に起こることを医学部では教育しているが，それ以外の関連痛を学ぶ機会は少ないと思われる．臨床的に有用な他の関連痛には，referred otalgia（耳介関連痛）[9]，横隔膜近辺の病変による肩の放散痛（脾臓破裂のKehr's signなど）[10]や，胆石症における背部痛（Boas'sign, Collins's sign）などがあげられる．痛みの原因を分析するにあたり，多くは体性痛や内臓痛として鑑別を進めるが，比較的まれな事象である関連痛を想起することで，迷いのない疾患の絞り込みができることを示した．関連痛は疾患のsentinel（監視者）である．

文献

1) McGee SR：Referred scrotal pain. J Gen Intern Med 8：694-701, 1993
2) Sakamoto S, et al.：Chronological changes in the epidemiological characteristics of upper urinary tract urolithiasis in Japan. Int J Urol 25：373-378, 2018
3) Ockerblad NF, et al.：The distribution of ureteral pain. J Urol 39：745-750, 1938
4) Ramsden WH, et al.：Is the appendix where you think it is- and if not does it matter? Clin Radiol 47：100-103, 1993
5) Cope Z：The Early Diagnosis of the Acute Abdomen. 14th ed. Oxford University Press, 50-51, 56, 1972
6) Cope Z：Testicular symptoms in appendicitis. Br J Surg 34：215-216, 1921
7) Brenner DJ, et al.：Computed tomography- an increasing source of radiation exposure. N Engl J Med 357：2277-2284, 2007
8) Miller OF, et al.：Time to stone passage for observed ureteral calculi：a guide for patient education. J Urol 162：688-991, 1999
9) Jaber JJ, et al.：Cervical spine causes for referred otalgia. Otolaryngol Head Neck Surg 138：479-485, 2008
10) Cope Z：A clinical study of phrenic shoulder-pain；with special bearing on the diagnosis of acute abdominal disease. Br J Surg 38：192-201, 1922
11) Rao PM, et al.：Effect of computed tomography of the appendix on treatment of patients and use of hospital resources. N Engl J Med 338：141-146, 1998
12) Salminen P, et al.：Antibiotic therapy vs appendectomy for treatment of ncomplicated acute appendicitis：The APPAC randomized clinical trial. JAMA 313：2340-2348, 2015

（清田雅智）

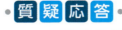

虫垂炎でCTを用いない際，例えば外科へのコンサルトで苦労することなどはありますか？

　診断という観点では，右下腹部痛やpain before vomitingなどの虫垂炎を疑うシナリオなら，夜間の救急なら妊婦などを除けば，自分でエコーで

当たりをつけて，わからない場合は造影 CT を取ることが大半かと思います．CT でもやせた人などで体内の脂肪が少ない人は，診断が難しいことがあります．一方，日勤帯であれば，技師が行ったエコーでの診断は外科医も納得することが多いので，検査科にエコーの依頼をします．エコーで確定診断できていれば，X 線の被曝量を増やさないように CT を取らなくてもよいのではと思うことは個人的にはあります．1998 年の NEJM の研究[11]が出るまでは虫垂炎で CT を取るのは外科医も邪道だと思っていた時代もありましたよね．個人的には，病歴と身体所見と画像で，診断できないことはなくなってきていると思っています．

しかし，現在は外科医が CT を撮ってくれと要求があれば，手術をしないのなら取らないが，手術をしてもらえるのなら取りましょうというスタンスを示しています．それで困ることはないと思います．手術する側としては，CT で得られる虫垂以外の解剖学的な情報は安心につながります．これは手術を安全に行うという観点に立てば，内科医としても必要性はわかるのではないでしょうか？ 外科医で苦労する問題があるとすれば，大病院ではがん患者があふれていたり，麻酔科医が不足したりして虫垂炎のような良性疾患での緊急手術はどちらかというと後回しになりがちなことでしょうか．2015 年の JAMA の APPAC 研究[12]なども出て，抗菌薬でひとまず内科でみてくれないかといったという話もまれに出たり，手術場の問題から転院を勧められたりすることが，どちらかというと苦労することでしょうか？

清田

Ⅱ 各論　見方を変えたら診断できた！

Case 21
全身の耐え難い痛み

その痛み，線維筋痛症じゃないの!?

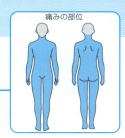
痛みの部位

耐え難い全身の痛みを訴える患者

患者：48歳，女性．
既往歴：脂質異常症．
嗜好歴：喫煙は10本/日，飲酒なし．
家族歴：リウマチ・膠原病なし，結核なし．
現病歴：来院3か月前から全身の痛みを自覚した．痛みは徐々に悪化していき，夜間も眠れないほどであった．全身の痛み以外には，倦怠感があり，仕事はスーパーの品出しのパートをしていたが，続けることを億劫に思うほどであった．近医の内科クリニックで血液検査をしたが，炎症マーカーは正常で，自己免疫疾患の自己抗体も陰性ということで専門外来に紹介となった．

■問診

　痛みは顔面を除く，後頸部，四肢，体幹のあらゆる部位にある．表面の痛みではなく，節々の鈍痛である．動作をすると痛みが誘発されるが，安静でも痛みがある．朝一番は全身がこわばった感覚で起きられないときがある．仕事中は忙しく痛みを気にしていられないが，帰宅時には再度痛みを自覚する．市販のロキソプロフェンを内服するとやや効果があるようだが，日々1～3錠飲んでおり，胃部不快感が生じている．生理は不順でもともとは30日周期だが，ここ半年は2か月に1回少量の出血があるぐらいである．家では高校生と中学生の子ども2人が反抗期のためか，言い争いが絶えない．夫は家のことについては無関心で不満を感じている．患者自身もパートをしないと家計を支えられない．パートでは店長が変わったためか，特定のパート従業員を贔屓し，その分の仕事が増えてストレスを感じている．35歳から1日1～2本程度であった喫煙も最近では10本まで増加している．

■ROS (review of systems)

＋：全身の疼痛，朝のこわばり，不眠，抑うつ気分，倦怠感．
－：悪寒，発熱，寝汗，体重減少，口内炎，悪心，腹痛，下痢，血便，排尿時痛，頻尿，残尿感，帯下変化，陰部の異常，黒色便，皮疹，霧視，視野障害，日光過敏，脱毛，Raynaud現象，Sicca症状，ホットフラッシュ，動悸，イライラ，発汗過多，先行感染．

■ 身体所見

外観：受け答えは良好だが，身なりは粗雑．
身長，体重：154 cm，65 kg．
バイタルサイン：体温 36.4℃，血圧 138/85 mmHg，脈拍 75/分・整，呼吸数 16/分，SpO$_2$ 98%（室内気）．
頭部：眼瞼結膜軽度蒼白(＋)，黄染(－)，口腔咽頭粘膜病変(－)，耳鼻に病変(－)．
頸部：甲状腺腫大・圧痛(－)．
胸腹部：特記すべき異常(－)．
背部：脊柱叩打痛(－)，肋骨背椎角 (costovertebral angle：CVA) 叩打痛(－)．
四肢：上腕，前腕，大腿，下腿に把握痛(＋)．
関節：図1の部位に圧痛を認める．
リンパ節：頸部・鎖骨上窩・腋窩・滑車上・鼠径リンパ節に腫大(－)．
神経：異常所見(－)．

■ 血液検査

WBC 630/μL (Neu 65.0%, Lym 32.0%, Mon 2.0%, Eos 5.0%), Hb 11.6 g/dL, MCV 85 fL, Plt 28×10^4/μL, TP 6.8 g/dL, Alb 3.8 g/dL, LDH 175 U/L, AST 32 U/L, ALT 43 U/L, ALP 192 U/L, BUN 20.8 mg/dL, CRE 0.76 mg/dL, Na 135 mmol/L, K 3.8 mmol/L, Cl 109 mmol/L, Ca 8.5 mg/dL, Glu 90 mg/dL, CK 120 U/L, CRP 0.74 mg/dL, 赤沈 22 mm/時, C3 110 mg/dL, C4 32 mg/dL, CH50 54.8 U/mL, 抗CCP抗体 10.2 U/mL, RF 12 IU/mL, MMP-3 32.7 ng/mL, ANA 40倍未満, 抗SSA抗体 7.0 U/mL以下, TSH 2.82 μIU/mL, FT$_4$ 1.38 ng/dL, 随時コルチゾール 18 μg/dL.

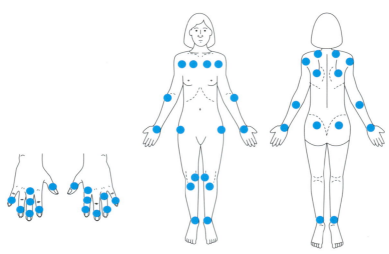

図1　圧痛のある部位

■■■ 診断に至る経緯

　四肢，体幹のあらゆる部位に痛みを感じ，さらに同部位に圧痛点があることから，直感的に線維筋痛症を考えたくなる．線維筋痛症は典型的な 18 か所の圧痛点が特徴的だが，2016 年の米国リウマチ学会（ACR）の線維筋痛症の改訂診断基準からは圧痛点は削除され，その代わり，身体の 5 領域の少なくとも 4 領域に痛みを認めることが基準となった（**図 2**）[1]．本患者では典型的な全身痛だけでなく，抑うつや倦怠感などの症状も強く，診断基準のほとんどの項目を満たしてしまう．

　しかし，そもそも全身痛は様々な疾患で起こり，さらに線維筋痛症も様々な疾患に高頻度に併発するため，鑑別の最初にあげてはいけない．また注意したいのは，ACR 2016 年の診断基準は，線維筋痛症は前腕，下腿よりも遠位には疼痛部位がないことである．本患者は複数の手指に痛みを認めた．そこで全身痛を分析的に考えた．

　全身痛をきたす疾患は炎症性か非炎症性に分けることができる（**表 1**）．炎症性か非炎症性かを簡単に分ける検査は C 反応性蛋白（CRP）と赤血球沈降速度（ESR）である．これらが陰性である場合，原則は非炎症性である．本患者では，副腎不全や甲状腺機能低下症，副甲状腺機能亢進症などを疑い，血液検査を実施したが，ACTH，コルチゾール，TSH，FT_4，Ca，P 値などはすべて正常であった．年齢と月経不順の病歴からは更年期であることも考えられた．しかし，ホットフラッシュを含めた症状がなく，更年期障害に関連した関節痛は考えにくかった．ALP も正常であり，骨軟化症の可能性も高くないと考えた．非炎症性疾患のなかでもう 1 つ見逃しがちな疾患として hypermobility syndrome（過剰運動症候群）がある．詳細は成書に譲るが，本患者では関節の可動域は正常範囲内であった．

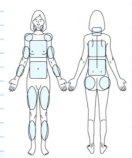

図 2　米国リウマチ学会（ACR）2016 年改訂診断基準
（Wolfe F, et al.：2016 Revisions to the 2010/2011 fibromyalgia diagnostic criteria. Semin Arthritis Rheum 46：319-329, 2016 より）

II 各論 見方を変えたら診断できた!

表1 全身痛の鑑別

	感染症	リウマチ膠原病	内分泌代謝	神経	悪性腫瘍	その他
非炎症性			副腎不全 甲状腺機能低下症 副甲状腺機能亢進症 更年期障害 アミロイドーシス 骨軟化症に伴う多発骨折	ポリニューロパチー（糖尿病を含む）	傍腫瘍症候群	線維筋痛症 不安神経症 強迫性障害 アロディニア hyper mobility syndrome
炎症性	パルボウイルス ヒトパレコウイルス （流行性筋痛症） 敗血症 感染性心内膜炎	関節リウマチ リウマチ性多発筋痛症 全身性エリテマトーデス 皮膚筋炎・多発性筋炎 Sjögren 症候群 全身性強皮症 混合性結合組織病 Behçet 症候群 血管炎症候群 再発性多発軟骨炎 成人 Still 病 脊椎関節炎	結晶性関節炎			

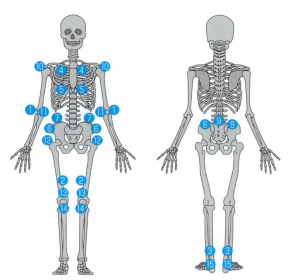

図3 LEI, MASES, SPARCC における付着部炎の評価部位
①上腕骨の外側上顆, ②大腿骨の内側顆, ③アキレス腱近位付着部, ④第1肋軟骨, ⑤第7肋軟骨, ⑥上前腸骨棘, ⑦腸骨稜, ⑧上後腸骨棘, ⑨第5腰椎棘突起, ⑩上腕骨大結節の棘上筋停止部, ⑪上腕骨の内側上顆, ⑫大転子, ⑬膝蓋骨の大腿四頭筋停止部, ⑭膝蓋骨/脛骨結節の膝蓋靱帯付着部, ⑮足底筋膜付着部. LEI：Leeds Enchesitis Index, MASES：Maastrict Ankylosing Spondylitis Enthesitis Score, SPARCC：Spondyloarthritis Research Consortium of Canada Enthesitis Index.
（Mease PJ, et al.：Performance of 3 enthesitis indices in patients with peripheral spondyloarthritis during treatment with adalimumab. J Rheumatol 44：599-608, 2017 より改変）

　そこで，炎症性疾患が炎症マーカー陰性の場合を考えた．感染症でもヒトパレコウイルスによる成人の流行性筋痛症では，炎症マーカーが軽微で陰性のことも少なくない[2]．しかし，本患者では先行する感染歴は認めず，身近に小児やヒトパレコウイルス感染者はいなかった．リウマチ膠原病疾患では関節リウマチ，全身性エリテマトーデス，Sjögren 症候群，脊椎関節炎は

㉑ 全身の耐え難い痛み

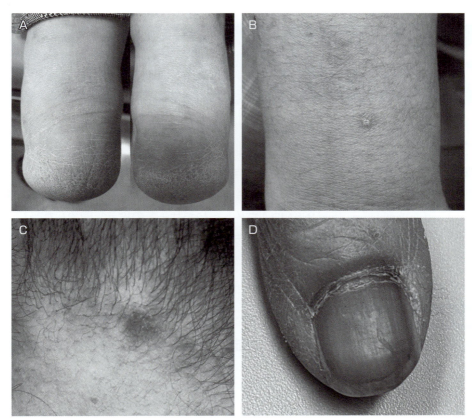

図4　身体所見
A：両側アキレス腱の肥厚．B：前腕の落屑を伴う小紅斑．C：髪の生え際の落屑を伴う紅斑．D：pitting nail.
（カラー口絵6 p.iv参照）

　しばしば炎症マーカーが陰性となる．その他の膠原病，血管炎も全身痛を起こし，炎症マーカーが低値になることがあるが，他の症状が前面に出ることが多く，全身痛だけの鑑別でそれほど悩むことはないように思う．しかし抗核抗体や抗SSA抗体も陰性であり，その他の随伴症状もなく，全身性エリテマトーデスやSjögren症候群の可能性は低いと考えた．関節痛や朝のこわばり，抗環状シトルリン化ペプチド抗体（抗CCP抗体）の軽度陽性から2010年の米国リウマチ学会（ACR）/欧州リウマチ学会（EULAR）の分類基準[3]も満たすため，関節リウマチを考えたくなる．しかし注意すべきは，抗CCP抗体が喫煙者で陽性となることである．喫煙は肺での蛋白のシトルリン化を惹起し，そのために抗CCP抗体が産生される[4]．したがって喫煙者における抗CCP抗体陽性は関節症状がない場合，必ずしも関節リウマチを意味しない．

　さて，重要な鑑別として脊椎関節炎を忘れてはいけない．全身の付着部に炎症を起こすため，線維筋痛症と誤診されやすい．付着部の部位を示すが，いかに線維筋痛症の圧痛領域とオーバーラップしているかわかると思う（図3）[5]．したがって線維筋痛症を疑う患者では脊椎関節炎の特徴の検索を怠ってはならない（「レクチャー」参照）．本患者では詳細な身体所見を取ると，図4のような所見が得られた．前腕の皮疹は生検の結果，乾癬と判明した．もちろん関節リウマチの併存も否定できないが，特徴的な身体所見と，関節エコーで関節滑膜炎よりも付着部炎が優位だったことから総合的に考え，乾癬性関節炎と診断した．

155

II 各論 見方を変えたら診断できた！

診断　乾癬性関節炎

■治療と経過

　体軸性関節炎があったため，本来であれば生物学的製剤を使用したかったが，高額であること，注射製剤であることもあり，患者本人は希望しなかった．非ステロイド性抗炎症薬（non-steroidal anti-inflammatory drugs：NSAIDs）やメトトレキサートの投与を開始した当初は症状の改善が乏しかったが，家族に病状を理解してもらい，家事の負担を減らしたこと，パート先を変えたことで肉体的な負担が軽減し，症状が改善した．

痛み診断のパール

安易に線維筋痛症と診断しない！　炎症のない全身痛こそ，全身の網羅的検索を行うこと．

レクチャー

線維筋痛症と間違えやすい脊椎関節症

　線維筋痛症は多くの疾患に併存する．ことに膠原病においては，全身性エリテマトーデス，Sjögren 症候群，関節リウマチは高率で線維筋痛症を併発し，血管炎や乾癬性関節炎を含めた脊椎関節炎も併存率が少なくない．したがって，線維筋痛症を診断する前に，必ず他疾患をまず考えたい．特に脊椎関節炎は自己抗体が陰性で，炎症マーカーも正常のことがあり，さらに疼痛部位が全身の付着部にわたると，線維筋痛症としばしば誤診されるため注意が必要である．

　脊椎関節炎は体軸性と末梢性に大きく分けられる．体軸性関節炎の代表は強直性脊椎炎で，末梢性関節炎の代表は乾癬性関節炎である[6]．しかし強直性関節炎でも末梢の関節炎を起こすことや，乾癬性関節炎でも体軸の関節炎を起こすことがある．したがって，それらを大別せずに脊椎関節炎としてひとまとめとして考えるほうがわかりやすい．脊椎関節炎（spondyloarthritis：SpA）を疑うとき，確認するべき SpA feature がある．それには炎症性背部痛，仙腸関節炎，関節炎，腱付着部炎，ぶどう膜炎，指趾炎，乾癬，炎症性腸疾患，NSAIDs の良好な反応，SpA の家族歴，HLA-B27，CRP 上昇などである．脊椎関節炎のいずれかの疾患を疑うときには，これらを網羅的に確認するとよい．

　乾癬性関節炎は，7 割の患者では乾癬が先行し，2 割は皮膚症状と関節症状が同時発症，5％未満は関節炎が先行する．皮疹は全身に出ている場合は患者が自覚することが多いが，本症例のように軽微である場合，臀裂や頭皮の生え際，耳の中・耳介の後ろなど確認しに

くい部位にある場合はしばしば見逃しの原因となる.

さらに深く学びたい方は筆者のブログ「リウマチ膠原病徒然日記」（https://tuneyoshida.hatenablog.com/）を参照してほしい.

文 献

1) Wolfe F, et al.：2016 Revisions to the 2010/2011 fibromyalgia diagnostic criteria. Semin Arthritis Rheum 46：319-329, 2016
2) 山川達志, 他：ヒトパレコウイルス3型感染に伴う成人の流行性筋痛症17例の検討. 臨床神経学 57：485-491, 2017
3) Aletaha D, et al.：2010 Rheumatoid arthritis classification criteria：an American College of Rheumatology/European League Against Rheumatism collaborative initiative. Ann Rheum Dis Arthritis Rheum 62：2569-2581, 2010
4) Catrina AI, et al.：Lungs, joints and immunity against citrullinated proteins in rheumatoid arthritis. Nat Rev Rheumatol 10：645-653, 2014
5) Mease PJ, et al.：Performance of 3 enthesitis indices in patients with peripheral spondyloarthritis during treatment with adalimumab. J Rheumatol 44：599-608, 2017
6) Raychaudhuri SP, et al.：The classification and diagnostic criteria of ankylosing spondylitis. J Autoimmun 48-49：128-133, 2014

（吉田常恭）

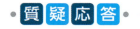

診断的に未分化状態の痛みの患者をフォローするうえで気をつけていることはありますか？

医学・生物学的な側面だけでなく，心理学的や社会的側面を包括的に評価して患者の"痛み"に向き合うことが重要であると考えます．

私の専門外来では筋骨格系のあらゆる疼痛患者が紹介されますが，初診患者のうちおよそ3～5割が初回で診断がつかず，継続的に外来フォローをしても全体の1～2割は最終的に診断がつきません．これは医学・生物学的な問題が完全にクリアされていないことを意味しますが，仮に診断がつかない場合でも心理・社会的な問題に対して介入または介入する意向を示すことで，鎮痛薬を使用せずとも，あるいは鎮痛薬の効果と相乗効果を成すように痛みの軽減が得られることをしばしば経験します．私は患者に対して「痛みを因数分解する」という言葉をよく使いますが，疼痛の原因を1つと決めつけずに様々な側面で複雑に絡む痛みの原因を分類していくことで原疾患を特定し治療することで改善するもの，原疾患に寄らず，様々な作用機序の鎮痛薬を適切に使用する事で改善するもの，心理・社会的サポートを行う必要があるものなどの割合を意識して"痛み"に向き合うことが大切だと考えます．

II 各論　見方を変えたら診断できた！

Case 22
食欲低下と全身倦怠感，発熱を訴える

わたし，コロナにかかってないですか!?

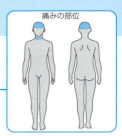
痛みの部位

新型コロナウイルス感染症（COVID-19）のことが心配でしかたがない患者

患者：52歳，女性．
主訴：発熱・全身倦怠感・食欲低下．
現病歴：来院1週間前から徐々に食欲が低下し何となくだるさも自覚していた．来院数日前に頭痛，鼻汁，38〜39℃台の発熱が出現し，その頃から食事も取れなくなった．夫も同じ時期に体調を崩しており，COVID-19が心配になり，外来を受診された．
既往歴：不安神経症と不眠症で近隣のメンタルクリニックに通院中．
内服歴：エチゾラム1 mg 3錠分3毎食後，スボレキサント15 mg 1錠分1眠前，ロキソプロフェンナトリウム60 mg 3錠分3毎食後．
嗜好歴：飲酒：機会飲酒，喫煙：10本/日×32年．
アレルギー歴：特記事項なし．
生活歴：内縁の夫と2人暮らし，専業主婦で精神的に不安定で引きこもりに近い生活を送っている．
夫の職業：長距離トラック運転手で県外へ多数移動している．

■ 問診/ROS (review of systems)

＋：1週間前から食欲低下・全身倦怠感，数日前から発熱，頭痛，鼻汁．
－：咳嗽，咽頭痛，味覚障害，嗅覚障害．

■ 身体所見

バイタルサイン：意識清明，体温37.1℃，血圧108/72 mmHg，心拍120/分，呼吸数20〜30回/分，SpO$_2$ 98%（室内気）．
頭頸部：眼球結膜黄染なし，貧血なし，頸部リンパ節腫脹なし，甲状腺腫大・圧痛なし．
口腔内：咽頭発赤軽度，扁桃腫大・白苔付着なし．
胸部：肺音清，明らかな肺雑音を聴取せず，心雑音を聴取せず．

■ 検査所見

胸部X線：明らかな肺炎像を認めない．肋骨横隔膜角（costophrenic angle：CPA）鋭で心拡大なし．
新型コロナウイルスPCR：陰性．

■ 診断に至る経過

　初回来院時，発熱・頻脈・頻呼吸はあったが，明らかな肺炎像は認めなかった．患者本人の希望が強く，新型コロナウイルス（SARS-CoV-2）PCR検査を施行したが陰性だったため，解熱薬を処方し経過観察とした．
　帰宅後から下痢症状が悪化し，その後も発熱，呼吸困難感が持続していたため再受診された．この時点でも腹痛の訴えはなかったが，外来入室時に右腹部をかばうような歩行をしていた．腹部を診察すると右下腹部に圧痛・自発痛があり，McBurneyの圧痛点とLanz圧痛点が陽性だった．腹膜刺激症状はなかったが，臨床所見から急性虫垂炎を疑い腹部造影CTを撮影したところ，虫垂の腫大と周囲の遊離ガス所見を認めていた．

診断　急性虫垂炎＋穿孔性腹膜炎

■ 治療とその後の経過

　改めて病歴の聴取を行うと，初診時5日前から下痢と一緒に腹痛も出現していたが，同居している内縁の夫が咳・咽頭痛・呼吸困難の症状があり，さらには長距離トラックの運転手で県外移動が多いことから，夫がCOVID-19にかかっていて自分も感染したに違いないと考えていたことが明らかになった．虫垂炎の診断で入院となることを説明したあとにも，「コロナにも感染しているのではないか？　本当に大丈夫か？」などと患者本人に聞かれることもあり，不安の強さがうかがわれた．
　外科医とも相談し，穿孔はあるものの腹膜炎が限局的で，全身状態もよかったことから保存的治療の方針となり，抗菌薬を計16日間投与し，第19病日に造影CTで再評価を行ったところ膿瘍や脂肪織の炎症の消失を確認し，経過も良好であったことから退院された．手術に関しては再発時に手術を行う方針となった．
　今回適切なタイミングで腹部症状を捉えることができなかった虫垂炎患者の経験をした．様々な要因はあるが，患者本人のCOVID-19に対する不安が強かったことも影響していると考えた．小児や認知症患者，精神疾患が背景にある場合には，患者の訴えだけでは十分症状を拾えない可能性を考え，時には訴えだけでなく身体診察や検査などを積極的に実施することが必要になることもある．
　また，そもそもCOVID-19は消化器症状を含めた多彩な症状を引き起こす疾患であり，実際に虫垂炎の診断の遅れに影響することも報告[1])されている．COVID-19の流行は人々の心に影響

を与え，その人らしさを損なう一因となる．また，COVID-19流行下での診断エラーのなかには，「非典型的な症状によって診断がマスクされる」「COVID-19非感染者に対しても感染者と誤診してしまう」「COVID-19感染を警戒することで必要な診察がされず診断が遅れる」「非専門医が疑似症例に対応している」などがあると報告されている[2]．本患者でもCOVID-19への不安が，症状をマスクし，必要な診断が十分されなかったことが，診断に影響したと考えられた．このような診断エラーの改善策としてはリスクや事例の共有・疾患知識のサポート・業務システムの再設計・強化が重要である．

痛み診断のパール

- 痛みはあくまで主観的であり，患者属性によって訴え方が異なり，時には自ら痛みを訴えない患者がいる．
- "withコロナ時代"の診断エラーパターンを認識し，不安から訴えがゆがむ可能性があることを知っておこう．

レクチャー　虫垂炎の診断エラー

　虫垂炎は虫垂の内部に閉塞が生じることで引き起こされる炎症および感染症であり，急性腹症の最も一般的な原因の1つである．虫垂炎は頻度が高い分，診断エラーの頻度も高いといわれ，18万7,461人の虫垂炎患者のうち，成人10万人，小児2万人の虫垂炎診断患者のなかで成人6.0%・小児4.4%という見逃し率があったとされる[3]．診断の遅れは穿孔・膿瘍形成のリスクとなり，虫垂炎の代替診断の最多は胃腸炎とされている．主に診断の遅れの回避には詳細な病歴聴取が必要とされ，身体診察のポイントは，右下腹部痛（McBurneyの圧痛点）・腹膜刺激症状（heel-drop testやcough test等）・腸腰筋徴候や内閉鎖筋徴候の確認とされる．病歴・臨床所見・検査結果からスコアリングシステム：Alvarado（またはMANTRELS）スコアを使用し，検査前確率を上げたうえで腹部エコー検査・腹部CT検査の実施が推奨されている．

文献

1) Burgard M, et al.: An effect of the COVID-19 pandemic: Significantly more complicated appendicitis due to delayed presentation of patients!. PLoS One 16: e0249171, 2021
2) Gandhi TK, et al.: Reducing the risk of diagnostic error in the COVID-19 Era. J Hosp Med 15: 363-366, 2020
3) Mahajan P, et al.: Factors associated with potentially missed diagnosis of appendicitis in the emergency department. JAMA Netw Open 3: e200612, 2020

（瀬山裕英，矢吹　拓）

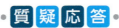

㉒ 食欲低下と全身倦怠感，発熱を訴える

質疑応答

外来入室時の姿勢から虫垂炎診断に結びついたということ，大変重要な示唆がありますが，このような観察の教育をどのように行われていますか？

診察室に迎え入れる際に，ドアを開けて呼び込むことでこういった"気づき"が得られることがありますよね．

今回のような症例共有で"診断の契機"を共有することは重要ですが，何より外来やベッドサイドで一緒に診察し，歩行や動いている様子を共有することが最もインパクトがあると思っています．百聞は一見にしかず．やはりベッドサイドでの経験はその後の学習者行動に大きな影響を与えると思っています．

Ⅱ 各 論　見方を変えたら診断できた！

Case 23
両手の爪がチクチクする

現場でよくみられる医学的に説明がなされていない病態

痛みの部位

爪（爪床）の痛みを訴える患者

患者：70歳，女性．

現病歴：6年前から5年前にかけて，ある総合病院の消化器内科でC型肝炎に対しテラプレビル（テラビック®，2021年時点で国内販売中止），ペグインターフェロン（ペガシス®），リバビリン（レベトール®もしくはコペガス®）の投与を受けた．この際に，めまい，食欲不振，不眠，頭皮のかゆみ，脱毛などの薬物有害事象として矛盾しない様々な症状があり，1年間で体重が20 kg減少した．

　5年前に治療終了したあと，ほかのすべての症状は消失し，体重も数か月でもとに戻ったが，左示指の爪の痛みだけは消失しなかった．受診していた総合病院消化器内科と，もともとのかかりつけの内科系開業医から，別の心療内科系開業医，総合病院整形外科および神経内科に相談されたが，痛みについての診断はつかなかった．大学病院の麻酔科に紹介されたが，一時効果があったプレガバリンも数か月で効果不十分となった．

　その後数年が経過するうちに徐々に両手のすべての爪が痛むに至り，この間に神経内科，皮膚科，リウマチ膠原病科にもコンサルテーションされたが，明確な診断や十分な症状緩和は困難なままだった．あるとき，日本放送協会（NHK）のテレビ番組「総合診療医 ドクターG」をみた患者本人の希望により，麻酔科から総合診療科に紹介された．

既往歴：30歳台，帝王切開で輸血および血液製剤使用歴あり，以降C型肝炎ウイルスキャリア．

併存疾患：高血圧症，逆流性食道炎．

内服歴：ロサルタン（ニューロタン®），ニフェジピン（アダラート®），エソメプラゾール（ネキシウム®），ゾルピデム（マイスリー®），プレガバリン（リリカ®），ツムラ牛車腎気丸®，リマプロスト　アルファデクス（オパルモン®，プロレナール®）．

アレルギー歴：なし．

家族歴：長女：うつ病，咽喉頭異常感症．

■問 診

　身なりの整った恰幅のよい患者は，指の痛みにまつわる症状，経過，エピソードなどを，世間話をするかのようにとめどなく話した．症状はC型肝炎の治療期間の後半のどこかで出現していたと思われたが，発症した頃の状況はよく思い出せず，これといった原因には思い当たら

ないようだった．この爪のチクチクする浅い火傷のような痛みは，最近では常に numerical rating scale（NRS）2〜4/10 くらいで多少の波をもって持続し，特に朝よりも夕方から夜にかけて増強するという．また，爪を強く押すと痛く，寒い日，雨の日，風が強い日はそれだけで痛みが増すが，寒冷時も Raynaud 現象や凍瘡のような指の色調変化ははっきりせず，逆に指を温めたり，調子がよいときに爪を切って整えたりしておくと，その後は少し和らぐと語った．

爪以外には特に困っている症状はなく，爪の症状自体も不快なものの日中の生活にはほぼ影響なく，せいぜい趣味の編み物ができなくなった程度とのことだった．現在の趣味はゲームセンターの UFO キャッチャーや DVD 鑑賞（ディズニー作品やオカルト作品が好み）．しかし，心霊体験を含めた幻聴・幻覚・考想伝播・被注察感などを疑うエピソードは明らかでなかった．

生活歴として，ネイルアートは行ったことがある程度で普段は何も塗っていない．以前から近くの小学校や児童館で保育士のボランティアを続けているが，ピアノは弾かず，パソコンはもともと苦手で，キーボードはほぼ触ったことがない．洗髪は示指以外の指腹を使いつつ，シャワーが直接爪甲に触れないようにすれば何とかなり，それで爪の痛みが増強したり腕が疲れたりはしない．アルコールは飲めず，副流煙含めて喫煙歴もなく，怪しいサプリや違法な薬に手を出したこともないという．

ほか，夫と 2 人暮らしをしているが，その夫が 4 年前に脳出血を発症したのちに左不全麻痺と認知機能低下と抑うつのため要介護 2 と認定されており，ケアマネジャーや次女と連携しつつも日々の介護に苦労しているようだった．

■■■ 身体所見

自歩でスムーズに入室され，全体としてあまり辛そうにみえない．よくみると財布やスマートフォンの操作で指腹を主としており，操作中やや目を細めるが，さほど痛がる様子はない．

爪にマニキュアなどは塗られていないが均等にきれいに整えられており，深爪や巻き爪などもない．爪甲はいずれもスムーズで変形・凹凸・着色なく，断端で厚さは 1 mm 程度，全体に均一にみえる．爪床はピンクに透見され，薄ピンクの爪半月に拡大や消失は明らかでない．爪周囲の皮膚も発赤腫脹や硬結などなく，指先および指のすべての関節に目立った変形や可動域制限はみられない．

圧痛は指先を爪の上から挟む場合や，爪楊枝の頭（尖っていない側）を指先から爪と皮膚の間に差し込み皮膚を爪から剥がすように刺激した際に最も強く，指先を爪の左右から挟んだり，爪のない部分を指尖から押したりしてもほとんど増強しないという．指の屈伸を自動的・他動的に曲げ伸ばししても症状は変化しない．また，示指で最強だが，両手のすべての指で同様の圧痛があり，およそ左右対称，capillary refilling time（示指のみ）は 1 秒未満．指先の触覚・温度覚に特に差はないが，音叉での振動覚は不快感が増強して振動に集中できないとのことで正確に測定できなかった．

ほか，母指球・小指球・指間筋の萎縮や不均一さは明らかでなく，握力は痛みで力が入らないというが両側 10 kg 以上．両手首内側に tinel sign なく，上腕二頭筋・三頭筋・腕橈骨筋反射の亢進・減弱もはっきりしなかった．下肢でも，爪の視診・触診および触覚・温度覚・振動覚および腱反射に異常なく，足底反射は両側底屈だった．

■ Ⅱ　各論　見方を変えたら診断できた！

■■■ 検査所見

両手指単純 X 線 2 方向（他科）：末節骨に明らかな異常を認めない.

Generalized Anxiety Disorder-7（GAD-7）（日本語版）[1] 2/21 点.
（「1：緊張感, 不安感または神経過敏を感じる」が数日, 「3：いろいろなことを心配しすぎる」が数日, 全体としてこれらは生活を全く困難にしていない）.

Patient Health Questionnaire-9（PHQ-9）（日本語版）[2] 1/27 点
（「4：疲れた感じがする, または気力がない」が数日, 全体としてこれは生活を全く困難にしていない）.

Somatic Symptom Scale-8（SSS-8）は当時施行していない[3].

■■■ 診断に至る経過

　まずは一般的な分析的思考の system 2 で鑑別診断を考慮してみる. 患者がある場所の疼痛を訴え, 験者がそこを押してやはり痛む場合, 関連痛は否定され, 内臓痛の可能性も下がり, 問題は「その部位」もしくは「それを感じる神経のどこか」にあることになる. 「その部位」から考えれば, 爪と周囲の皮膚軟部組織の問題（陥入爪, 瘢痕, 外傷, 異物など）, 近くの関節や腱付着部の問題（乾癬性関節炎, 痛風など）, 血流の問題〔全身性エリテマトーデス（systemic lupus erythematosus：SLE）, 皮膚筋炎, C 型肝炎と関連したクリオグロブリン血症性血管炎など〕, 神経の問題（糖尿病やアルコール摂取による末梢神経障害, 手根管症候群）が鑑別診断にあがる[4]. より上流の「それを感じる神経」は難しいが, 強いていえば脊髄や視床の問題などが鑑別だろうか.

　そして, これらすべてが即否定される. そもそも, 5 年間両手の爪床の感覚のみが特異的に過敏になっており, にもかかわらず両足には症状がなく, かつこれらの領域の専門医がすべて介入してもやはり診断がつかないという病歴で, おおよその勝負がついている. 一般的な身体疾患を除外する形でも, 「精神疾患の診断・統計マニュアル第 5 版」（DSM-5）[5] の診断基準における包含的な形でも, 本患者の爪の痛みは身体症状症と診断可能である. 特に本患者の場合, このとき用いるのは, 従来の身体表現性障害という言葉でも, より定義の緩い「医学的に説明のつかない症状（medically unexplained symptoms：MUS）」もしくは不定愁訴でもよいだろう. 対応する医療者に, 患者を苦しみから救いたいという気持ちが素直に生じるのであれば, 言葉にこだわる必要はない. 難しい場合, これらの言葉にまつわる知識を次のように用いると, 少し共感の助けになるかもしれない. 「本症例では, 『爪に指先から爪楊枝を差し込む』という言葉で連想されるような指の爪（爪床）の嫌な感覚が, 『神経の何らかの誤作動で』常時発生している」.

　さて, MUS という病名は, 診断がつかない患者・症状を捨てるためのゴミ箱（waste box）として扱われがちだが, それ以外に分類先のない患者・症状を一括で収納し管理するための便利な引き出し（junk drawer）と捉えるほうが建設的である[6]. もっと安直にいえば, 病名自体がピボットでありクラスターなのである. このクラスターには本特集に散りばめられているような了解可能な病態も含まれるが, 実際には現代医学では未解明で, せいぜい分類や研究のための基準やモデルしか存在しない病態がその大半を占めている. MUS が患者を死に至らしめることはきわめてまれだが, 人生の質をしばしば低下させる. この診断を起点にしつつ, いかに患者を

幸せにできるかが,「ドクターG」の腕の見せ所である.

　MUSというクラスターには, 生物心理社会的なすべての要因が含まれる. そのなかでレバリッジを探すにあたり, すでに誰かが検証した内容を同様に検証しても当然得られるものは少ない. まずは既存の情報を十二分に吟味し, そのうえで盲点を探すよう努めるべきである. 筆者は20年近くサッカーをやっていないが, イメージは, 敵味方すべての選手の動きを俯瞰し, フリースペースを見つけてパスをもらいに走るときの心境に似ている. 本症例の場合, まだ診療の死角となっている可能性としてすぐあがったのが, 精神科疾患とその薬剤である.

　質問紙も交えた病歴聴取で, 不安障害・気分障害・精神病/統合失調症・物質使用障害・認知症などを疑わせる要素を確認したうえで, 次に, 特に「脳の感じ方をずらしている」という視点で薬剤を検討した. 今回の爪の痛みは, C型肝炎治療薬の数々の有害事象とともに出現していたものでもあったが, 不眠の出現よりあと, つまり5年以上継続されていたゾルピデムの開始から半年以上後に出現していたとわかった. このゾルピデムは,「脳の感じ方」に直接作用する$GABA_A$受容体作動薬である. $GABA_A$受容体作動薬は, 長期連用した場合に依存・耐性が形成され, 離脱症状としても多彩な症状が報告されている. なかでも, ゾルピデムは半減期が非常に短い「睡眠導入薬」であり, 患者の症状が夕から夜にかけて悪化する点からも, 爪の痛みが薬物からの離脱によって出現・増強しているという仮説が成立する. なおこの現象は服用間離脱(interval withdrawal)とよばれ, Ashtonなどの成書には記載があるが, 客観的な定量が難しいためか確たるエビデンスには乏しい[7]. 要は, 了解可能な治療法はあるが, 生物医学的病態は正確には未解明なのである.

　こうして初診時, ヘルスメンテナンスほか複数の理由から, まずゾルピデムから調整することにした. 患者は飲まないと眠れないとのことで, すでに依存が形成されているようだったため, ゾルピデム10 mgを稲田式で等価のジアゼパム5 mgへ置き換えることとした[8,9].

　2週間後に再診したところ, 置き換えの3日後から爪の症状が完全に消失したと非常に感謝された.

診断　ベンゾジアゼピン離脱症候群

■ 治療・その後の経過

　相談しながら, 来院ごとにジアゼパムを0.3〜0.5 mgずつ漸減, 2年かけて中止した. 当初半年を1つの目安としたが, 減量のペースが早く, 爪の痛みが再燃したために同じ用量で数か月踏みとどまることもあった. また, 減量以外の要因として, 患者が夫の介護の苦労とともに爪の痛みの増強を訴え, 減量を待ってほしいということもあった. しかし, それでも当初の強さの痛みまで戻ることは経過中一度もなかった.

　すべての経過からは, 本症例における爪の痛みには, 心理社会的要因の関与も疑われた. しかし, 生物学的要因としてのベンゾジアゼピン離脱症候群が最も強くかかわっていたことと, 置き換えで患者の苦痛が大きく軽減できたことには疑いがない. なお, 一応参考に, 本症例の

経過をNaranjoの薬剤有害事象因果関係判定スケールにあてはめると,「ゾルピデムの有害事象」としてはpossible, 広く「GABA$_A$受容体作動薬の離脱症状」と考えるとprobable-definiteと分類可能ではある[10].

経験的にも,薬剤はMUSにしばしばかかわる.痛みに限らず,頻度の低い薬の有害事象は,よほど疑って中止したり,再投与したりしない限り,それが原因と診断することはできない.逆に正しく疑うことに成功すれば,わずかな医療資源で患者の症状を解決し得る.

 痛み診断のパール

夕方から夜にかけて症状が増強する身体症状症では,眠前のGABA$_A$受容体作動薬の服用間離脱を鑑別にあげる.

レクチャー MUS

長期に痛みが持続しているが,客観的な異常が見出せない.本質的には診断困難だが,身体症状症という診断自体は容易かつ100%エラーがない.そうした病は臨床現場に溢れているが,満足な診療を行える医師は非常に少ない.

確かに簡単なことではない.総合内科的な診断推論能力に加えて,精神科も含めたほぼすべての医学の領域,加えて地域社会・保険診療の枠組みを横断したコンピテンシーが求められる.少なくとも,いざというときにチームアップできるくらいには,これらすべての領域を学び,すべての専門家に心から敬意を払う必要がある.

それ以上のMUS診療の最大の壁は,個々のナラティブの壁,共感の壁である.MUSに限らず,人と人とが同じ感覚を共有することはできない.痛みは個人的な体験であり,わかったつもりになることはあっても,本当にわかることはない.だからわれわれは,Just being there, Clear mindといった境地で,相手の感覚を静かに想像し,奉仕するしかない.疾患ではないMUSも病であることに疑いはなく,しばしば患者の人生を大きく揺るがしている.

医療従事者に限らず,大抵の人間はこの壁につまずく.自分も常につまずいている.加えて,MUSの臨床推論を行う空間には,疲労や時間の不足などの生物学的な壁,教育や診療部門やインセンティブの欠如などの社会的な壁もある.結果,本来優秀な学習者も,熱心な専門家も,これは自分の仕事ではないとうそぶく.自分が何かに絡め取られる不安からの防衛本能として,「Pワード」が現場にはびこり,現場を陰性感情で塗りつぶしてしまう.

解決は難しいが,出発点は誤嚥性肺炎に似ているのではないか.「同じMUSでも,一人として同じ患者はいない」.そこが難しく,奥深い.しかし真剣に学び,取り組めば,確実にすべての患者の幸せに貢献できると筆者は信じている.MUSという病名そのものをレッテルとしてしまうのでは,その前の時点でつまずいている.

文　献

1) 村松公美子，他：GAD-7 日本語版の妥当性・有用性の検討．心身医学 50：166，2010
2) 村松公美子，他：プライマリ・ケア診療とうつ病スクリーニング評価ツール：Patient Health Questionnaire-9 日本語版「こころとからだの質問票」について．診断と治療 97：1465-1473，2009
3) Matsudaira K, et al. Development of a Japanese version of the Somatic Symptom Scale-8：Psychometric validity and internal consistency. Gen Hosp Psychiatry 45：7-11, 2017
4) R. Douglas Collins（著）．金城紀与史，他（監訳）：コリンズの VINDICATE 鑑別診断法．メディカル・サイエンス・インターナショナル，2014
5) American Psychiatric Association（原著），日本精神神経学会（監訳）：DSM-5 精神疾患の診断・統計マニュアル．医学書院，2014
6) Rasmussen EB：Making and managing medical anomalies：Exploring the classification of 'medically unexplained symptoms'. Soc Stud Sci 50：901-931, 2020
7) Benzodiazepine Information Coalition：Benzodiazepine Tapering Strategies and Solutions 〔https://www.benzoinfo.com/benzodiazepine-tapering-strategies/〕
8) 日本精神科評価尺度研究会：向精神薬の等価換算 2017 年版　6. 抗不安薬・睡眠薬の等価換算〔http://jsprs.org/toukakansan/2017ver/antianxiety-hypnotic.php〕
9) Soyka M：Treatment of benzodiazepine dependence. N Engl J Med 376：1147-1157, 2017
10) Gallagher RM, et al. Development and inter-rater reliability of the Liverpool adverse drug reaction causality assessment tool. PLoS One 6：e28096, 2011

（高瀬啓至）

 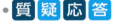

およそ最終的に結びつかないはずの主訴でした．どの段階から薬剤の可能性について検討されましたか？　そのきっかけは何でしたか？

正直に申し上げますと，当時の私は診察開始数分以内の System 1 で「これもうゾルピデムしかないだろ」と思ってしまいました．きっかけは，若気の至り，です．私，救急車 10,000 台，救急系シミュレーションコースのべ 100 回の後に，初めて総診の一般外来の門戸を叩いた人間でした．そこに至るまでに，オーバードーズされた方々の救急車をオーバードーズする状況もありましたし，精神科疾患を抱える方を対応するコースも複数受けましたし，特にベンゾジアゼピンについては，鎮静のコースのインストラクターとしてその薬理を教えたりもしていました．結果，当時の私はベンゾジアゼピンの知識とともに，ベンゾジアゼピンへの陰性感情・バイアスがとても尖っていました．今思えば，ドクター G にはほど遠い青二才（今はドクター G にほど遠い何なんだ…）．ただ，よくいえばその若さ，一生懸命さも含めて，たまたまこの患者さんにとってはよい方向に働いたかな，と振り返ります．

II 各論　見方を変えたら診断できた！

Case 24
頭がずっと痛かった

一度違うと思っても…

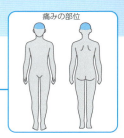
痛みの部位

 炎症の原因が特定できない患者

患者：72歳，女性．
既往歴：慢性胃炎，*Hericobacter pylori* 除菌歴あり．大腸癌，X−7年に右半結腸切除術．慢性上顎洞炎．掌蹠膿疱症．
現病歴：1年ほど前からズキズキとした頭痛を自覚していた．X−2か月の定期検査で，Hb 12.4 g/dL であったが，X月の時点で 10.4 g/dL に低下した．以前貧血を契機に大腸癌が見つかったこともあったため，かかりつけ医より精査目的に当科に紹介となった．

■ ROS（review of systems）

＋：頭痛．
−：発熱，血便，黒色便，便秘，腹痛，胸痛，咳嗽，間欠性跛行，顎跛行，視力障害．
来院前の検査：X−2か月，上部・下部消化管内視鏡検査で異常なし．

■ 身体所見

身長，体重：159.4 cm，52.9 kg．血圧 127/85 mmHg，脈拍 72/分，SpO$_2$ 98％（室内気），眼瞼結膜蒼白なし，眼球結膜黄染なし，頸部のリンパ節を触知せず，甲状腺の腫大・圧痛を認めず，上顎洞・前頭洞の叩打痛を認めず，両側側頭動脈の腫脹・圧痛なく，拍動あり．
呼吸音：清・左右差なし．
心音：胸骨左縁第2肋間に最強点のLevine2/6の収縮期雑音あり．
　腹部に手術痕あり，肝腫大なし，脾腫大なし，腸蠕動音正常，圧痛なし．
　体表のリンパ節に腫大なし，関節腫脹・圧痛なし．

■ 検査所見

血液検査：WBC 9,400/μL，Hb 9.6 g/dL，MCV 84 fL，Plt 27.5×10^4/μL，赤沈 127 mm/時，TP 7.9 g/dL，Alb 2.7 g/dL，BUN 14.8 mg/dL，CRE 0.64 mg/dL，TB 0.3 mg/dL，AST 12 U/L，ALT 8 U/L，LDH 118 U/L，CRP 8.36 mg/dL，Na 146 mmol/L，Cl 108 mmol/L，K 4.0 mmol/L，Ca 8.9 mg/dL，Fe＜10 μg/dL，UIBC 187 μg/dL，FER 94.3 ng/mL，ANA＜40倍，MPO-ANCA＜

1.0 U/mL，PR3-ANCA＜1.0 U/mL，T-SPOT 陰性．
血液・尿培養：陰性．
胸腹部造影 CT：特記すべき異常なし．
経胸壁心臓超音波検査：弁膜症なし，疣贅なし．
上部消化管内視鏡：特記すべき異常なし．

■ 診断に至る経過

　今回の主訴である貧血については血液検査所見から慢性炎症による二次性貧血と考え，炎症の原因の特定に主軸を移した．

　各種慢性感染症・腫瘍・自己免疫疾患を念頭に，曝露歴などの問診や，入念な身体診察・各種検査を行うも炎症の原因特定に至らなかった．高齢者の持続する不明炎症の鑑別疾患として巨細胞性動脈炎 (giant cell arteritis：GCA) を疑い，リウマチ膠原病科に診察を依頼した．新規の頭痛増悪や顎跛行を認めず，側頭動脈の身体所見上の異常所見なく，両側肩関節周囲炎や末梢関節炎もなかった．X＋35 日に施行した側頭動脈エコーでも halo sign，compression sign ともに陰性であった (**図1**)．X＋30 日の PET/CT で頸椎・腰椎・両膝関節に軽度の FDG 集積を認め，大腸の術後断端部にも集積を認めたことから，傍腫瘍症候群としての筋骨格症状を疑い，X＋55 日に下部消化管内視鏡検査を再検した．腫瘍性病変は特定できず，大腸の FDG 集積については憩室への集積と考えられた．その間，症状の変化はなく，筋骨格症状も認めず，軽度の頭痛のみ持続していた．婦人科の診察でも腫瘍性病変の指摘はなかった．炎症の原因特定も困難であり，新規の症状が出現するまで経過観察しようと思っていた矢先のことであった．患者本人より，頭痛の部位が頭全体から左耳の上に移動してきたとの訴えがあった．再度診察すると同部位の動脈に一致して圧痛を認めたため，X＋82 日に側頭動脈のエコー検査を再検したところ，同部位の動脈において halo sign，compression sign ともに陽転化していた (**図2**)．顎跛行や視野症状は一貫して認めなかった．X＋91 日に側頭動脈生検を行い，動脈壁への高度な炎症細胞浸潤と，多核巨細胞を伴う肉芽腫を認め，GCA の診断が確定した．

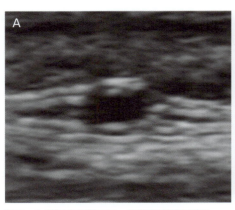 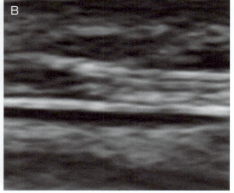

図1　1 回目の血管エコー (浅側頭動脈本幹)
A：圧迫前．B：圧迫中．
圧迫により血管が虚脱している．halo sign (−)．compression sign (−)．

■ Ⅱ　各論　見方を変えたら診断できた！

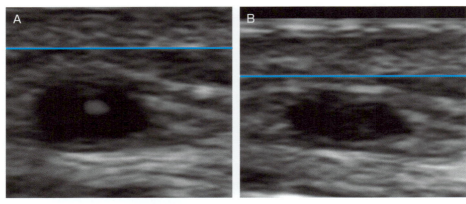

図2　2回目の血管エコー（側頭動脈本幹）
A：圧迫前．B：圧迫中．
血管壁の低エコーな壁肥厚を認め，圧迫により血管が虚脱しない．halo sign（＋），compression sign（＋）．
（カラー口絵7 p.iv参照）

 巨細胞性動脈炎（GCA）

■■■ その後の経過

　X＋99日よりプレドニゾロン（PSL）50 mg/日とトシリズマブ（TCZ）162 mg/隔週の皮下注射による治療を開始してから，炎症反応は著明に改善し，頭痛も改善傾向にあった．あとから聞くと頭痛も「そういえば，今思い出してみると貧血が出てきた頃から痛みが増していた気がする」とのことであった．その後，PSLは漸減し，X＋9月に投与終了，TCZは2週おきの投与を継続している．

 痛み診断のパール

原因不明の炎症性病態では，慎重なフォローアップと診察ごとにすでに検討された疾患であっても再考することが大切である．

㉔ 頭がずっと痛かった

表1 巨細胞性動脈炎の分類基準（2022年，米国リウマチ学会/欧州リウマチ学会分類基準）

組み入れ基準	
診断時年齢≧50歳	
項目	ポイント
1. 肩または首の朝のこわばり	2
2. 突然の失明	3
3. 顎または舌の跛行	2
4. 新規の側頭部頭痛	2
5. 頭皮の圧痛	2
6. 側頭動脈の診察異常所見[*1]	2
7. ESR 50 mm/時以上またはCRP 1.0 mg/dL以上[*2]	2
8. 側頭動脈生検における確定的血管炎[*3]，または，側頭動脈エコーにおけるhalo sign[*4]	5
9. 両側腋窩動脈病変[*5]	2
10. 大動脈全体のFDG-PET陽性[*6,7]	2

6点以上で巨細胞性動脈炎と分類する.
[*1]：脈拍の消失または減弱，圧痛，または，索状硬化.
[*2]：血管炎治療前の最大値.
[*3]：確定的血管炎を定義する病理組織学的基準は作られていない.
[*4]：一様な低エコーを示す壁肥厚.
[*5]：CTA，MRA，カテーテル血管造影，超音波で検出された血管内腔の障害（狭窄，閉塞，瘤），または超音波におけるhalo sign，または，PETにおけるFDGの取り込み.
[*6]：胸部下行大動脈と腹部大動脈を合わせた領域全体.
[*7]：視覚的に肝取り込みレベルを超える動脈壁へのFDGの取り込み.
（Ponte C, et al.：2022 American College of Rheumatology/EULAR Classification Criteria for Giant Cell Arteritis. Arthritis Rheumatol 74：1881-1889, 2022 より作成）

レクチャー

GCA

概要

　GCAは肉芽腫を有する動脈炎で，大動脈やその主要分枝である頸動脈，側頭動脈などを傷害することが多い．リウマチ性多発筋痛症と密接な関連があり，GCA患者の40～50%がリウマチ性多発筋痛症を発症し，一方リウマチ性多発筋痛症患者の10～20%がGCAを発症する[1]．

診断

　GCAは50歳以上の患者に発熱，貧血，赤沈の亢進，頭痛などの症状が複数生じた際に想起する必要がある．

　GCAは高齢者の不明熱の17%を占めるという報告もあり[2]，代替診断がない高齢者の不明炎症では積極的に検討する必要がある．

　確定診断には側頭動脈生検が必要であり，典型的には多核巨細胞を伴う単核球細胞の浸潤，または肉芽腫を伴う炎症が動脈周囲にみられる．

　診断に際して2022年の米国リウマチ学会/欧州リウマチ学会による分類基準（表1）[3]が参考になるが，この基準はGCAをほかの血管炎症候群と分類する目的で作成されている

ため，診断基準としては不十分であり他疾患の除外のうえで確定診断の際には側頭動脈生検が推奨される[4]．また，側頭動脈のエコー検査も補助的に有用性が認められており（感度55〜100％，特異度78〜100％），halo sign，compression sign が代表的な所見として知られている[5]．さらに，浅側頭動脈，顔面動脈，腋窩動脈，総頸動脈をスクリーニング範囲として，近年の高機能な超音波機器を用いると，GCAに対する血管エコーの感度，特異度は各々94％と84％と報告されている[6]．

　本症例では，高齢者の炎症の鑑別としてGCAが検討されたが，側頭動脈エコーの所見が乏しく当初は診断に至らなかった．PET/CTで集積のみられた腹腔内病変から，傍腫瘍性症候群が鑑別にあがるも，内視鏡検査で腫瘍性病変の合併は否定的と考えられた．同時期に頭痛の性状の変化もみられたことから，再度GCAが鑑別にあがり，側頭動脈エコーの再検と続く側頭動脈生検にて確定診断を得られた．

　本症例のように時間とともに側頭動脈の異常所見が顕在化することがあるため，側頭動脈エコーを繰り返し検査することは有用である可能性がある．

文　献

1) Langford CA, 他：Vasculitis syndrome. Kasper DL, 他（編），福井次矢，他（監）：ハリソン内科学．第5版，メディカル・サイエンス・インターナショナル，2239，2017
2) Esposito AL：Fever of unknown origin in the elderly. J Am Geriatr Soc 26：498-505, 1978
3) Ponte C, et al.：2022 American College of Rheumatology/EULAR Classification Criteria for Giant Cell Arteritis. Arthritis Rheumatol 74：1881-1889, 2022
4) 日本循環器学会，他（編）：血管炎症候群の診療ガイドライン（2017年改訂版）［https://www.j-circ.or.jp/cms/wp-content/uproads/2020/2/JCS2017_isobe.h.pdf］
5) Buttgereit F, et al.：Polymyalgia Rheumatica and Giant Cell Arteritis：A Systematic Review. JAMA 315：2442-2458, 2016
6) Chrysidis S, et al.：Diagnostic accuracy of vascular ultrasound in patients with suspected giant cell arteritis（EUREKA）：a prospective, multicentre, non-interventional, cohort study. Lancet Rheumatol 3：e865-e873, 2021

（保浦修裕，三好雄二，綿貫　聡）

質疑応答

頭痛の移動は炎症源が限局してきたという理解でよいのでしょうか？これはよくみられる現象でしょうか？　その場合，期間などはありますか？

志水

GCAの病勢の進行に伴い側頭動脈の炎症が顕在化したことにより，頭全体の頭痛に加え側頭部の頭痛が増強したことが本人としては移動性の頭痛として捉えられたのではないかと考えております．共著者の経験上GCAにおいてこの現象は比較的まれとのことです．

保浦

> Ⅱ 各論　見方を変えたら診断できた！

Case 25
左下腹部痛

Take a step back and look at the bigger picture

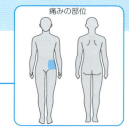
痛みの部位

 22 歳から症状出現し，徐々に頻度・程度が増悪していった間欠的な左下腹部痛を訴える女性

患者：24 歳，女性．
現病歴：元々過多月経と機能性月経困難症があり，月経時にロキソプロフェン（ロキソニン®）を服用している．その他の基礎疾患はなく，常用薬はない．22 歳から 1〜3 か月に 1 度，月経痛とは異なる左下腹部痛を自覚するようになった．自然に軽快するため医療機関には受診せず経過観察していたが，徐々にその頻度・疼痛の程度ともに増悪してきた．月経痛とは全く違うという印象を感じていたが，過多月経・機能性月経困難症もあったため，まずは婦人科を受診した．婦人科で経腟エコー，腹部造影 CT，骨盤部 MRI が施行されたが，特記異常を認めなかった．その後も頻回に腹痛を自覚し日常生活に制限が出るようになったため，総合内科外来を受診した．
既往歴：過多月経，機能性月経困難症．
薬歴：ロキソプロフェン（ロキソニン®）頓用のみ．
家族歴：特記事項なし．

■ 問 診

　疼痛が顕在化してきた 22 歳は，大学 4 年生で就職活動が始まった頃であった．「寝不足も影響しているのかな？」と思っており，また当初は 2〜3 か月に 1 度で日常生活に困るほどではなかったため，医療機関を受診することなく経過観察していた．しかし，2 年間かけて徐々に頻度と程度がひどくなってきた．最近は 1 週間に 1 度感じることもあり，痛みもひどく仕事を休まないといけないほどで，生活に支障が生じている．
　腹痛は鈍い痛みで，左下腹部あたりということはわかるが，はっきりここという場所はない．食事や排便との関連はない．生理前に痛みを感じることが多いが，生理前以外にも感じることもあり，疼痛に周期性はない．増悪寛解因子はないが，とにかくじっとしておきたいと感じる．痛みはすぐに収まることもあれば数日持続することもある．疼痛自覚中は悪心を伴うことがあり，そのときは食思不振も伴うが，症状がないときに食欲はあり体重減少も認めない．その他随伴症状として，腹痛発作時に時々左腰背部のしびれを感じることもある．
　思い当たるきっかけは特になく，ストレスを感じている自覚もない．ただし，最近結婚したばかりで，また夫が新規事業を開始しその手伝いをしており，寝不足が続き大変ではあるという．

Ⅱ　各論　見方を変えたら診断できた！

その他の随伴症状陰性所見：嘔吐，下痢・便秘・血便，排便習慣の変化，排便痛，血尿，排尿障害，発熱，体重減少，睡眠障害．

■ 身体所見（来院時は有症状時）

身長 155 cm，体重 42 kg．血圧 112/56 mmHg，脈拍 56/分，呼吸数 12 回/分，SpO_2 98％（室内気），体温 36.5℃．

general：良好．

頭頸部：特記事項なし．

肺音：清．

心音：整，心雑音なし．

腹部：柔軟，平坦．視診上特記異常なし．腸蠕動音亢進減弱なし．左下腹部あたりに自発痛は訴えるが，明確な圧痛点はない．腫瘤の触知なし．Carnett 徴候陰性．アロディニアなし．Psoas 徴候陰性．

■ 検査所見

一般採血：Hb 11.2 g/dL．他は正常．

腹部造影 CT：異常なし．

骨盤部 MRI：異常なし．

経腟エコー：異常なし．

下部消化管内視鏡：異常なし．

■ 診断に至る経過

左下腹部痛を訴えるが，痛みの局在はなくただぼんやり「このへん」と訴えるのみで，実際疼痛発作時に圧痛点も認めず，CT/MRI で器質的な疾患も否定的であった．そこで，痛み自体の発火点は「左下腹部」ではなく「何か別の原因があって，その関連痛として左下腹部の痛みを訴えている」と考えた．

別の切り口を探るため review of systems を top to down で聴取してみたところ，腹痛自覚時，時々ではあるが頭痛を伴っているということを覚知した．「左下腹部痛を繰り返す若年女性」では診断にいきづまったが，「悪心・食思不振を伴う頭痛を繰り返す若年女性」に患者像（picture）置き換えると「片頭痛」がすんなり想起できた．

そこから左下腹部痛についての問診を，片頭痛に照らし合わせ closed question で聞いていくと「①左片側の，②どくどくする痛みで，③4〜72 時間持続するが自然頓挫し，④悪心・嘔吐を伴い，⑤暗いところでじっとしておきたくて生活に支障が出る」と POUNDing score をすべて満たしていることが明確となり，本症例での腹痛は腹部片頭痛（あるいは，腹部症状を伴う片頭痛）による疼痛発作ではないかと考えた．また，生理前に感じることが多いという病歴も，月経関連片頭痛に矛盾しないものと考えた．

なお，既往に過多月経があったことから，22歳から症状増悪していった背景因子として鉄欠乏の進行があるのではないかと考え，血清フェリチン値を追加で調べたところ15 ng/mLと低値であった．

診断 過多月経により鉄欠乏が進行した結果，症状が増悪した腹部片頭痛（あるいは，腹部症状を伴う片頭痛）

■ 治療とその後の経過

来院時，ちょうど発作期であったため，試しにスマトリプタン（イミグラン®）の内服をしてもらったところ著効し，腹痛が軽快した．以上より本症例は「腹部片頭痛（あるいは，腹部症状を伴う片頭痛）」と確定診断した．

発作頻度が月2回以上と多かったため片頭痛発作予防薬での治療を提案したが，新婚で挙児希望があったため，まずは背景因子の是正として鉄剤（および葉酸）の投与と睡眠不足の改善といった生活習慣指導を行った．すると，症状の間隔・程度ともに改善されていき，日常生活が困難になるほどの腹痛の自覚は消失した．

■ おわりに

本症例では視点を切り替えようと思い聴取したreview of systemsから頭痛の訴えを捉え，主訴を頭痛に置き換え考え直したことで「片頭痛による症状ではないか」と想起できた．しかし，患者本人の訴えは腹痛がメインであり，こちらから「発作時，頭痛はありませんか？」とclosed questionで病歴を聴取しなければその症状を訴えることはなかった．また仮に頭痛の症状がなくとも，一歩引いて全体像を眺めれば，症状はPOUNDing scoreを満たしており「腹部片頭痛」という病気が想起できたかもしれない．本人の主訴は大事だが，痛がっている場所に集中して鑑別を進めるのではなく，一歩引いた視点から全体を眺め，その"疾患像"を捉えていくことが重要だと感じた症例であった．

痛み診断のパール
- 主訴は大事．一方で，主訴にとらわれすぎてもいけない．
- 一歩引いて（take a step back），全体像を見極める．

レクチャー
①成人発症の腹部片頭痛について

腹部片頭痛は，国際頭痛分類第2版（ICHD-2）までは「小児周期性症候群（片頭痛に移行す

ることが多いもの)」に分類されており，小児期に発症する疾患群と考えられていた．しかし，成人発症の腹部片頭痛の症例報告が散見されるようになり，2018年に改訂された国際頭痛分類第3版(ICHD-3)[1]からは「片頭痛に関連する周期性症候群(code：1.6)」に分類し直され「かつては小児期に起こるとされていたが，成人に起こることもある」という文言が追加された．

一方，診断基準に関してはICHD-2からの変更はほぼなく，小児の症例で集約され形成された診断基準がそのまま利用されており，成人症例に対しての独自の診断基準はいまだ明確ではない．腹部片頭痛という疾患自体の認知度も低いことから見逃され，診断に至るまで多くの医療機関を転々と受診する患者もいる[2](ICHD-3の診断基準：表1[1]参照)．

成人発症の腹部片頭痛10例をまとめた文献[3]でも，成人発症の腹部片頭痛に関する明確な診断基準が定まっておらず，さらにICHD-2の診断基準(ほぼ現状のICHD-3の診断基準と同じ)では，過小評価され見逃されてしまう可能性があると指摘している．またICHD-3が定める腹部片頭痛の解説コメントには「発作中に頭痛は起こらない」と付記されており，発作中に頭痛がないことが腹部片頭痛の特徴のように記載されているが，同文献では10例中4例に頭痛の随伴があったと報告している(図1，表2)[3]．

まだ成人においては症例報告が少なく，明確な診断基準も揺れ動く可能性のある疾患概念だが，片頭痛同様，重度の痛みで日常生活が阻害されることがある．一方，片頭痛治療薬/予防薬が著効し患者のQOLを劇的に改善できる可能性があり，器質的疾患のない繰り返す腹痛には，ぜひこの「腹部片頭痛」を鑑別に加えておきたい．

表1 腹部片頭痛の診断基準

1. 腹痛発作が5回以上あり，B～Dを満たす
2. 痛みは以下の3つの特徴の少なくとも2項目を満たす
   ①正中部，臍周囲もしくは局在性に乏しい
   ②鈍痛もしくは漠然とした腹痛(just sore)
   ③中等度～重度の痛み
3. 発作中，以下の4つの随伴症状・徴候のうち少なくとも2項目を満たす
   ①食思不振
   ②悪心
   ③嘔吐
   ④顔面蒼白
4. 発作は，未治療もしくは治療が無効の場合，2～72時間持続する
5. 発作間欠期には完全に無症状
6. その他の疾患によらない*

*特に，病歴および身体所見が胃腸疾患または腎疾患の徴候を示さない，またはそれらの疾患を適切な検査により否定できる

(日本頭痛学会・国際頭痛分類委員会(訳)：国際頭痛分類．第3版．医学書院，14，2018より改変)

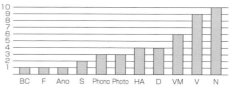

図1 腹部片頭痛10例に認めた随伴症状
BC：行動の変化，F：倦怠感，Ano：食思不振，S：失神，Phono：聴覚異常，Photo：視覚異常，HA：頭痛，D：下痢，VM：血管運動症状，V：嘔吐，N：悪心．
(Roberts JE, et al.：Abdominal Migraine, Another Cause of Abdominal Pain in Adults. Am J Med 125：1135-1139, 2012 より改変)

表2 成人発症の腹部片頭痛

診断時の平均年齢：39歳(23～57歳)
男女比：男：女＝1：9
平均症状発症時期：31±17歳
疼痛部位：上腹部痛5例，臍周囲1例，えもいえぬ場所4例
平均発症頻度：2回/月(0.2～4.5回/月)
平均発作時間：42時間(7～50時間)

(Roberts JE, et al.：Abdominal Migraine, Another Cause of Abdominal Pain in Adults. Am J Med 125：1135-1139, 2012 より)

②片頭痛と鉄欠乏性貧血について

　明確な因果関係が証明されているわけではないが，片頭痛と鉄欠乏性貧血の関連については，いくつか報告がある．

　片頭痛患者・緊張性頭痛患者各170例と，性別・年齢を合わせた他の症状で神経内科を受診した患者（control）群とにおいて，鉄欠乏の頻度を比較した研究[4]では，片頭痛患者で有意に鉄欠乏性貧血の合併率が高い（特に月経関連片頭痛で関連性が高い）可能性が示唆されている．また，鉄欠乏性貧血患者127例に頭痛の有無を聴取した研究[5]によると，79.5%が生涯に1度以上の頭痛を自覚し，36.2%が片頭痛の基準を満たしていた．さらに，5～15歳の片頭痛で予防投与を考慮した患者群98例[6]では，鉄欠乏は31例（31.6%）で認め，頭痛の頻度・pedMIDASスコア（頭痛に対する重症度スコア）は有意に鉄欠乏合併例で強い傾向を示していた．

　上記の研究を統合すると，片頭痛患者では鉄欠乏の合併率が高く，また鉄欠乏を合併した片頭痛は非合併例よりも頭痛が強い傾向があるということが示唆される．

　鉄欠乏性貧血を合併した片頭痛患者において，鉄剤補充がその症状に影響を与えるかどうかを評価した報告はまだないため，片頭痛の治療として使用できるというエビデンスを示すことはできないが，本例のように鉄剤補充による鉄欠乏性貧血の改善で，片頭痛の症状・頻度が改善する症例を経験することがあり，試す価値はあると考える．

文献

1) 日本頭痛学会・国際頭痛分類委員会（訳）：国際頭痛分類．第3版．医学書院，14, 2018
2) Cervellin G, et al.：Abdominal Migraine in the Differential Diagnosis of Acute Abdominal Pain. Am J Emerg Med 33：864. e3-5, 2015
3) Roberts JE, et al.：Abdominal Migraine, Another Cause of Abdominal Pain in Adults. Am J Med 125：1135-1139, 2012
4) Gür-Özmen S, et al.：Iron Deficiency Anemia Is Associated With Menstrual Migraine：A Case-Control Study. Pain Med 17：596-605, 2016
5) Pamuk GE, et al.：Is Iron-Deficiency Anemia Associated With Migraine? Is There a Role for Anxiety and Depression? Wien Klin Wochenschr 128（Suppl 8）：576-580, 2016
6) Fallah R, et al.：Evaluation Efficacy of Ferrous Sulfate Therapy on Headaches of 5-15 Years Old Iron Deficient Children With Migraine. Iran J Ped Hematol Oncol 6：32-37, 2016

（徳田嘉仁）

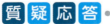

志水：この疾患を伝えられたときの患者の納得感はどのような反応でしたか？

徳田：腹部「片頭痛」と聞いたときはポカーンとされていましたが，実際に投薬が著効したのを自身で感じたときに納得されているような印象でした．病名なんてどうでもよくて，とにかく痛みが取れればよいって感じでしたね！

II 各論　見方を変えたら診断できた！

Case 26
わき腹がしめつけられるように痛い

原因探しの旅は今日で終わりにしませんか？

痛みの部位

8年前から続く右側腹部の重苦しい痛みを訴える患者

患者：58歳，女性．

既往歴：14歳　虫垂炎手術．

家族歴：父親　肺癌，母親　子宮頸癌．

現病歴：8年前から常に右側腹部に重苦しい痛みがあり，10か所以上の医療機関を受診し，消化器内科，婦人科，整形外科，精神科などの各診療科を巡り，各種血液検査，画像検査で全て異常なく原因不明と言われてきた．整体や鍼灸も無効．ロキソプロフェン（ロキソニン®），プレガバリン（リリカ®），デュロキセチン（サインバルタ®），トラマドール塩酸塩（トラムセット®）なども無効．何か必ず原因があるはずなのに，なぜ見つけてもらえないのかという絶望的な気分でいたところ，友人に勧められて当科を紹介受診となる．

持参された検査データ：各種自己抗体や腫瘍マーカーを含む血液生化学検査，尿検査異常なし．胸腹部造影CT，腹部MRI，脊椎MRI，異常なし．

■ 身体所見

血圧145/85 mmHg，脈拍82/分，体温36.7℃．頭頸部異常なし，胸部聴診異常なし，胸腹部に圧痛なし，腹部平坦軟，CVA叩打痛なし，脊椎叩打痛なし，神経学的所見異常なし．

■ 診断に至る経過

診察室にて，右側腹部の重苦しい痛みの辛さと，痛みのために日常生活にいかに支障があるのかをひたすら訴えた．十分な傾聴の後に，「8年前の痛みが起こる前の頃から今までどんな生活であったのか，ご家族や仕事のことなども含め，環境の変化や心身に及ぶ負担感など，小さなことでもよいのでくわしく話してくださいませんか？」とたずねると，以下のことを少しずつ話してくれた．

■ 問診

3人兄弟の長女で，高校2年のときに母親が子宮頸癌で亡くなる．父親は会社経営で忙しく，自分が母親代わりに8歳離れた弟と10歳離れた妹を育てていた．成績優秀でしっかり者と言わ

れ，学級委員長を務める．大学生のときに父親の会社が倒産し，大学を中退し，家計を助けるために夜間の接客業に勤務．28歳のときに店のお客の一人と結婚したが，同居の姑から厳しく監視されるような毎日で苦労が絶えず，2人の子どもの不登校も経験．夫は姑の言いなりで何も相談できない．敬愛する自分の父親が肺癌で9年前に亡くなり，自分自身が介護できなかったことに対して強く負い目を感じている．妹も10年以上前から家庭の問題を抱え，ずっと相談に乗っている．頑張り屋でしっかり者と言われてきたが，他に相談できる人がいなかったのでそうせざるを得なかっただけで，正直ずっと辛かった（流涙される）．

多くの医療機関で体は問題ないと言われ，精神科にも2件紹介されたが，1件目では「うつ」ではないと言われてペインクリニックに紹介され，ブロック注射を数回されるも全く変わらず．別の精神科では様々な薬が出されたが，眠気とふらつきが強くて服薬できず通院を中断した．

診断 **慢性疼痛**

治療

8年間，他の医療機関の様々な検査で全く異常がなく，この間痛み以外の他の症状の出現もなく，器質的疾患の可能性はきわめて低いと考えた．痛みによる心理的影響である破局的思考の評価尺度のPain Catastrophizing Scale（PCS）[1]の点数は52点中46点できわめて高く（**図1**），痛みを常に反復して捉えて拡大視する傾向にあり，痛みに対する無力感に支配されており，訴えの強さと身体所見や検査データとの著しい乖離も含めて考えると，非器質的要因が契機となった慢性疼痛と考えて対応するのが妥当と考えた．説明用紙に箇条書きをしながら（**図2**），以下のように本人に説明した．

Pain catastrophizing scale

	全く当てはまらない 0	あまりあてはまらない 1	どちらともいえない 2	すこしあてはまる 3	非常にあてはまる 4
痛みが消えるかどうか，ずっと気にしている					○
もうなにもできないと感じる				○	
痛みがひどく，決してよくならないと思う					○
痛みは恐ろしく，痛みに圧倒されると思う				○	
これ以上耐えられないと感じる					○
痛みが，ひどくなるのではないかと怖くなる					○
他の痛みについて考える			○		
痛みが消えることを強く望んでいる					○
痛みについて考えないようにすることはできない					○
どれほど痛むかということばかり考えてしまう					○
痛みが止まって欲しいと言うことばかりを考えてしまう					○
痛みを弱めるために私ができることは何もない				○	
何かひどい事が起こるのではないかと思う				○	
			合計	46/52	

図1　PCSによる評価（初診時）

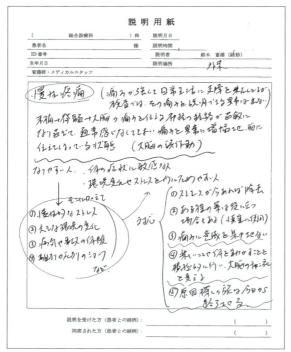

図2　患者への説明用紙の記載

1. 慢性疼痛の説明

痛みは大脳で感知しますが，慢性疼痛とはわかりやすく言うと，末梢から大脳に至る痛みの神経の経路が過敏になりすぎて，通常感じなくてもよい感覚が異常に増幅されて伝えられている状態で，「大脳の誤作動」とも言われます．正確な病態はまだ不明ですが，痛みには様々な神経伝達物質が関与しており，何らかの原因でその調節がうまくいかずに痛みの神経経路が増強され，常にスイッチオンの状態になり，ボリュームが著しく上がってしまう形になっていると考えられています．

2. なぜ慢性疼痛になったのかという可能性の説明

一般的にこのような状態は，元々体の感覚に敏感な方やストレスを内側に溜めこみやすい方に起こりやすい印象がありますが，その方々に，①慢性的な強いストレス，②大きな環境の変化，③病気や事故の体験，④離別や死別のショックなど，心身ともに影響を強く及ぼす状況が起こったとき，あるいはこれらの要素が重なったときに起こることが多いと思われます．あなたのお話を聞かせていただくと，やはりこれらの状況がいくつか重なっていたのではないかと感じます．

3. 慢性疼痛の対応の原則

では調子を取り戻すためにはどうしたらよいでしょうか？
①もし今，何かストレスがあれば可能な限りなくしていけるといいですね（ただ多くの方が，最初の契機となったストレスは解決したけれども，今はこの痛みそのものがストレスになっていると言われます）．

⑯ わき腹がしめつけられるように痛い

②ある種の薬が役に立つ場合もあります(例えばセロトニンやノルアドレナリンという神経伝達物質の調節をするセロトニン・ノルアドレナリン再取り込み阻害薬〈SNRI〉という薬などです. このなかでデュロキセチン(サインバルタ®)は慢性疼痛症としての保険適用も通っています). ただし, 神経に作用する薬なので, ふらつきや眠気などが現れることがあり, 少量から慎重に使用していきます.

③最も大事なことは, 痛みそのものに意識を集中させないことです. 大脳は様々な感覚を取捨選択して感じています. 慢性疼痛の方は, 痛みを伝える経路が増強された形でできあがってしまっています. そこに意識を集中させればさせるほど, ますますその経路が強固になり痛みの感覚がさらに増幅していきます.

④かといって, 何もしていなければ痛みに意識が向いてしまいます. 大脳は本来, 快楽や喜びにも敏感な臓器です. 多少の痛みがあっても, 趣味や楽しいこと, 体を動かすことなどのポジティブな刺激によって, 大脳のチャンネルを変えていく, その意識と行動が大切です(こう説明すると, 多くの方は痛みのために以前の趣味や好きだった運動もできないので, しばらく遠ざけていたといわれます).

⑤今後医学が進歩すれば, 痛みのメカニズムがさらに解明され, あなたの痛みに対する新たな治療法が開発されてくるかもしれません. ただ残念ながら現段階の医学ではそれは難しく, これ以上検査をしても何も出てこない可能性がきわめて高く, 検査をしても求める結果は求められず, 検査をするたびに不信と不満と不安と不全感だけが残り, それがまたあなた自身のストレスになります. よって, これ以上の検査はせずに今お話ししたような方法で, 少し経過をみていきませんか? 原因探しの旅はここで終了させて, これからはどのように対応したらよいかに焦点を当てて, そのためのお手伝いをさせていただきます.

■ その後の経過

本人は涙ぐみながら, 8年間で初めて納得のいく説明を受けたと話され, これまでに「ストレスのせいかもしれない」といわれて精神科を紹介されても, 「うつではないのでうちでは治せない」と言われたり, 別の精神科医からは山のように安定剤(抗不安薬)を出されて動けなくなったり, 自分のなかでも「こんなに痛いのにストレスのはずがない, 何かきっと隠れた原因があるはずだ」という気持ちが消せなくて, 原因探しの旅を続けていたと. 「今の話ですべてが理解できた. 痛みはすぐには消えないだろうけれど, 痛みに向かう自分の気持ちはものすごく軽くなったので, 薬なしでこのまま経過をみたい」と話された.

その後, 最初は2週間に1回, 次第に1か月, 2か月と間隔をあけて診察を行い, 認知行動療法の要素を診療のなかに少しずつ取り入れ, 再診時にはその間の生活のなかで新たに実現できた事項とそのときの状況や感情を記録したノートを見せてもらい, 支持的なフィードバックを継続した. 2年後には, 本人から「痛みはゼロではないがもうほとんど気にならないので卒業したい」と笑顔で言われ, 終診としたが, そのときのPCSは11点であった(図3).

図3 PCSによる評価（終診時）

痛み診断のパール

後医は名医．大学病院総合診療科に紹介される原因不明の疼痛患者が慢性疼痛である事前確率はきわめて高い．屋上屋を架すことなく，原因探しの旅を終了させることが重要である．

レクチャー 慢性疼痛と認知行動療法

慢性疼痛について

「慢性疼痛」とは国際疼痛学会では「治療に要すると期待される時間の枠を超えて持続する痛み，あるいは進行性の非がん性疼痛に基づく痛み」と定義されているが[2]，ICD-11では慢性疼痛という章が設けられ，さらに細かく①一次性慢性疼痛，②がん関連慢性疼痛，③術後，外傷後慢性疼痛，④慢性神経障害性疼痛，⑤二次性慢性頭痛，口腔顔面慢性疼痛，⑥二次性内臓慢性疼痛，⑦二次性筋骨格系慢性疼痛と分けられている[3]．

また，DSM-IVでは身体表現性障害の一亜型である疼痛性障害という診断名での分類であったが，DSM-5では身体症状症のなかに含まれ，「医学の進歩によって原因が解明される可能性を考慮して医学的に説明のできる症状であるか否かは重要視せず，医学的な判断に比して明らかに痛みに関連した考えや感情や行動が過剰な状態が続く」という定義となっている[4]．脊柱管狭窄症や事故による外傷などの器質的原因がもとになる場合もあるが，器質的原因がなく，環境要因や精神的要因の曝露のみでも慢性疼痛になり得る（図4）．

わが国においては，仕事に支障をきたすほどの慢性疼痛の割合は全人口の13%を占め，部位としては腰痛症が最も多く，患者の約7割は医療機関を受診しており，そのなかで満足いくほどの痛みが和らいだ患者は約2割のみで，半数以上は通院を中断したとの報告が

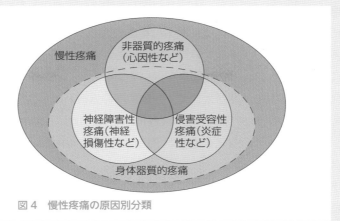

図4 慢性疼痛の原因別分類

あり[5]，慢性疼痛は現代の医療のなかでの大きな問題となっている．

慢性疼痛の患者に対して

当科には線維筋痛症様の全身痛，慢性会陰部痛，非定型顔面痛などの患者が全国から紹介されてくるが，そのほとんどがすでに多くの病院の検査で異常がなく，器質的疾患はほぼ除外されている．見逃されている疾患がないか注意深くみながらも，慢性疼痛の診断を適切に下したうえで，日常生活での生活の質を上げられる方向性を示すことが重要である．そのためには成育歴や教育歴，家庭環境や家族間の問題，職場や学校での状況や人間関係，抑うつや不安感，怒りや喪失感，医療とのかかわりと依存度，不適切な検査や治療により拗れた臨床経過と本人の思いなども含め，詳しく聞き出す必要がある．

慢性疼痛の機序

慢性疼痛の病態としてはいまだ不明な部分も多いが，海馬や扁桃体などの辺縁系の機能や中枢神経系内のネットワークに関する問題や，セロトニンやノルアドレナリンが関与する下行性疼痛抑制系における機能不全の可能性などが提唱されている[6]．

また，痛みが様々な要因によって変化することから，感覚の門（sensory gate）理論を用いて説明されることもある[7]．例えば，外出時に靴を履いていても普段は全く気にならないが，履いていることを意識すると途端に靴の感覚を足に感じるようになったり，スポーツの選手が試合中は怪我の痛みを感じないが試合終了後には痛くて途端に動けなくなる，というようなことである．慢性疼痛では神経伝達機能の何らかの問題により，この sensory gate が常に開放される状況が起こっていると考える．

慢性疼痛の評価

痛みの主観的評価では VAS（Visual Analog Scale）がよく使用されるが，慢性疼痛の場合は，日常生活の障害の評価には PDAS（Pain Disability Assessment Scale）[8]，痛みによる破局的思考の評価には前述の PCS[1] を用いることが多い．淡々と訴える患者でも評価尺度では点数がきわめて高くなることもあり，痛みが日常生活における活動性や気持ちの面に及ぼす影響の大きさに改めて気づかされる．また数値だけをみるのではなくて，これらを参考にしながら患者との対話を続けることにより，破局的な思考や回避的な行動への患者本人自身の気づきを促す効果もある．

慢性疼痛の治療

　薬物療法に関しては，下行性疼痛抑制系の機能回復という理論背景から SNRI が使用されることが多いが，痛みの直接的な軽減効果よりも，強迫的で心気的なこだわりが薄れて楽になってくる効果が大きいような印象を抱いている．リハビリテーションは筋力の回復や維持に加えて身体刺激の意味が大きく，運動習慣の獲得がよい効果をもたらす．認知行動療法は，痛みにそのものにアプローチするものではないが，日常生活機能の支障の改善，QOL の向上，うつ状態や不安などの心理状態の改善などにより，結果的に痛みを軽減させるエビデンスが示されている[9]．

認知行動療法

　認知行動療法とは人の反応を「認知」「感情」「行動」「身体」に分けて，これらの相互作用に注目し，慢性疼痛では「痛みの破局視（認知）」→「恐怖感（感情）」→「回避/過度の警戒（行動）」→「抑うつ（感情），身体的ぜい弱（身体）」→「痛みがさらに増悪」という悪循環になっていると考え，このなかで「感情」と「身体（の痛み）」は自分ではコントロールし難いが「認知」と「行動」は自分で変えられる，ということを基本とするものである．痛みに直接的に介入するのではなく，痛みがあることで日常生活に支障が及んでいる，その部分に焦点を当て，「痛みがあるから何もできない」から「痛みがあっても行動できる」ように意識と日常生活を改善させる．痛みをすべての基準として生活を送るのではなく，痛みをある程度客観視したうえで，少しずつ目標を決めて，その人のペースで無理なく行えることを増やしていく．

　本格的な認知行動療法は時間も手間もかかり，一般の医師には垣根が高いが，その要素を部分的に診療に取り入れることはできる．痛みにこだわり過ぎることなく，患者の日常生活と考え方に焦点を当てて，本人の主体性と自己効力感をサポートしながら並走していくことが求められる．その際には，経験豊かな臨床心理士，リエゾン精神看護師，作業療法士など，多職種との連携が大きな力になることを最後に記しておきたい．

文　献

1) Sullivan MJ, et al.：The pain catastrophizing scale：development and validation. Psychol Assess 7：524-532, 1995
2) Merskey H, et al.：Classification of Chronic Pain：Description of Chronic Pain Syndromes and Definitions of Pain Terms. Prepared by the Task Force on Taxonomy of the International Association for the Study of Pain. 2nd ed., IASP Press, 209-214, 1994
3) Barke A, et al.：Pilot field testing of the chronic pain classification for ICD-11：the results of ecological coding. BMC Public Health 18：1239, 2018
4) American Psychiatric Association：Diagnostic and Statistical Manual of Mental Disorders（DSM-5®）. American Psychiatric Association Publishing, 2013
5) 服部政治，他：日本における慢性疼痛を保有する患者に関する大規模調査．ペインクリニック 25：1541-1551，2004
6) Baliki MN, et al.：Functional reorganization of the default mode network across chronic pain conditions. PloS One 9：e106133, 2014
7) ジョン・D・オーティス（著），伊豫雅臣，他（監訳）：慢性疼痛の治療：治療者向けガイド－認知行動療法によるアプローチ．星和書店，2011
8) 有村達之，他：疼痛生活障害評価尺度の開発．行動療法研究 23：7-15，1997
9) Morley S, et al.：Systematic review and meta-analysis of randomized controlled trials of cognitive behaviour therapy and behaviour therapy for chronic pain in adults, excluding headache. Pain 80：1-13, 1999

（鈴木富雄）

㉖ わき腹がしめつけられるように痛い

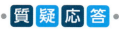 質疑応答

志水

先生の説明用紙の記載が大変勉強になりました．特に視覚的に気をつけているところはありますか？

パソコンで打った説明を読み上げるのではなく，相手の顔を見つつ，紙面に記載しながら一文ずつ説明しています．また，記載の内容自体も，箇条書きにして番号をふることにより，より印象づけられ，相手の記憶に残りやすくなると考えています．

鈴木

Ⅱ 各論　見方を変えたら診断できた！

Ⅱ 各論　見方を変えたら診断できた！

Case 27
両足の裏がズキズキ痛い

ベトナムから来日した若年男性，近医で半年以上診断がつかなかったその原因は？

痛みの部位

両足の裏がズキズキ痛いと訴える男性

患者：24歳，男性．
既往歴：特記なし．
家族歴：特記なし．
生活歴：8か月前に来日したベトナムからの留学生．独居で，中華料理店でアルバイトをしている．
現病歴：来院半年前から緩徐発症の両足底部の痛みを自覚していた．疼痛は自制内であったため経過観察していたが，改善しないために来院3か月前に近医整形外科を受診したところ，原因不明の骨痛と診断を受けて鎮痛薬を内服していた．来院3週間前より緩徐に両足底の疼痛が増悪したため，当院来院前日に再度近医整形外科を受診した．しかし原因が判然としないため，その翌日に総合診療科外来を紹介受診した．

■ 問診

痛みのOPQRST：

Onset：緩徐．
Provocative, palliative：体重をかけたり，歩くと増悪し，臥位では軽快する．
Quantity, Quality：ズキズキするような痛み，歩くのが辛くて大学の授業を欠席している．
Region, Radiation：足底部，放散痛なし．
Severity：歩行可能．
Time course：3週間前から急性増悪．
その他：約半年前から咳嗽があり，労作時呼吸困難を自覚していたが自制内だった．

■ 一般身体所見

バイタルサイン：体温39.8℃，脈拍132/分，呼吸数20回/分，血圧99/63 mmHg，SpO$_2$ 94％（室内気温）．
頭頸部：眼瞼結膜に貧血，眼球結膜に黄染なし．咽頭に発赤腫脹なし．頸部リンパ節腫脹なし．
胸部：呼吸音清，左右差なし．肺雑音聴取せず．心音清，過剰心音なし．
腹部：平坦，軟で圧痛なし．

㉗ 両足の裏がズキズキ痛い

皮膚・四肢：全身に皮疹なし．四肢浮腫なし．両足関節以遠に熱感あり．同部位に把握痛あり．

■■■ 神経学的所見

脳神経学的所見に異常なし．Barré 徴候陰性．Mingazzini 徴候陰性．指鼻指試験や膝踵試験に異常なし．両上肢や体幹に感覚障害なし．両大腿に感覚障害なし．両下腿足関節以遠に異常感覚あり．歩行は足底痛のため，たどたどしい．Romberg 徴候陰性．MMT：上下肢ともに両側5．上腕二頭筋，上腕三頭筋，腕橈骨筋反射に亢進減弱や左右差なし．膝蓋腱反射に亢進減弱や左右差なし．アキレス腱反射は反射活発（brisk）で左右差はなし．Babinski 反射は疼痛が著明で施行困難．

■■■ 検査所見

WBC 10,900/μL，RBC 563×10^4/μL，Hb 13.4 g/dL，Plt 37.3×10^4/μL，Neu 90.8%，Lym 6.1%，Eos 0，TP 7.3 g/dL，Alb 4.0 g/dL，AST 29 IU/L，ALT 24 IU/L，TB 0.7 mg/dL，BUN 7 mg/dL，CRE 0.42 mg/dL，Na 125 mmol/L，K 3.6 mmol/L，Cl 84 mmol/L，血糖 104 mg/dL，HbA1c 5.2，尿蛋白陰性，尿潜血陰性，甲状腺機能正常範囲内．抗 HIV 抗体陰性，インフルエンザ迅速検査陰性．

腰椎 X 線：骨折や骨棘形成，脊柱管の狭小化など指摘できず．

足部 X 線：骨折，骨吸収像指摘できず．

■■■ 診断に至る経過

患者本人は独歩で当院外来を受診し，来院時発熱，頻脈を呈していたものの自覚症状に乏しかった．頭痛，嘔吐の訴えもなかった．発熱から感染症を鑑別にあげ，さらに追加の問診で半年前から咳嗽と労作時呼吸困難を自覚していたことが判明した．肺炎を念頭に胸部 X 線を撮像したところ，両側肺野全体に粒状影を認めた（**図 1**）．

胸部 CT では左上肺野の空洞影，気管支拡張像（**図 2**）などから肺結核や粟粒結核が疑わしく，その他には転移性肺腫瘍やサルコイドーシスを鑑別にあげた．

喀痰排泄は困難であり，Muller-Johns 分類 M1 の喀痰のほか，胃液を抗酸菌培養に提出し，陰圧個室に入院した．後日，胃液の塗抹検査にて Ziel-Nelsen 染色陽性（G1）が判明したため，肺結核と診断した．

足底痛の原因評価のため，足部 X 線を撮像したが明らかな異常を指摘できなかった．鑑別に結核性椎体炎を鑑別にあげ，腰椎単純 MRI を施行したが，異常所見は認めなかった．肺野陰影からは粟粒結核が疑われたため，腰椎穿刺を施行したところ，髄液から結核菌が検出されたことから結核性髄膜炎，粟粒結核と診断した．典型的な症状と体位変換での増悪などから，足底痛の原因は結核性髄膜炎に合併した，くも膜炎と判断した．

Ⅱ　各論　見方を変えたら診断できた！

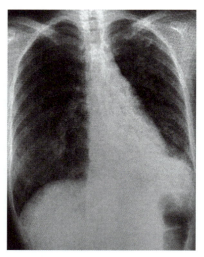

図1　胸部X線

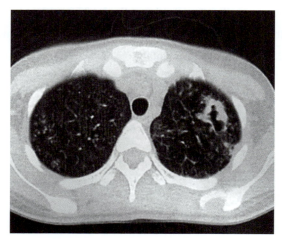

図2　胸部CT

 診断　粟粒結核，結核性髄膜炎に合併した，くも膜炎による足底痛

■ 治療とその後の経過

　粟粒結核に対して抗結核薬として，イソソルビド，イソニアジド（イスコチン®），リファンピシン，エタンブトール（エブトール®），レボフロキサシンの投与を開始した．その後の結核菌の薬剤感受性検査で耐性は確認されておらず，現在も治療を継続中である．

　両側の足底痛に対してはロキソプロフェンナトリウム 60 mg 1回1錠1日3回，プレガバリン（リリカ®）75 mg 1回1錠1日2回の投与を開始し，1回2錠1日2回まで増量した．Numerical Rating Scale（NRS）は 8/10 から 3/10 まで改善したが，持続している．歩行時に疼痛が強いため，リハビリや体動時に合わせてアセトアミノフェン（カロナール®）の頓用で対応している．

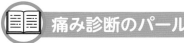

痛み診断のパール

両足底痛を訴える患者をみたら，くも膜炎を鑑別にあげて，腰椎穿刺を考慮する．

くも膜炎

くも膜炎（arachnoiditis）は，髄膜の中間層であるくも膜の炎症として定義される疾患である．髄膜は外層から硬膜，くも膜，軟膜で構成される，脳と脊髄を覆う結合組織である．MRIの登場と画像診断の向上により，くも膜を含む髄膜が神経根と癒着している像が観察され，癒着性くも膜炎（adhesive arachnoiditis）とよばれるようになった．好発部位は腰椎・仙椎と頸椎である．

くも膜炎の原因は多岐にわたり，結核や梅毒などの感染症，脊髄腔造影剤に代表される薬剤，外傷，自己免疫疾患[1]，悪性腫瘍が含まれる．

症状は一貫性がないが，最も一般的なものは腰部や下肢に現れる疼痛である．立位や仰臥位で改善し，坐位や起居動作での増悪がみられる[2]．その他には，下肢の異常感覚や脱力感，錯感覚（昆虫が足の上を這っているような，水が滴るような），足底の焼けるような痛み，筋攣縮，膀胱直腸障害や性腺機能障害がある[3]．脊柱管内の癒着性くも膜炎では，その解剖学的高位に応じた症状がみられる（頸椎なら上肢の異常感覚など）．

特異的な血液検査所見はなく，原因によって異なる．非特異的な炎症反応の上昇を認めることがあるが，上昇がないから本疾患を否定できるわけではない[4]．

造影MRIでは先述のような，神経根の凝集と癒着が観察されることがある．

診断は，病歴，典型的な身体所見（下肢の異常感覚，錯感覚），画像を合わせて総合的に行われる[5]．

治療は主に薬物療法である．薬物療法には抗炎症薬としてメチルプレドニゾロン（プレドニン®）やKetorolac（日本では保険未収載），鎮痛薬としてガバペンチン（ガバペン®），オピオイドが用いられる．しかし疼痛は難治性かつ重度であることも少なくなく，坐薬やくも膜腔内への鎮痛薬持続投与や高用量オピオイドが必要になることもある．外科手術の有用性については一定の見解を得られていない．理学療法として，神経根や筋肉の瘢痕化を防ぐことを目的に，ストレッチや水中歩行なども勧められる[6]．

文献

1) Wang L, et al.：Human autoimmune disease：a comprehensive update. J Intern Med 278：369-395, 2015
2) Aldrete JA：Suspecting and diagnosing arachnoiditis. Pract Pain Mgt 16：74-87, 2006
3) Tennant F：Arachnoiditis diagnosis and treatment. Pract Pain Mgt 14：63-69, 2016
4) Bilello J, et al.：Patterns of chronic inflammation in extensively treated patients with arachnoiditis and chronic intractable pain. Postgrad Med 92：1-5, 2016
5) Jackson A, et al.：Does degenerative disease of the lumbar spine cause arachnoiditis? A magnetic resonance study and review of the literature. Br J Radiol 67：840-847, 1994
6) Kiiski H, et al.：Healthy human CSF promotes glial differentiation of hESC-derived neural cells while retaining spontaneous activity in existing neuronal networks. Biol Open 2：605-612, 2013

〈小森大輝，髙橋宏瑞〉

質疑応答

足底に限局した疼痛は粟粒結核に合併したくも膜炎では比較的よくみられるものでしょうか？

正確な頻度はわかりませんでした．筆者らが調べた範囲内では，粟粒結核に合併したくも膜炎での，足底に限局した疼痛の頻度に関する報告は見つけられませんでした．このことから，想像にはなりますが，その頻度は低いのかもしれません．

粟粒結核ではありませんが，医療行為に起因したくも膜炎489例における，足底の灼熱感の頻度は48.8％と報告されており，約半数にみられるようです[2]．

結核性髄膜炎147例においては38.7％に神経根性脊髄症がみられたと報告がありましたが，足底に限局したものかは言及がありませんでした．

II 各論　見方を変えたら診断できた！

Case 28
全身がピリピリと痛い

増悪寛解因子が明確な全身痛では，器質疾患の可能性を十分に検討せよ！

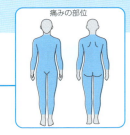
痛みの部位

 温熱により出現する全身痛を訴える患者

患者：40歳，女性．
既往歴：特記事項なし．
家族歴：特記事項なし．
現病歴：当科を受診1か月前のある日より，頭部，四肢末端を除く全身にピリピリする痛みを感じるようになった．近医内科と皮膚科を受診するも，原因不明のため当科紹介となった．

■ 問診（痛みのOPQRST）

Onset：急性発症．
Provocation：痛みは入浴，調理，熱いものを食べる，ドライヤーといった温熱刺激で誘発される．冷却により速やかに改善する．体動では痛みは誘発されない．
Quality：チクチクした痛み．
Related symptoms：同時期から汗をかきにくくなり，微熱を自覚するようになった．寝汗なし，悪寒・戦慄なし，体重減少なし．気分の落ち込みや意欲の低下もみられない．睡眠障害なし．Sick contactなし，先行感染なし．
Site：頭部，四肢末端を除く全身．
Time course：温熱刺激から数分以内に出現し自然軽快する．

■ 身体所見

体温37.2℃，脈拍70/分，血圧100/52 mmHg，呼吸数12回/分，SpO_2 99%（室内気）．咽頭発赤なし，白苔なし．眼球結膜に充血や黄染なし，眼瞼結膜に貧血なし．頸部リンパ節を触知しない．甲状腺に腫大を認めない，明らかな圧痛なし．呼吸音清，心雑音を聴取しない．視診上，明らかな皮疹を認めない（非疼痛時）．明らかな圧痛点，および筋の把握痛を認めない．関節腫脹なし，圧痛なし．疼痛部位の温痛覚障害ならびに触覚に異常を認めない．深部腱反射はすべて正常．

Ⅱ　各論　見方を変えたら診断できた！

■ 診断に至る経過

　中年女性の全身痛という点からは，線維筋痛症が鑑別疾患として考慮された．しかしながら，線維筋痛症は持続性の筋骨格痛を特徴とし，明確な圧痛点があることや，睡眠障害を伴う疾患であるため，否定的であると考えた．さらには，ピリピリした表面痛を訴えており，増悪寛解因子が明確な発作痛である点が線維筋痛症の特徴と合致しない．

　成人パルボウイルス感染症も中年女性の全身痛の原因となる疾患であるが，明らかな先行感染のエピソードや sick contact がないこと，関節炎所見を欠くことから否定的であると考えられた．

　ちなみに，高齢者の場合では，全身痛の鑑別としてリウマチ性多発筋痛症と転移性骨腫瘍を疑う必要がある．いずれの疾患も体動での全身痛の悪化が明確であるため，本症例のスクリプトとは異なる（**表1**）．

　全身痛の原因疾患を「VINDICATE＋P」に沿ってあげる（**表2**）[1]．これは，vascular（血管性），infection（感染），neoplasm（新生物），degenerative（変性），intoxication（中毒），congenital（先天性），autoimmune/allergy（自己免疫/アレルギー），trauma（外傷），electrolytes/endocrine/metabolic（内分泌/代謝），psychiatric/psychogenic（精神/心因疾患）の頭文字をとったものである．

　身体症状を主訴に受診する精神疾患患者は，大学病院総合外来ではもちろんのこと，プライマリ・ケアの現場でも少なくない．「これまでの医療機関で実施された検査はすべて明らかな異常はなかった」「器質的疾患に合致しないから心因性」という安易な思考プロセスは危険である．

　発症から1か月以上の痛みで受診した非急性疼痛の患者を対象に，器質的疾患と身体症状症の臨床像の違いを後方視的に調査した研究により A-MUPS スコアが開発された[2]．これは，医学的に説明できない身体症状を意味する「MUPS」という言葉にかけて配置した analgesics ineffective（鎮痛薬の効果なし），mental disorder history（精神疾患の既往あり），unclear provocative/palliative factors（増悪寛解因子が不明確），persistence without cessation（症状の間欠期がない），stress feelings/episodes（ストレス因子あり）の5項目の頭文字であり，このうち2項目合致をカッ

表1　全身痛の経過，発症年齢による鑑別

	中年	高齢
急性	成人パルボウイルス感染症	リウマチ性多発筋痛症
慢性	線維筋痛症	転移性骨腫瘍

表2　全身痛を呈する原因疾患（VINDICATE＋P）

Vascular	RS3PE
血管炎	血管炎
Infection	線維筋痛症
ウイルス感染症	結晶性関節炎
感染性心内膜炎	Allergy
Neoplasm	コリン性蕁麻疹
悪性腫瘍骨転移	Trauma
多発性骨髄腫	DV
Degenerative	Endocrine
Parkinson 病	甲状腺機能低下症
Intoxication	副腎不全
スタチン系など	骨軟化症
Congenital	Electrolytes
Autoimmune	低カリウム血症
多発筋炎/皮膚筋炎	Psychogenic
関節リウマチ	身体症状症
リウマチ性多発筋痛症	

（鋪野紀好：内科初診外来　ただいま診断中！．中外医学社，2020 より）

トオフとすると，感度92%，特異度85%で身体症状症を特定できるというスコアリングである．

鎮痛薬は薬理的作用だけでなく，プラセボ効果により除痛をもたらすが，改善を期待しないとプラセボ効果は生じない．身体症状症では，自分の辛さを他者に認めてもらいたいという心理が働くため，内服しても全く効果がないと答えることが多い特徴を利用している．

精神疾患の既往は過去に通院歴がある場合，もしくは治療中であり，かつ，その病状が安定し症状の原因でないと判断したときに陽性とする．明確な増悪寛解因子の存在は器質的疾患を示唆し，存在しない場合や身体所見との矛盾を認めたときに身体症状症の可能性が高くなる．

同様に「発作性」も器質的疾患を支持する情報であり，また，器質的疾患では痛みを感じない姿勢や時間があるのに対し，身体症状症では絶え間ない痛みを訴える傾向がある．

表2[1]の鑑別疾患のなかで，温熱により数分以内にピリピリとした全身痛が出現し，冷却により速やかに改善する皮膚表面の痛みからコリン性蕁麻疹を疑った．そのため，アセチルコリン皮内テストを施行したところ，注射部位に疼痛および膨疹が誘発され（図1），コリン性蕁麻疹と診断した．

また発汗低下を認めており，体重減少などの消耗や寝汗，悪寒戦慄といったsickness responseを欠くこと，さらには追加の血液検査で炎症反応も陰性であることから，発熱の原因はうつ熱による症状と考えられた．そのため，無汗症の合併を考え，温熱試験ならびにサーモグラフィーを施行したところ，四肢体幹の異常な皮膚温上昇，および発汗低下部位に一致した蕁麻疹と疼痛とを認めた．無汗症の原因としては，Fabry病，Ross症候群，Sjögren症候群などがあるが[3]，臨床症状および追加の検査結果よりいずれも否定的であり，本例は特発性後天性全身性無汗症（acquired idiopathic generalized anhidrosis：AIGA）と診断した．

診断　コリン性蕁麻疹および特発性後天性全身性無汗症（AIGA）

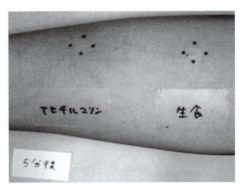

図1　アセチルコリン皮内テスト
（カラー口絵8 p. v 参照）

■治療

本症例では，コリン性蕁麻疹に対して抗ヒスタミン薬の内服を開始したところ，全身痛は軽快した．特発性後天性全身無汗症に対しては，ステロイドパルス療法による治療希望はなかったため，運動などによる発汗機会の増加を促すことで対処した．

痛み診断のパール

温熱刺激により誘発される発作性の疼痛ではコリン性蕁麻疹を疑うべし．

レクチャー

コリン性蕁麻疹とAIGA

コリン性蕁麻疹は，入浴・運動・精神的緊張など，発汗ないし発汗を促す刺激を誘因とした蕁麻疹である[4]．小児から30歳台前半に好発し，粟粒大から小豆大までの癒合傾向のない膨疹ないし紅斑を生じる[4]．皮疹はかゆみを伴うことが多いが，ピリピリした痛みを呈することがある[4]．また約半数の症例では皮疹が出現せず，疼痛のみの場合があるため留意が必要である[5]．コリン性蕁麻疹には汗アレルギーによる病態と特発性全身性無汗症に合併する病態が存在する．

AIGAでは低汗部位にコリン性蕁麻疹を伴うが，手掌・足底・顔面は発汗が保たれる傾向にあり，その場合，本症例のような症状となる傾向がある[6]．特発性後天性全身性無汗症は，特発性分節型無汗症とidiopathic pure sudomotor fairlure（IPSF）などに分類されているが，その病態は明らかにされていない[7]．発汗が低下することにより熱が体内にこもるうつ熱を呈する．さらには夏場の猛暑では，容易に熱中症になってしまうことに留意する．特発性後天性全身性無汗症は，血中のIgGが高値で全身性ステロイド投与により軽快することが知られているため，エクリン汗腺のアセチルコリン受容体に対する自己免疫疾患である可能性が推測されている．

いずれの病態でもコリン性蕁麻疹に対しては抗ヒスタミン薬が有効であり，汗アレルギーの場合は減感作療法（運動・入浴）を追加する．運動など発汗機会を増やすことで汗腺の機能を高めると再発予防につながることも知られている[4,5]．また，重症の無汗症の場合は全身ステロイド投与を行うことがある．ただし初期にはステロイドパルス療法で軽快することも多いが，発症後期間が経過している症例では無効のこともある．

文献

1) 舗野紀好：内科初診外来　ただいま診断中！．中外医学社，2020
2) Suzuki S, et al.：A-MUPS score to differentiate patients with somatic symptom disorder from those with medical disease for complaints of non-acute pain. J Pain Res 10：1411-1423, 2017
3) 中里良彦：特発性無汗症の診断と病態．発汗学 20：35-36，2013
4) 秀　道広，他：蕁麻疹診療ガイドライン．日本皮膚科学会雑誌 121：1339-1388，2011
5) Bito T, et al.：Pathogenesis of Cholinergic Urticaria in Relation to Sweating. Allergol Int 61：539-544, 2012

6) 中里良彦：特発性後天性全身性無汗症-診療ガイドラインを含む. 発汗学 23（suppl）：14-20, 2016
7) Shikino K, et al.：Idiopathic segmental anhidrosis. QJM 110：601, 2017

（鋪野紀好）

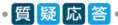

志水

本症例の診断は実際は比較的直観的なアプローチだったのでしょうか？その場合はどの部分が特徴量として目立っていましたか？

システム1に近い，より直感的な部分としては，「炎症反応陰性の不明熱」というのが特徴的な情報であると感じています．その中には，今回の疾患に加えて，薬剤熱，全身性エリテマトーデス（systemic lupus erythematosus：SLE），脳炎，髄膜炎，詐熱などがあがってきます．加えて，「発熱」ではなく「高体温」が病態にあがり，その中の代表疾患として無汗症があがります．そのため，主訴の時点で，無汗症の可能性を考慮し，追加の問診や身体診察を行います．また，無汗症の場合は，本症例のように疼痛を訴える場合があり，その中でもコリン性蕁麻疹は代表疾患となりますので，それに付随する臨床症状を確認した流れです．

鋪野

Ⅱ 各論　見方を変えたら診断できた！

Case 29
頭痛，悪心，めまい，視力低下，聴力低下，全身の痛み

もれなく・くまなく，漏れを探せ！

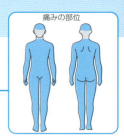
痛みの部位

 眼の奥がえぐられるような頭痛，視力・聴力低下およびきしむような全身痛を訴える患者

患者：27歳，女性．
現病歴：10か月前に自動車を運転中に後方から追突され，全身打撲の診断でA病院に3日間入院した．退院時には頭痛，悪心・嘔吐および浮動性めまいが出現していた．きしむような全身の痛みがあり，常時みられる頭重感以外にときおり眼の奥がえぐられるような頭痛があったが，日常生活はどうにか営めていたため様子をみていた．症状に対して2週ごとにA病院に通院し，鎮痛薬と制吐薬の処方を受け，経過をみるように説明されていた．

5か月前に旅行で飛行機に搭乗した際，離陸直後にこれまでに感じたことのないような頭痛，悪心および非回転性めまいが出現した．飛行中は座席で我慢していたが，着陸時に両眼の視力低下もみられた．旅行中は休憩を取りながら何とか過ごし，帰宅後に眼科を受診したが，以前と同程度の近視のみしか異常所見は指摘されなかった．その後も視力低下を感じていたため，2か月ごとにコンタクトレンズを作り直していた．

3か月前から聴力低下を自覚し，職場での電話対応時に何度も聞き返すようになった．耳鼻科を受診したが診察では異常はなく，聴力検査でも異常は指摘されなかった．

対症療法を継続して受けていたが症状の改善はなく，検査で異常がないため他院では精神疾患の可能性があると説明された．頭痛と全身痛のため日常生活も辛くなってきたため当院の外来を受診した．諸症状は坐位や立位でいると増悪し，臥位で改善がみられていた．また，天候が悪化する前に毎回症状が増悪していた．

既往歴：19歳時に虫垂炎で手術．
内服薬：アセトアミノフェン1,200 mg/日，メトクロプラミド5 mg悪心時頓用．
家族歴：家族歴に特記すべき事項はない．
生活歴：喫煙歴と飲酒歴はない．夫と2人暮らし．美容院で受付を担当しており，坐位での業務が多い．家庭内や職場でのストレスは多くはない．

■身体所見

身長150 cm，体重45 kg．意識は清明．血圧108/72 mmHg．脈拍64/分，整．呼吸数16回/分．体温36.8℃．結膜，胸部，腹部に異常はない．脊椎棘突起に叩打痛はない．項部硬直はない．神経学所見に異常はない．18か所の線維筋痛症圧痛点の触診では圧痛はみられない．

㉙ 頭痛，悪心，めまい，視力低下，聴力低下，全身の痛み

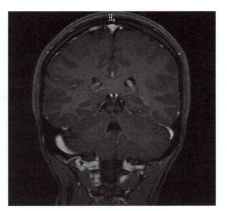

図1　頭部 Gd 造影 MRI（冠状断）
びまん性の硬膜肥厚や硬膜造影効果はなく，硬膜下水腫の所見も確認できない．

■ 検査所見

血液検査：WBC 6,300/μL，Hb 12.1 g/dL，MCV 86 fL，Plt $22×10^4$/μL，TP 7.0 g/dL，Alb 4.0 g/dL，BUN 13 mg/dL，CRE 0.5 mg/dL，TB 0.7 mg/dL，AST 18 U/L，ALT 13 U/L，LD 154 U/L，ALP 187 U/L，γ-GT 10 U/L，CK 119 U/L，Na 142 mEq/L，K 4.1 mEq/L，Cl 106 mEq/L，Ca 9.2 mg/dL，CRP 0.03 mg/dL，赤沈 8 mm/時．
眼科診察：外眼部，透光体および眼底に異常はない．視力は右 0.06（矯正 1.2），左 0.06（矯正 1.2）であり，波面収差解析では明らかな異常は指摘できない．
耳鼻科診察：鼓膜所見は正常．純音聴力検査で聴力低下はない．頭位および頭位変換で眼振はないものの，めまいの訴えがみられる．
頭部造影 MRI（図1）：硬膜下水腫を含め，頭蓋内に特記すべき異常はない．びまん性硬膜肥厚や，造影剤による硬膜の造影効果は確認できない．

■ 診断に至る経過

　交通外傷後から出現した，眼の奥がえぐられるような強い頭痛ときしむような全身痛であり，視力と聴力の自覚的な低下を伴っていた．また，これらの症状は坐位や立位で増悪し臥位で軽快する特徴があり，天候・気圧の変化により増悪していた．しかしながら，眼科や耳鼻科診察では客観的な異常所見は確認できず，血液検査異常も認められなかった．
　本患者の最も特徴的な症状である「坐位や立位で増悪する頭痛」は低髄液圧症の中核をなす症状である[1]．加えて，悪心，めまいおよび視力低下も同疾患に随伴する症状として知られている[2]．低髄圧による頭痛の国際頭痛分類第3版における診断基準を**表1**[3]に示す．
　本患者では低髄液圧症に特徴的なびまん性硬膜肥厚や造影剤による硬膜造影効果は認められなかったが，発症から時間が経過し脳脊髄液圧が正常化したことが原因と思われた．このため，低髄液圧症（**図2**[4]の領域 B と C）ではないものの，脳脊髄液の漏出を画像診断で証明できれば脳脊髄液漏出症（**図2**[4]の領域 A）と，証明できなければより広義の脳脊髄液減少症（**図2**[4]の領

表1 低髄圧による頭痛の診断基準

1. 3を満たすすべての頭痛
   「低髄圧による頭痛」は，通常，常にではないが起立性である．坐位または立位をとると間もなく有意に悪化したり，臥位をとると改善したりする頭痛は低脳脊髄液圧によると考えられるが，これは診断基準としては信頼性に欠ける．
2. 以下のいずれかまたは両方
   ①低髄圧（60 mmH₂O 未満）
   ②画像検査における脳脊髄液漏出の証拠
   脳の下垂または硬膜の増強効果を示す脳画像検査，または硬膜外脳脊髄液を示す脊髄画像所見（脊髄 MRI または MRI，CT またはデジタルサブトラクションミエログラフィー）．
3. 頭痛は低髄圧もしくは脳脊髄液漏出の発現時期に一致して発現した，または頭痛がその発見の契機となった
   原因となる根拠は，除外診断とともに，推定された原因との発症時期に一致するかによる．
4. ほかに最適な ICHD-3 の診断がない

（日本頭痛学会・国際頭痛分類委員会〈訳〉：7.2 低髄圧による頭痛．国際頭痛分類第3版〈ICHD-3〉日本語版．医学書院，96，2018 より改変）

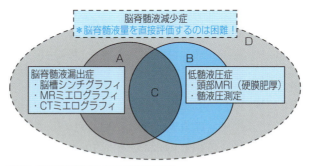

図2 脳脊髄液減少症の疾患概念図
（脳脊髄液減少症の診断・治療法の確立に関する研究班：脳脊髄液漏出症画像判定基準・画像診断基準．平成22年度厚生労働科学研究費補助金〈障碍者対策総合研究事業〉．平成22年度総括研究報告書より改変）

域 D) と診断され得ると考えた．

まずは侵襲度が低い検査として脊髄 MRI を行った．その結果，腰仙椎部に広範囲にわたる両側神経根・末梢神経に沿った脳脊髄液の漏出が確認されたため（図3），診断確定のために脳槽シンチグラフィを追加で実施した．RI 注入のための腰椎穿刺時の髄液初圧は正常範囲内であったが，注入1時間後ですでに RI の硬膜外漏出がみられ，RI が血管内に吸収された結果を反映した膀胱内集積も早期から確認された（図4）．また，24時間後の RI クリアランス率も3%と著明に亢進していた．

 診断 脳脊髄液漏出症

■治療

脳脊髄液漏出症の保存的治療としては，約2週間の安静と補液が第一選択である[5]．このため，精査入院に引き続き必要時以外は安静臥床を保ってもらい，通常の食事と飲水に加えて乳

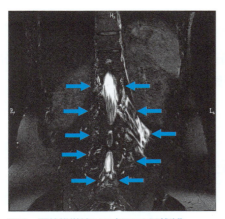

図3　腰仙椎単純MRI（T2WI冠状断）
広範囲にわたり両側神経根・末梢神経に沿って脳脊髄液の漏出が確認される（➡）．

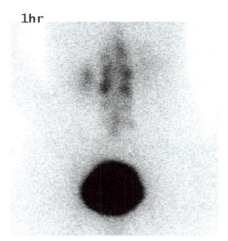

図4　脳槽シンチグラフィ
RI注入後1時間の時点で，腰仙椎レベルのくも膜下腔外漏出像と膀胱内集積を認める．

酸リンゲル液1,500 mL/日の補液を行ったところ症状は軽減した．しかしながら，退院後は日常生活を送りながら安静臥床を長時間保つことが困難であり，早期に悪心，頭痛，全身の痛みの再増悪がみられた．

　保存的治療の効果が不十分であり，髄液漏出が明らかなことから，本人と相談し追加の治療として硬膜外腔への自家血注入療法（epidural blood patch：EBP）を行うこととした．EBPはわが国では2012年に先進医療として認可され，2016年から保険適用になった治療であり，髄液の硬膜外漏出に対する圧迫止血作用，およびその後のフィブリン沈着と瘢痕形成により効果をもたらすと考えられている．EBPは硬膜穿刺が原因の頭痛に対する前向き研究では，治療7日目での頭痛消失率は86％と報告されている[6]．一方で，特発性低髄圧症に対する有効性調査報告はほとんどなく，2つの研究では初回治療の有効率は36〜57％，2回目の治療の有効率は33〜67％と報告されている[7,8]．外来で本患者に対して初回EBPを行った際，頭痛を含む諸症状の軽減がみられたものの約1週間で症状再燃が確認された．追加で2回目のEBPも行ったが，初回同様に1週間程度で症状が再燃し，治療前と同程度で持続していた．

■■ その後の経過

　ペインクリニック担当医と相談し，保存的治療に用いる薬剤としてアセトアミノフェン2,400 mg/日とジクロフェナク（ボルタレン®）SR 75 mg/日を処方した．そのほかの治療薬としては線維筋痛症様の病態も考慮してデュロキセチン（サインバルタ®），プレガバリン（リリカ®），および漢方薬各種を処方したが，いずれも無効または副作用のため服用継続はできなかった．本人の希望もあり脳脊髄液漏出症治療の専門医療機関へ紹介し，自費診療による人工髄液注入療法も受けたが，効果は2週間程度でみられなくなった．現在はトラマドール（トラマール®）の併用と2週ごとの補液治療とともに，痛み治療日誌を活用した認知行動療法を行い，当初は常時NRS（Numerical Rating Scale）8〜10であった痛みが3〜8（ときに10のこともあり）まで軽減し，日常生活を送ることができている．

Ⅱ 各論 見方を変えたら診断できた！

痛み診断のパール

病歴から脳脊髄液減少症を考えたが，頭蓋内に低髄液圧の異常所見がない場合は，積極的に脊髄硬膜外への髄液漏出所見を探そう！

レクチャー

脳脊髄液減少症

図 2[4]に示した疾患概念図を用いて，脳脊髄液減少症という疾患を考えてみたい．国際頭痛分類第 3 版における「低髄圧による頭痛」の診断基準(表 1)[3]では，他疾患の除外とともに病歴で発症にかかわるイベントとの時間関係が明らかであり，かつ，この概念図におけるA＋B＋Cの領域に該当したものに「低髄圧による頭痛」という診断名を与えることになっている．しかしながら，「低髄圧による頭痛」という診断名にもかかわらず，脳脊髄液圧の低下を示す髄液・画像所見は必須要件ではなく，症状とともに領域Aの髄液漏出所見があればよいという点は興味深い．すなわち，この診断基準で診断するのは「低髄圧だと思われることが原因の頭痛」なのである．

もう1つ，これらの検査で異常がみられないものの，坐位や立位で増悪する頭痛や諸症状があり，他の器質的疾患が適切に除外され，安静臥床や補液で軽快する患者（領域Dに該当）はどう捉えればよいのだろうか？　身体症状症の除外は時として容易ではなく慎重になるものの，この「低髄圧だと思われるが客観的な証明が困難な頭痛」にも患者は悩み，辛さを抱えているのである．患者とともに不確実性のなかで何ができるのかを常に模索することがわれわれには求められている．

文献

1) Mea E, et al.：Application of IHS criteria to headache attributed to spontaneous intracranial hypotension in a large population. Cephalalgia 29：418-422, 2009
2) Schievink WI：Spontaneous spinal cerebrospinal fluid leaks and intracranial hypotension. JAMA 295：2286-2296, 2006
3) 日本頭痛学会・国際頭痛分類委員会（訳）：7.2 低髄圧による頭痛．国際頭痛分類第 3 版（ICHD-3）日本語版．医学書院，96, 2018
4) 脳脊髄液減少症の診断・治療法の確立に関する研究班：脳脊髄液漏出症画像判定基準・画像診断基準．平成 22 年度厚生労働科学研究費補助金（障碍者対策総合研究事業）．平成 22 年度総括研究報告書
5) Mokri B：Spontaneous Intracranial Hypotension Spontaneous CSF Leaks. Headache Currents 2：11-22, 2005
6) van Kooten F, et al.：Epidural blood patch in post dural puncture headache：a randomised, observer-blind, controlled clinical trial. J Neurol Neurosurg Psychiatry 79：553-558, 2008
7) Sencakova D, et al.：The efficacy of epidural blood patch in spontaneous CSF leaks. Neurology 57：1921-1923, 2001
8) Berroir S, et al.：Early epidural blood patch in spontaneous intracranial hypotension. Neurology 63：1950-1951, 2004

〈山本　祐〉

㉙ 頭痛,悪心,めまい,視力低下,聴力低下,全身の痛み

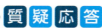

志水

それぞれの診断治療がクリアカットに行かず心折れそうになった部分を保ち,推し進められた患者医者関係の柱は何でしたか？

相互信頼に基づくオープンなコミュニケーションだと思います.
　この患者さんの場合,特に治療では当時最善と考えられるものを受けたものの,現在も痛みが続いています.
　患者さんの悩みに共感し,現状を正直に伝えながら,継続的に診療プロセスに積極的に参加していただけるよう心がけました.また,病と向き合う中で,日々の生活を営むために患者さん自身が創意工夫する能力をどのように支援できるかを考えました.
　困難な状況においても,互いの役割や目標を理解し,患者さんの「主体」にアプローチするコミュニケーションの実践が重要だと感じています.

山本

> Ⅱ 各論　見方を変えたら診断できた！
>
> Case 30
> ストレスで増悪する腹痛・頭痛へのアプローチ

「本当に」痛みの原因はないのだろうか？

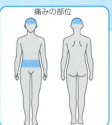
痛みの部位

 「痛いわけない」と医者に言われ，痛みが増悪した男子中学生

患者：13歳，男子（中学1年生）．
既往歴・家族歴：特記事項なし．
現病歴：単独子として出生．父は窃盗の累犯であった．5歳時，両親の離婚を機に，縁もゆかりもないA県に母と引っ越した．母はパート勤務の傍ら，新しい交際相手の家に帰る生活となり，本人は独りで過ごすことが増えた．小学校高学年の頃から，家には1週間ずつ小遣いが置かれるようになり，次第に母と直接会う回数は減っていった．

　小学生のうちは，親友であるB君，C君とサッカーをするのが放課後の楽しみだったが，X年4月から学区の異なる公立中学校に進学したため，なかなか会えなくなった．サッカー部に入部したが，上下関係が厳しくなじむのに苦労した．

　X年7月，サッカー部の遠征夏合宿に行きたいと母に懇願したが「お金がないのに何言ってんの？　行きたいなら自分でバイトして稼ぎなさいよ」と言われ，結局参加できなかった．サッカー部の友人には「家族が病気になって遠くに行けない」と嘘をついた．その頃から，起き上がるとぼうっとしたり頭痛がしたりするようになった．夕方になると少し体調はよくなるが，今度は腹痛が襲ってくるようになった．

　9月のある日，体調不良のため保健室で休もうと階段を降りているときに，目の前が真っ暗になり倒れたということで，女性のベテラン養護教諭Dとともに救急病院Eを受診した．

■ 救急病院での身体所見

　身長153 cm，体重43 kg．呼吸数18回/分，脈拍86/分，血圧118/66 mmHg，体温36.9℃，SpO_2 99%（室内気）．身体所見に特記事項なく，甲状腺機能，ビタミン，葉酸を含め，一般採血にも異常所見なし（年齢相応のALP高値のみ）．その後の精密検査で，頭部MRI，Holter心電図，脳波にも異常所見なし．

■ 診断に至る経過

　救急病院Eでは緊急で対処するべき異常はないとして帰宅処遇になったが，その際に母は迎えに来なかった．その後，母とケンカするたびに腹痛は悪化し，時には激しく嘔吐し，血も混

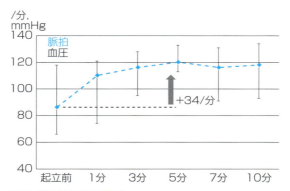

図1 新起立試験の結果
新起立試験で，立位5分後に仰臥位+34/分の脈拍増加を認めた．新起立試験の詳細はガイドライン[1]を参照．

じるようになった．上部消化管内視鏡ではMallory-Weiss症候群と診断されたが，造影CTでも腹痛の器質的要因は指摘できなかったため，「精神的なものだろう」と言われた．5度目の受診の際，救急医Fは待合室でオンラインゲームに興じている本人を発見した．Fが診察室に招き入れたときには痛そうな顔をしていたため，Fは「本当は痛くないんじゃないの？」と問い質した．そのときには何も返事をしなかったが，以後E病院の受診は途絶えた．10月になり学校での友人トラブルが増えたため，スクールカウンセラーでもある精神科医Gが面談した．

■精神科医による問診・身体所見

　精神的なストレスが身体症状として表現されていることは，ほぼ明らかにみえた．知的能力は平均程度であり，少なくとも現代医学で落としてはいけない腹痛の身体因は除外できていると考えた．詳細に問診すると，朝布団から立ち上がるのが辛く，時に頭痛も襲ってくるが，友達にバカにされるのが嫌だったため，無理して登校していたことがわかった．新起立試験で，起立時に+34/分の脈拍増加を認めた（図1）．「立ち上がったときにドキドキして辛くなかったか」と問うと，「みんなそうなるものだと思ってた」と答えた．内分泌精査は異常なし．

診断 起立性調節障害（体位性頻脈症候群：PoTS）＋身体表現性障害（ICD-10：F45）

■治療

　起立性調節障害の症状には，朝起きられない，立っていると気分が悪くなる，立ちくらみ，疲れやすさ，動悸，気分不快，イライラなどがある．これらの症状をきたし得る他の疾患を除外しつつ，新起立試験で機能的な異常を検出することにより診断される[1]．起立性調節障害のサブタイプである体位性頻脈症候群（postural tachycardia syndrome：PoTS）は，起立後に，仰臥位+30/分以上，あるいは120/分以上になることが診断基準であるが，診断基準自体も改訂が

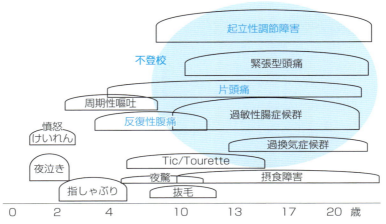

図2 様々な年齢における小児心身症やストレス関連病態
小児期から思春期は，様々な機能性疾患の好発期である．これらが合併して，不登校という"表現型"になることもあり，身体と精神両面への配慮が求められる．
（田中英高：年齢段階から代表的な小児の心身症やストレス関連病態．心身医学 53：212-222，2013 をもとに作成）

多く厳密な数値にこだわる必要はない[2]．

腹痛は身体表現性障害と暫定診断した．本人に対しては，「痛み」は主観的なものであり，本人が感じる「腹痛」は身体が「辛い」というサイン（危険信号）を出してくれているのであるから，我慢せずに信頼できる大人に相談してほしいと説明した．学校関係者には，自律神経機能異常と心理社会的問題は心身相関するものであり，学童期〜思春期にはいろいろな病状が重複して出現しやすい（図2）[3]が，環境が整えば自然に軽快する可能性も高いだろうと伝えた．また，本人が身体の不調を訴えたときには身体に対して働きかけてほしい，心理的な悩みを訴えたときには無理に解決策を提示しようとせず受け止めるだけで十分だと伝えた．同時に家庭生活と学校生活の評価・介入を行った（詳細は略）．

■■ その後の経過

本人は過剰に大人びたところもあるが，本当は甘えたがり屋であることがわかった．養護教諭Dが日頃の部活の悩みを傾聴していると，サッカー部の顧問が「しんどいときはあえて休むのも練習のうちだ」とはっきり伝えたころから本人の顔はパッと明るくなったように見えたという．

どういうときに特に痛くなりやすいかについて，本人は即座に「お母さんとか友達とケンカしてイライラした後」と答えた．どうすれば痛みをやり過ごせるか問うと，悩んだ末「やっぱり，サッカーみたり，やったりが一番かな」と応じた．そこで，痛みを減らす工夫や，痛みが出たときに運動以外にできる方法をともに考えて実行したところ，徐々に痛みの頻度や強度は消退していった．

救急受診の回数が減ると，母は学校からの連絡も拒絶しなくなった．結果的には，本人を受け止めてくれる環境調整（居場所づくり）が奏効し，薬なしで腹痛も起立性調節障害も軽快した．
なお，本例のように言語的なアプローチが十分に効果的なケースはややまれである．若干知

⑳ ストレスで増悪する腹痛・頭痛へのアプローチ

表1 心身症と身体表現性障害の簡潔なまとめ

	身体疾患	精神症状で
心身症	あり（あることが定義）	増悪することが多い
身体表現性障害	基本的にはない	増悪（基本的に精神疾患の範疇）

しかし，筆者はこれらを厳密に区別する意義を感じていない．身体表現性障害は現代の医学では身体疾患が指摘できないだけの可能性もある．起立性調節障害は近年の研究で視床下部や扁桃体・島皮質などの関与も示唆されており[5]，身体表現性障害の一部と病態は共通かもしれない．

的な課題を抱えるケースのほうが多く，傍からみると痛みの増悪の契機が明確であっても本人はなぜか全く気づけないことも多い．言語的なアプローチが奏効しないときは，身体的なアプローチ（例えばバタフライハグ：両腕を交差して自分の肩を交互にリズミカルに叩く）も試してみるとよい．身体・知的・精神の重複障害はいろいろな意味で今後の重要なテーマである[4]．

痛み診断のパール

痛みは主観的な体験であり，医療者の経験を勝手に押しつけない．痛みを挟んで本人と対立せず，ともに取り組む．

レクチャー

心身症と身体表現性障害

心身症は「身体疾患のなかで，その発症や経過に心理社会的因子が密接に関与し，器質的ないし機能的障害が認められる病態をいう．ただし，神経症やうつ病など，他の精神障害に伴う身体症状は除外する」と定義されている（表1も参照）．これらは特に思春期に合併しやすく，不登校の原因になりやすい（図2）[2,3]．この男子の場合，頻脈が捉えられたので定義的には心身症なのだろうが，腹痛に関しては身体表現性障害（DSM-5では，300.82 身体症状症：somatic symptom disorder）の診断でも矛盾しない．

治療方針が大きく変わらないため，厳密な診断名にこだわる必要はない．むしろ，"診断名にこだわっている本人や家族・関係者の目を，いかにうまく治療に向けるか"がポイントになることが多い．「幸い，現代の医学でわかる危険な病気はなさそうです．もしかしたら50年後には検査が発達しているかもしれませんが，少なくとも現段階では治療方針が変わるような見落としはなさそうです．ですから，診断を突き詰めるより，今ある辛さを幾分でも和らげていく作戦を相談していきませんか」などという説明をすると，受け容れてもらえる可能性が少々上がるような気がしている．

身体の病気である，と本人や家族・関係者に伝えることで，状況が打開されることもあるが（単なる「なまけ」だという誤解が多い），裏を返せば，それは精神疾患に対するスティグマ（偏見）でもある．また，あまり「身体の病気」というのを前面に押し出すと，難治例や社会環境調整が本質的であるケースに対してのアプローチがかえって阻害されてしまうこともあるので注意したい．いずれにせよ，取り扱いやすい病名を「ラベル」することは特に

II 各論 見方を変えたら診断できた！

学校現場には一定の効果があるので，「レッテル」貼りにならぬよう，このあたりの塩梅を個々のケースで最適化していく必要がある．

「痛み」は主観的な体験であり，医者に「痛いわけない」と断罪されることは，最強の痛み増悪因子の1つになり得る．医療機関は，現代の「駆け込み寺」としての機能があることを念頭に，こういう患者を受け容れていただけるとありがたい．

謝辞・注記：本例は筆者の複数の経験例をもとに，個人情報保護のための改変を加え創作した架空症例である．初稿にコメントいただいた濱本　優先生に感謝する．

文献

1) 日本小児心身医学会（編）：日本小児心身医学会ガイドライン集．改訂第2版，南江堂，2015
2) 田宗秀隆，他：起立性調節障害と片頭痛が併存し慢性連日性頭痛で不登校になった女子高校生の1例．精神科治療学 32：1369-1375，2017
3) 田中英高：年齢段階から代表的な小児の心身症やストレス関連病態．心身医学 53：212-222，2013
4) 田宗秀隆，他：22q11.2 欠失症候群－精神・身体・知的の3障害の統合的支援．医学のあゆみ 261：981-987，2017
5) Benarroch EE：Postural tachycardia syndrome：A heterogeneous and multifactorial disorder. Mayo Clin Proc 87：1214-1225, 2012

（田宗秀隆）

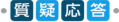

志水：サッカー部の顧問や母親の対応の変化が劇的ですが，このきっかけは何でしたか？　また，治療に目を向けてもらうよいかかわり方のコツはありますか？

周囲の人々が「メンタル的なものだろう」と決めつけてしまい，知らず知らずのうちに冷ややかな態度を取ってしまっているケースが多いです．専門家が「身体の病気である」と宣言して，どのように対応してほしいかを明示的に説明することで，状況が一変することがあります．このような場合に，本人が信頼できるキーパーソンが学校にいるかどうかが大切です．それは職種や立場によらない印象があります．

治療に目を向けてもらうためには，医療提供者側もあたたかく受け入れる保証が必要です．医療機関が消極的な対応なのに学校・家庭に「よい対応をせよ」というのはおかしいですよね．ただ，それは24時間いつでも受け入れるということとは異なります．主治医との約束を守るように働きかけ，安定した診療構造を維持するように本人にも努力させることが，患者さんの大人な部分を支える"支持的"対応になるのです．このあたりの塩梅はケースバイケースで最適化していく必要があります．

田宗

Ⅲ 各 論

試行錯誤の後に診断にたどり着いた！

| Ⅲ 各 論 　試行錯誤の後に診断にたどり着いた！

Case 31
両下腿の痛み

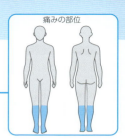

痛みの部位

疼痛＋αでは，Semantic qualifier化した疼痛および"α"にまつわる Pivot and Cluster 戦略を利用せよ！

 10年以上の浮腫を伴う両下腿の痛み

患者：60歳，女性．
既往歴：本態性高血圧症，掌蹠膿疱症，虚血性腸炎，手根管症候群．
薬歴：常用薬はアムロジピン 5 mg 1T1×とアスピリン 100 mg 1T1×（血管外科より）．頓用で，セレスタミン®（ベタメタゾンと d-クロルフェニラミンの合剤．皮膚科より）．サプリメントや漢方薬の使用歴なし．
家族歴：特になし．
喫煙歴：喫煙歴はなかったが，1年前まで夫が喫煙していて，副流煙への曝露があった．
飲酒歴：なし．
アレルギー歴：薬剤・食物および金属アレルギーはなし．
現病歴：約20年前に左足関節付近に浮腫が出現した．浮腫はやがて両側足関節にみられるようになり，「チクチク」「ジンジン」といったような痛みが出現した．13年前に左足首の痛みが亜急性に増悪したという履歴があった．当時から，浮腫は両下腿全体に広がっていた．足首の痛みは徐々に拡大し，両膝から下の「神経痛のような」異常感覚を伴うようになった．原因検索のために転医を繰り返したが診断がつかず，9年前に血管外科で「リベド血管症」と診断をうけ，それ以降アスピリンや抗凝固薬を内服していた．しかし，しっかり服薬していても症状が改善することはなかった．両下肢の痛みが悪化してきたため，別の医師にもみてもらいたいと当科を受診した．

■問 診

これまでの受診の履歴：皮膚科（複数の医療機関）：うっ滞性静脈炎，または膠原病．膠原病内科（1か所の医療機関）：膠原病ではない．血管外科（1か所の医療機関）：リベド血管症．「あまり話をきいてくれない」医療機関が多かったとのことだった．
① 下腿浮腫は慢性的であったが，足首を中心とした下腿の紫斑や潰瘍は出現と消退を繰り返していた．また両下腿に異常感覚あり．基本的にはジンジンとした感覚があるが，間欠的にチクチクと刺すような痛みを生じた．皮膚科から，痛みが酷いときに内服するようにとセレスタミン®が処方されていて，内服すると若干痛みが和らいだ．ときおり，上腕部や大腿部に「輪をつくるような」皮疹も出現していたが，副腎皮質ステロイドの外用薬で改善していた．
② リウマチ内科を受診したこともあるが，「膠原病ではない」と言われた．また他の医療機関へ

皮膚潰瘍を治療するのに通院していたところ，リンパ浮腫ではないかと言われたこともあった．

③Raynaud 症状なし．寒冷による症状の悪化はなし．日光過敏なし．

④受診時，両膝関節痛と両足関節痛あり．他の大関節痛はなかった．

⑤発熱はなかったが，ここ数週微熱が出るようになってきた．盗汗なし．体重減少なし．結核への罹患歴や接触歴はなし．

⑥発症する前に海外渡航した履歴はなし（海外へ行ったことがない）．

⑦浮腫はアムロジピンが原因と考えられたこともあったが，アムロジピンの内服を中止しても浮腫や痛みは改善しなかった．

⑧デュロキセチン（サインバルタ®）は無効だった．

■■■ 身体所見

General appearance：切迫感はなし．夫が押す車椅子に乗り入室した．肥満あり．

バイタルサイン：体温 37.3℃，血圧 162/94 mmHg，脈拍 72/分，呼吸数 18 回/分，SpO_2 96%（室内気）．眼瞼結膜に貧血あり．毛様充血なし．その他頭頸部には異常所見なし．胸腹部に異常所見なし．両足関節に圧痛あり．手指足趾の小関節には圧痛なし．圧痛を伴う両下腿浮腫あり．浮腫は硬性だが圧迫でわずかに圧痕を生じた．両下腿に散在する紫斑あり．下腿遠位側（足関節側）に潰瘍瘢痕および褐色の色素沈着あり．同部位には新鮮な表皮びらんあり．両足趾毛細血管充満速度は 2 秒未満．両側上腕および，両側大腿部に環状紅斑あり．手指末梢の皮膚硬化所見なし．肢端の黒色壊死所見なし．下肢の静脈瘤なし．

■■■ 検査所見

採血検査・採尿検査：血算：WBC 13,000/μL，Hb 9.6g/dL，MCV 83fL，Plt 63×10^4/μL．腎機能・電解質：BUN 21mg/dL，CRE 0.71mg/dL，Na 141 mmol/L，K 3.8 mmol/L，Cl 100 mmol/L，補正 Ca 8.8 mg/dL．肝胆道：トランスアミナーゼ正常範囲．CRP 32 mg/dL，赤沈 102 mm/時．免疫：IgG 1,700 mg/dL，IgA 520 mg/dL，IgM 180 mg/dL．自己抗体：抗核抗体 40 倍未満，抗 SS-A 抗体感度以下，P-ANCA および C-ANCA 感度以下．抗リン脂質抗体陰性．クリオグロブリン陰性．感染症：HBV-Ag 陰性，抗 HCV 抗体，抗 HIV 抗体陰性．インターフェロン-γ 遊離試験陰性．その他生化学：ACE 陰性．活性型ビタミン D 正常範囲．尿沈渣：赤血球円柱および脂肪円柱はなし．破砕赤血球なし．

画像検査：胸部 X 線検査で肺野の異常陰影なし，胸膜の肥厚なし．肺門部陰影の拡大なし．下肢静脈エコー：静脈瘤なし．深部静脈血栓なし．腹部 CT 血管造影では動脈瘤や血管の狭窄所見なし．骨盤内腫瘍ほか，腫瘤陰影なし．後腹膜の肥厚なし．

病理組織検査：皮膚生検：脂肪織炎あり．血栓なし．明らかな中小動脈血管炎の所見なし（組織採取の深度が，中動脈評価には少々足りなかったとのことだった）．

■ 診断に至る経過

病歴を聞いてはじめに感じたことは，ここ10年弱は診断が変わっていないこと，また病状も変わっていなかったことから，「リベド血管症」が正しい診断である可能性はある程度高いだろうということだった．また，これまでに何人もの医師がみて診断が変わっていることから，診断が難しい可能性があるということだった．しかし患者は，「ほかに真の診断があるのではないか，そうすると治療も違うのではないか，治療が違えば症状もよくなるのではないか」という望みを持って受診していた．他の診断である可能性がないかどうか，前医の診断というバイアスを避けられるように意識しつつ，直観による診断だけではなく，系統的な診断推論を行うべきだと考えた．病歴を聞きながら想起された診断は，血管炎，膠原病関連の症状ではないか，ということであった．

鑑別診断をあげるにあたり，Pivot and Cluster Strategy（PCS）を試みた[1]［PCSはCase2「痛いところをまず診よう！見た目や紹介状には要注意」（p.41）で既出の診断戦略である］．鑑別診断をあげる際，中心となる診断には，前医での診断であるリベド血管症を据えた（図1）．また，病歴からSemantic qualifier[2]（SQ，レクチャーで解説）を作成した．初発症状は浮腫だったため，浮腫を中心として「中年女性で発症し，ステロイド少量内服で軽快する，慢性経過の痛みを伴う両下腿浮腫」とした．

以下，上述したSQを構成する要素を病歴から吟味する．

1. 痛みに関して

「神経痛のような痛み」「チクチク」「ジンジン」といった痛みの性状から，神経障害性疼痛を想起した．足関節は圧痛を伴い，関節炎の合併があると考えた．両下腿の痛みの分布はその時々で異なるということで，感覚神経における多発単ニューロパチーの様式であった．多発単

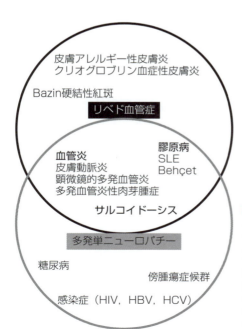

図1 リベド血管症のPivot and Cluster概念図
上の円では，リベド血管症を中心にその他鑑別疾患をその内側に記載している．下のサークルでは，多発単ニューロパチーを中心に鑑別診断を展開している．2つの円が重複する部分である疾患が，患者の病態を説明しやすい．
SLE：systemic lupus erythematosus（全身性エリテマトーデス），HIV：human immunodeficiency virus，HBV：hepatitis B virus，HCV：hepatitis C virus．

ニューロパチーの鑑別として，最も common なものは糖尿病性末梢神経障害であるが，そのほか血管炎，膠原病，感染症，傍腫瘍症候群などがあがる．

痛みについて，SQ を次のように更新する．「中年女性で発症し，ステロイド少量内服で軽快する，慢性経過の多発単ニューロパチーを伴う両下腿浮腫」．

2. 痛みを伴う両下腿浮腫について

両側対称性の圧痛を伴う両下腿浮腫には，最も common な診断としてうっ滞性静脈炎がある．経過が長い場合に上記診断である可能性は高くなると考えるが，鑑別診断には脂肪織炎を引き起こす疾患群があがる．リベド血管症はその 1 つである．その鑑別診断は，Bazin 硬結性紅斑，皮膚動脈炎（皮膚型結節性多発動脈炎，cutaneous polyarteritis nodosa：cPN），顕微鏡的多発血管炎，クリオグロブリン血症性皮膚炎，多発血管炎性肉芽腫症，皮膚アレルギー性皮膚炎，好酸球性多発血管炎性肉芽腫症，Behçet 病，全身性エリテマトーデス等である（**図 1**）．**図 1** で多発単ニューロパチーおよびリベド血管症（脂肪織炎をきたす疾患として）の Pivot and Cluster で，円が重複する部位に該当する疾患は，血管炎，膠原病，サルコイドーシスであった．皮膚科医の直観的診断では，Bazin 硬結性紅斑が第一の鑑別診断であった．皮膚動脈炎はその鑑別診断であり，多発血管炎性肉芽腫症や好酸球性多発血管炎性肉芽腫症，皮膚アレルギー性皮膚炎らしさはないということだった．

経過に着目すると，長年リベド血管症として治療されていたが，治療への反応が不良であった．また，ときおり内服していたセレスタミン® が疼痛を軽快させたという病歴や，上肢の環状に並ぶ紅斑も副腎皮質ステロイド外用薬で軽快したという病歴もあったため，ステロイドに反応しないリベド血管症の可能性は低くなった．ステロイドで軽快する他の病態を想定するほうが合理的と考えた．リベド血管症の鑑別診断には治療に全身ステロイド投与を行うものが多く含まれることや，また全身ステロイド投与で悪化し得る病態もあることも勘案し，各種採血検査をオーダーし，皮膚科へ依頼して皮膚生検も実施した．検査の結果，抗核抗体や抗 SS-A 抗体陰性，ANCA 陰性，HBV，HCV，HIV への感染はなく，クリオグロブリンも陰性だった．結核へのアレルギー反応であることが多い Bazin 硬結性紅斑や B 型肝炎感染に続発した結節性多発動脈炎では，治療がステロイドではないのはもちろんのこと，全身ステロイドの使用により基礎疾患が悪化する可能性もあるため，病歴，採血および画像検査で結核や B 型肝炎ウイルス感染を除外した．

皮膚生検では，残念ながら中動脈が含まれず，血管炎の証明はできなかった．しかし，数週の経過で悪化してきた疼痛と浮腫，関節炎があり，重症の皮膚動脈炎，または疫学的にはまれで診断基準には該当しないが，微熱が出現してきており皮膚動脈炎から PN への移行があり得ると考えたが，厚生労働省研究班の 2006 年の分類基準（**表 1**）[3] には該当しなかった（感度 90%）．また，米国リウマチ学会の PN 分類基準（**表 2**）[4] では 6 項目中 3 項目が該当したが，特異度 86.6%で確実に分類できるわけではなかった．しかし，発熱が出現してきており，PN に分類されそうな状況だったこと，また関節痛をはじめ歩行できないほどに疼痛が悪化してきていることから，PN としての症状が揃うのを待つのは倫理的には許されないと考えた．治療を開始するにあたり，症状が皮膚に限局した PN，すなわち皮膚動脈炎であると臨床診断した．

表1 厚生労働省研究班の結節性多発動脈炎診断基準

【主要項目】
(1) 主要症候
　①発熱(38℃以上，2週以上)と体重減少(6か月以内に6kg以上)
　②高血圧
　③急速に進行する腎不全，腎梗塞
　④脳出血，脳梗塞
　⑤心筋梗塞，虚血性心疾患，心膜炎，心不全
　⑥胸膜炎
　⑦消化管出血，腸閉塞
　⑧多発性単神経炎
　⑨皮下結節，皮膚潰瘍，壊疽，紫斑
　⑩多関節痛(炎)，筋痛(炎)，筋力低下
(2) 組織所見
　中・小動脈のフィブリノイド壊死性血管炎の存在
(3) 血管造影所見
　腹部大動脈分枝(特に腎内小動脈)の多発小動脈瘤と狭窄・閉塞
(4) 診断のカテゴリー
　①Definite
　　主要症候2項目以上と組織所見のある例
　②Probable
　　(a) 主要症候2項目以上と血管造影所見の存在する例
　　(b) 主要症候のうち①を含む6項目以上存在する例
(5) 参考となる検査所見
　①白血球増加(10,000/μL以上)
　②血小板増加(400,000/μL以上)
　③赤沈亢進
　④CRP強陽性

(厚生労働省特定疾患難治性血管炎班：結節性多発動脈炎認定基準 2006年改訂．2006 より)

表2 米国リウマチ学会の結節性多発動脈炎分類基準

1. 体重減少：発病以降に4kg以上の体重減少．ただしダイエットや他の原因によらない
2. 網状皮斑：四肢や体幹にみられる斑状網状パターン
3. 精巣痛，圧痛：精巣痛，精巣圧痛．ただし感染，外傷その他の原因によらない
4. 筋痛，脱力，下肢圧痛：広範囲の筋痛(肩，腰周囲を除く)，筋力低下あるいは下肢筋肉の圧痛
5. 単あるいは多発神経障害：単神経障害の進行，多発単神経障害，または多発神経障害
6. 拡張期血圧＞90 mmHg：拡張期血圧90 mmHg以上の高血圧の進行
7. BUNあるいはCr上昇：BUN＞40 mg/dLまたはCr＞1.5 mg/dL．ただし脱水や閉塞障害によらない
8. B型肝炎：血清HBsAgあるいはHBsAbの存在
9. 動脈造影での異常：動脈造影にて内臓動脈に動脈瘤あるいは閉塞を認める．ただし動脈硬化，線維筋性異形成，その他の非炎症性機序によらない
10. 小あるいは中型血管の生検にて多形核白血球を認める：動脈壁に顆粒球，あるいは顆粒球と単核球の存在を示す組織学的変化

3項目異常該当すると特異度86.6%で分類できる．

(Lightfoot RW Jr, et al.：The American College of Rheumatology 1990 criteria for the classification of polyarteritis nodosa. Arthritis Rheum 33：1088-1093, 1990 より)

診断 皮膚動脈炎(皮膚型結節性多発動脈炎)

■治療

　プレドニゾロン(PSL) 1 mg/kgで治療を開始したところ，7日間程度の経過で両下腿浮腫や痛みが軽快してきた．14日程度で杖歩行ができるようになり，退院した．この時点でのPSL用量

は 40 mg/日であった．各種予防も導入した．

■ その後の経過

外来で PSL は漸減できていた．PSL 20 mg/日を下回ったところで，近医へ紹介する方針とした．当院の受診時点で，皮膚動脈炎としては重度の症状があり，疫学的にはまれながら，本例では皮膚動脈炎から結節性多発動脈炎に移行したという可能性も考えられたため，リウマチ内科へ紹介し，ステロイドの減量を含め経過観察を依頼した．今も症状の再発はなく通院しているようである．

痛み診断のパール

疼痛を伴う両下腿浮腫では，うっ滞性皮膚炎のほか，病態として脂肪織炎も考え鑑別をあげる．

レクチャー　痛みの鑑別診断と診断戦略

痛みにおける鑑別診断や，有用な診断戦略について概説する．

痛みを伴う両下腿浮腫の鑑別

パールに記載したことについて補足する．両側対称性の浮腫で疼痛を伴う場合には，最も common な診断としてうっ滞性静脈炎があがる．この際，脂肪織炎が鑑別となるが，脂肪織炎をきたす疾患群には，治療可能かつ診断がつかないままだと重症になり得る疾患もあるため，鑑別をあげるときにはそれらを想起することが重要である．

Semantic qualifier (SQ)[2]を作成し，患者の病態を把握する

SQ は病歴上重要と思われるキーワード(多くは患者のことば)を医学用語に分類し，より高次の概念を示す語に置き換えて普遍化した用語のことである．このことによって患者の状態を抽象化・一般化することができる．するとそれに近い疾患概念を想起しやすくなるし，データベース等での検索がしやすくなるため診断に有用である．

セレスタミン® にまつわる注意点と診断における位置づけ

セレスタミン® は皮膚炎やアレルギー性鼻炎等に，安易に処方されやすい薬剤である．ベタメタゾンを含有しており，プレドニゾロン換算で 1 錠あたり 2.5 mg の力価に相当する．糖質コルチコイドが症状を抑制し得る病態を「隠す」ことがある．そのため薬歴に本薬剤がある場合には，筆者は膠原病，血管炎，または結核などの可能性があるかもしれぬと気を引き締めている．

De-bias (バイアスを回避すること) について．「引き継ぎ患者は新患と考える」

前医が与えた病名や評価が真の診断を妨げる場合がある．救急外来でも前の担当の評価と診断を信じて診断をやめてしまい，真の診断に至るのに必要な精査が行われず，患者に

害を及ぼし得る．前任者の評価を盲信するバイアスをConfirmation biasとよぶ．このバイアスから患者を守るにはどうしたらよいのか．前医の診断を参考にするが鵜呑みにはせず，新規の患者と捉え，自分の五感で患者の問題を捉えて解決するという決意が患者を助ける可能性を上げると考える．本例でも，前医の診断を参考にPivot and Cluster戦略を利用して，さらに確からしい診断に至り患者の問題を緩和できた例だといえる．

その他バイアスを回避する具体的方法には，振り返りやメタ認知，チェックリストなどがあるが，詳しくは本書編集の志水太郎先生の「診断戦略」をお読みいただきたい[1]．

文献

1) 志水太郎：診断戦略 診断力向上のためのアートとサイエンス．医学書院，2014
2) 生坂政臣：疾患仮説生成：clinical hypothesis generation．日本プライマリ・ケア連合学会誌 34：77-79，2011
3) 厚生労働省特定疾患難治性血管炎班：結節性多発動脈炎認定基準 2006年改訂．2006
4) Lightfoot RW Jr, et al.：The American College of Rheumatology 1990 criteria for the classification of polyarteritis nodosa. Arthritis Rheum 33：1088-1093, 1990

（鈴木智晴）

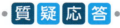
質疑応答

SQの更新をすることは勇気がいりますが，実際に更新後に問題解決する場合は多くなりますか？　またはすでに答えが見えてSQを更新していますか？
志水

問診を深めてSQを更新するとうまくいくことはありますね．ノイズになっている（かもしれない）ワードを削除するといった工夫もします．
　すでに答えが見えてSQを更新している場合もありますが，バイアスが心配になります．
鈴木

Ⅲ 各論　試行錯誤の後に診断にたどり着いた！

Case 32
左下腿の痛み

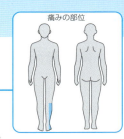
痛みの部位

診断のつかない慢性疼痛の患者では，「目薬」で寄り添いながら，診断を諦めない！

診断まで3年を要した左下腿外側の間欠性跛行と夜間電撃痛

患者：49歳，男性．

既往歴：なし．

現病歴：当科初診の6か月前から緩徐に発症した，夕方に帰宅する際の歩行時のみの左下腿痛が出現．他総合病院整形外科で腰椎MRI，同循環器内科で足関節上腕血流比（ankle brachial index：ABI）検査を施行されたが異常なく，鎮痛薬を処方されたが症状は悪化．前医で「手の打ちようがない」と言われ，当科を受診した．

　一般企業で会社員としてデスクワークをしており，喫煙，飲酒歴，外傷歴，鉛などへの曝露歴もなく，発症前2年間の海外渡航歴もなく，スポーツやトレーニングもしていなかった．

　仕事は忙しいが慣れており，精神的なストレスの自覚はないとのことだった．痛みの訴えはあったが，表情は比較的明るく，非常に礼儀正しく疎通性良好で身なりは非常に清潔だった．

■問 診

　当初は上記の通り「間欠性跛行」だったが，発症4か月後から痛みが歩行時のみだけでなく，夜間にも出現するようになり，その後にいったん，間欠性跛行様の歩行時の痛みは消失したが，「夜中に電流が走るようなジンジンした鋭い痛みで目が覚めて寝付けない」「夜中にトイレに行こうとして足を着くと衝撃で電気が走ったように足が痛む」という深夜のsharp painが出現して，徐々に増悪するようになった．その後に歩行時の痛みも再び出現したが，痛みは左下腿外側〜足底に限局しており，痛みの移動はなく，痛みの部位は徐々に左下腿外側〜足底（左L5-S1領域）に限局・明確化していった．

■身体所見

　身体診察では特に異常を認めず，局所の触診でも疼痛の誘発や感覚障害は認めず，神経学的診察でも異常なく，深部腱反射正常，下肢伸展挙上テスト（straight leg raising test：SLRT）陰性だった．皮疹もなかった．

Ⅲ　各論　試行錯誤の後に診断にたどり着いた！

■■■ 検査所見

　当初は腰部〜下肢の虚血，L5-S1 領域の神経根障害，腰部脊柱管狭窄症，腰髄脱髄性疾患，左下腿筋炎，骨髄炎等を疑った．画像検査で診断できると考え，CT アンギオグラフィ，腰椎MRI 再検，左下腿 MRI，骨盤・仙腸関節 MRI，ABI を施行したが異常は認められなかった．

　血管炎に伴う末梢神経障害，骨髄病変・溶骨による骨痛，限局性の筋炎・筋膜炎を疑って，複数回にわたって血液検査も施行したが一般的血液尿検査は正常で，炎症反応陰性，赤沈・補体正常，抗核抗体（ANA，SS-A/B）陰性，血漿 M 蛋白陰性，HbA1c 正常，ANCA 陰性，尿 BJP陰性であり，診断に寄与する異常を認めなかった．

■■■ 診断に至る経過

　消炎鎮痛薬とプレガバリン（リリカ®）等の神経障害性疼痛治療薬を開始のうえ，血管炎症候群による末梢神経障害や膠原病類縁疾患による筋炎・筋膜炎等に関して精査を行いつつ，整形外科，神経内科，膠原病科にも精査を依頼したが，診察，前医 MRI，血液検査で異常を認めないことから，追加検査されず経過観察となった．ペインクリニックにも依頼したが診察の時点で痛みがないことから経過観察となり，東洋医学科にも治療を依頼したが，奏効しなかった．

　非ステロイド性抗炎症薬（non-steroidal anti-inflammatory drugs：NSAIDs）は無効であり，画像では証明されなかったが，L5-S1 領域の神経圧迫による神経障害性疼痛や同部の神経支配領域の単神経炎等の可能性を考え，プレガバリン，トラマドール（トラマール®），デュロキセチン（サインバルタ®），エパルレスタット（キネダック®），芍薬甘草湯をそれぞれ処方したが，満足のいく効果が得られないまま，気がつけば 1 年が経過した．その間，患者はよくならない痛みを抱えながら毎月欠かさず筆者の外来に通院し，診療に付き合ってくれた．

　治療に行き詰まっていたところ，全身の皮疹が出現した．皮膚科で薬疹（被疑薬：ロキソプロフェン，アセトアミノフェン，トラマドール）の診断を受けてプレドニゾロン 20 mg を処方されたところ，下肢痛が速やかかつ完全に消失した．しかし，プレドニゾロンを漸減・中止すると症状が再燃してしまい，プレドニゾロン 7.5 mg/日未満への減量が困難だった．

　改めて神経内科医に相談したところ，restless legs syndrome（RLS）の亜型の可能性を示唆されたため，鉄剤の内服補充とプラミペキソール（ビ・シフロール®）を開始したが無効だった．

　数回にわたって MRI 検査と各科へのコンサルテーションを行ったが解決策が見出せなかったため，初診から 2 年近く経過したところで，信頼できる医師が多く集まる SNS サイトに相談したところ，様々な助言をいただき，上記以外に small fiber neuropathy（SFN），複合性局所疼痛症候群（complex regional pain syndrome：CRPS），神経リンパ腫症，限局性血管炎による神経障害，好酸球性筋膜炎，梨状筋症候群等の末梢神経絞扼が鑑別診断としてあがった．

　SFN の原因として，当初は限局性の症状であることから想起していなかったビタミン B_{12} 欠乏があげられた．血清値を測定したところ，170 pg/mL と低値だったため，補充を行ったが痛みは改善しなかった．SFN の原因として糖尿病・耐糖能異常，サルコイドーシス，甲状腺機能低下症，ヒト免疫不全ウイルス（human immunodeficiency virus：HIV）感染症，C 型肝炎ウイルス（hepatitis C virus：HCV）感染症，セリアック病等についても精査したが陽性所見なく，経過中に

胃食道逆流症（gastroesophageal reflux disease：GERD）症状や腹痛もあったため，上下部消化管内視鏡も施行したが異常を認めなかった．神経リンパ腫症，血管炎，SFN の可能性を考慮して神経内科と皮膚生検・筋生検についても相談したが実施には至らなかった．

初診後に数回にわたって整形外科，ペインクリニック，神経内科に相談していたが，受診から 2 年が経過したため，梨状筋症候群や以前には得られなかった所見が顕在化している可能性を考慮して再度相談した．この際に神経内科で電気生理学的検査が施行され，左 L5/S1 神経根障害（感覚障害優位）の診断に至った．

診断 左 L5/S1 神経根障害

■ 治療・その後の経過

神経内科からは上記診断に基づき，神経障害性疼痛に対してプレガバリン，カルバマゼピン（テグレトール®）等による治療を勧められたが，無効で副作用も出現したため，中止せざるを得なかった．セレコキシブ等の鎮痛薬との併用によりプレドニゾロンの投与量を極力減らす努力をしたが，5〜7.5 mg/日での内服が必要な状態が続いていた．ペインクリニックでは症状に応じて注射部位を調整してブロック注射を繰り返し行ってくれたが，これも著効せず，プレドニゾロン 5 mg/日内服を継続している．

痛み診断のパール

MRI 正常でも神経根障害は否定できない！　原因不明の慢性疼痛では"目薬"で寄り添いつつ，診断を諦めない．

レクチャー

①神経根障害の診断と画像診断

本症例の痛みは下腿・足の外側に限局した電撃痛であり，L5-S1 領域の神経根障害が当初から疑われた．しかし，痛みが間欠的で診察で異常なく，MRI で神経圧迫がなかったことから，電気生理学的検査が施行されず，診断に 3 年を要してしまった．

前医施行の腰椎 MRI で神経圧迫を認めなかったことから，神経根障害の可能性は低いと見積もってしまい，病変部位を脊髄，神経根，末梢神経，下腿軟部組織，下腿骨から絞り込めなかったことも，電気生理学的検査やミエログラフィー等の依頼を積極的に行えなかった一因だった．実際には，通常の脊髄 MRI の診断感度は低く，MRI で圧迫がなくても電気生理学的検査や他のモダリティを用いて神経根障害を評価する必要がある[1,2]．

②negative capability としての"目薬"と"診断を諦めない"姿勢

　慢性疼痛の患者では，外来で痛みについてひとしきり話をすると「痛みはよくなってないけど，話して楽になったので，様子をみてみます」と行って帰られる方が多い．「スカッと患者の問題を解決したい」医者としては，患者が痛みについて話しているのを黙って聞いている時間は無力感を痛感させられる辛い時間である．しかし，慢性的で解決困難な問題を抱える患者に対して，医師が提供できる能力は問題を解決する positive capability だけではなく，negative capability としての"目薬"，つまり「あなたの苦しい姿は主治医である私がこの目でしかと見ています」というメッセージを送り続けることも重要ではないか[3]．そして，診断がついていない患者に対しては，常に「最後まで診断を諦めない」姿勢を見せることが重要なのではないか[4]．そんなことを感じさせる症例だった．

文　献

1) 桑野隆史，他：腰部神経根障害の診断における MRI の pitfall．整形外科と災害外科 53：538-542，2004
2) 平　学：腰仙部神経根障害の 3 次元 MRI による臨床的検討．東京医科大学雑誌 55：465-477，1997
3) 帚木蓬生：ネガティブ・ケイパビリティ　答えの出ない事態に耐える力．朝日新聞出版，3，89，2017
4) 志水太郎：診断戦略：診断力向上のためのアートとサイエンス．医学書院，134-136，2014

（佐々木陽典）

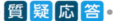

negative capability は診断困難例でとても重要だと思いますが，先生はこれをデフォルトで言語化してルーティン化して伝えていますか？

　帚木先生[3]が提唱されている negative capability の具体的な方法である「目薬」と「日薬」を意識してお声をかけています．「目薬」としては，患者さんのストレスの原因になっている仕事や家庭問題について具体的に近況を聞いたうえで，「それは大変ですね」などと声をかけて，「私はあなたが辛い日々を過ごしていることを知っている/見ている」ことが伝わるように努めています．「日薬」としては，例えば COVID-19 後遺症等では，『半年ぐらいで職場に復帰できる方が多いようです』など，確定的にはならない伝え方で「いつかはよくなる可能性がある」ことを伝えるようにしています．
　多くの場合，受診時よりは症状が改善していますので「最初にいらっしゃったときには家事もできませんでしたが，最近は散歩されるようになったのですね」といったように，改善した事実をリマインドすることも心がけています．

Ⅲ 各論　試行錯誤の後に診断にたどり着いた！

Case 33
全身が痛い

心因性という先入観の前に…

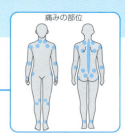
痛みの部位

 全身の痛みを訴える患者

患者：26 歳，女性．
背景：整形外科病棟勤務の看護師．
既往歴：特になし．
家族歴：リウマチ・膠原病なし，結核なし．
現病歴：来院 2 年前より腰痛を慢性的に自覚していた．力仕事が多いためと考え，自身で市販の鎮痛薬を内服して経過観察していた．ところが，徐々に上下肢の筋肉痛が出現し，物を持ち上げる動作やしゃがむ動作が苦痛に感じるようになった．
　勤務先の整形外科を受診するも，X 線では特に異常はないと言われた．内科を紹介され採血を行ったが，炎症マーカーの上昇はなく自己抗体も陰性であり，リウマチ・膠原病疾患の可能性は低いと言われた．特徴的な 18 か所に圧痛点を認めたことから，線維筋痛症の可能性を指摘された．精神科を受診するよう言われたが抵抗があり，様子をみていた．
　しかし，痛みのため夜間も十分に眠れず，日中の倦怠感も著明となり，精神科を受診した．そこではうつ傾向もあるとのことで，選択的セロトニン再取り込み阻害薬（SSRI）やセロトニン・ノルアドレナリン再取り込み阻害薬（SNRI），睡眠薬などを処方されたが，痛みの改善はわずかであった．次第に仕事に行くことが辛くなり，単身で生活していた関東から関西の実家に戻ることを決意した．かかりつけの内科から当科に内科疾患除外目的で依頼があり，受診した．

■問診

痛みについて聞くと，発症当初は腰から始まり，背部，肩と痛くなり，現在では身体の節々に鈍い痛みがあるという．表面のピリピリした痛みではなく，体の芯の鈍痛である．特に誘発因子はなく，改善するような要因もない．当初，市販のロキソプロフェンを飲むとやや改善していたが，最近はあまり効かない．何もしなくても自然とよくなるときがある．痛みは特に明け方に多く，こわばりを伴う．痛みがあり運動はできていない．

■ROS（review of systems）

＋：全身の疼痛，朝のこわばり，食思不振，不眠，倦怠感．

■ Ⅲ　各論　試行錯誤の後に診断にたどり着いた！

－：悪寒，発熱，寝汗，体重減少，口内炎，悪心，腹痛，下痢，血便，排尿時痛，頻尿，残尿感，帯下変化，陰部の異常，黒色便，皮疹，霧視，視野障害，日光過敏，脱毛，Raynaud 現象，Sicca 症状．

■ 検査所見

概観：意識清明，うつむいてうつうつと話す．

身長 163 cm，体重 53 kg.

バイタルサイン：体温 36.6℃，血圧 113/60 mmHg，脈拍 80/分・整，呼吸数 18 回/分，SpO$_2$ 98%（室内気）．

頭部：結膜軽度蒼白（＋），黄染（－），口腔咽頭粘膜病変（－），耳鼻に病変（－）．

頸部：甲状腺腫大・圧痛（－），後頸部に把握痛（＋）．

胸腹部：特記すべき異常（－）．

背部：脊柱叩打痛（－），CVA 叩打痛（－），胸腰椎の傍脊柱起立筋に軽度の触診で圧痛（＋）．

四肢：上腕，前腕，大腿，下腿に把握痛（＋）．

関節：手指関節は腫脹はないが圧痛（＋）．

皮膚：皮疹（－），出血斑（－）．

リンパ節：頸部・鎖骨上窩・腋窩・滑車上・鼠径リンパ節に腫大（－）．

神経：異常所見（－）．

圧痛のある部位を冒頭の「痛みの部位」に示す．

血液検査：WBC 5,700/μL（Neu 44.0%，Lym 50.0%，Mon 3.0%，Eos 2.0%），Hb 9.4 g/dL，MCV 79 fL，Plt 35×10^4/μL，TP 7.4 g/dL，Alb 4.4 g/dL，LDH 150 U/L，AST 17 U/L，ALT 8 U/L，ALP 172 U/L，BUN 13.8 mg/dL，CRE 0.55 mg/dL，Na 141 mmol/L，K 3.7 mmol/L，Cl 105 mmol/L，Glu 74 mg/dL，CK 112 U/L，CRP 0.3 mg/dL，ESR1hr 32 mm，C3 107 mg/dL，C4 29 mg/dL，CH50 53.8 U/mL，抗 CCP 抗体＜0.5 U/mL，RF 4 IU/mL，MMP-3 29.7 ng/mL，ANA 40 倍未満，抗 SSA 抗体 7.0 U/mL 以下，MPO-ANCA 1.0 U/mL 未満，PR3-ANCA 1.0 U/mL 未満，TSH 2.94 μIU/mL，FT4 1.35 ng/dL，コルチゾール 22 μg/dL.

■ 診断に至る経過

当院外来受診前に整形外科，内科，精神科など，複数科を受診し，すでに十分な精査と加療がされており，来院時の表情がうつうつとし，身体所見で典型的な 18 か所の圧痛点を認めていたため，当初は線維筋痛症を背景としたうつ病などの精神的な問題が大きいと考えてしまった．本人と相談して向精神薬は精神科で継続し，当科ではいままで使用していなかったプレガバリンを少量から試すこととした．2 週間後の再診ではやや効果を示しているようであったが，痛みは完全には消えず，外来ごとに増量し，やがて上限に近い 1 日 400 mg に達した．認知行動療法も併用し，一定の効果を示したが，痛みの根治には至らなかった．

何度かの外来を経て，ラポールが形成された後，改めて痛みの訴えの変化を聴取すると，上半身の痛みは改善傾向だが，両側臀部，踵の痛みが強く，歩行にも影響が出ているとのことで

㉝ 全身が痛い

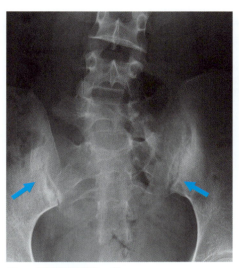

図1 両側仙腸関節X線
骨縁不整，関節裂隙の狭小化，骨びらん，広範囲の骨硬化を認める．

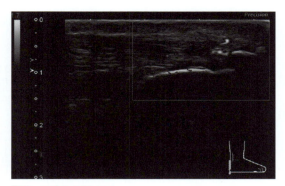

図2 アキレス腱エコー
アキレス腱に血流信号を認める（オレンジ色の部分）．
（カラー口絵9 p.v 参照）

あった．線維筋痛症の痛みが下半身に限局してきていることに違和感を覚え，念のために仙腸関節のX線とアキレス腱のエコーを追加したところ，両側の仙腸関節炎（図1）とアキレス腱炎（図2）の所見が得られた．HLA（ヒト白血球型抗原）検査は自費となるため提出していないが，ようやく強直性脊椎炎と診断した．

診断　強直性脊椎炎

■ 治療と経過

精神科からの向精神薬は継続したうえで，インフリキシマブを開始した．2か月後から目に見える効果が出現し始め，6か月後には痛みはほぼ改善した．

痛み診断のパール

慢性疼痛や心因性という先入観にとらわれず，疼痛部位を徹底的に追求し，当初原因が不明でも後に判明する可能性を考慮し，注意深く経過観察する．

レクチャー　線維筋痛症と強直性脊椎炎

線維筋痛症と聞くと「18か所の圧痛点」と1対1対応で考えていないだろうか．これは米

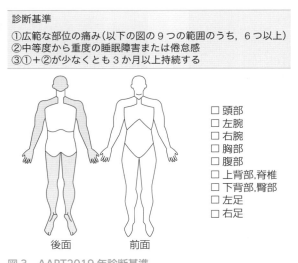

図3 AAPT2019年診断基準
線維筋痛症の診断基準に圧痛点は含まれていない．
模式図の青い部分は前後面で共通．
（Arnold LM, et al.：AAPT Diagnostic Criteria for Fibromyalgia. J Pain 20：611-628, 2019 より）

国リウマチ学会（American College of Rheumatology：ACR）が1990年に発表した分類基準のうちの，たった1つの項目にすぎない．これが今でも使用されているのは，海外発信の基準が，日本人に適応してもその精度を保っているためである．しかし，主観的な痛みが主体である線維筋痛症を，圧痛点という客観的所見で規定している点に問題があった．それを改善するために，2010年に新たな診断基準が制定され，2011年と2016年には改訂版が発表され[1]（p.153の図2参照），さらに2019年には別の団体（ACTTION-American Pain Society Pain Taxonomy：AAPT）から新しい診断基準も発表された（図3）[2]．大事なことは，これらの新しい基準では，疼痛が全身に及ぶことを強調しており，従来の圧痛点は削除され，線維筋痛症に合併しやすい倦怠感や睡眠障害などの症候なども慢性的に持続することに重きを置いていることである．

　本症例では線維筋痛症という診断に引っ張られてしまったが，実際のところ，線維筋痛症はしばしば他疾患に併存することが知られている（表1）[2,3]．リウマチ膠原病領域では，あらゆる疾患で線維筋痛症が併存すると言われている．殊に強直性脊椎炎ではおよそ20%が線維筋痛症の2011年の診断基準を満たすという報告もある[4]．線維筋痛症を疑った際には，背景疾患に思いを巡らせる姿勢が重要かもしれない．

　強直性脊椎炎は仙腸関節を含む体軸関節が障害される脊椎関節炎である．診断には仙腸関節X線所見に基づくニューヨーク基準や，国際脊椎関節炎評価学会の分類基準を用いる．しかし，その診断の困難さから，しばしば診断の遅れが生じる．ある報告では医療機関受診から診断までの遅れが1年以内，2～9年，10年以上がそれぞれ3割であり，平均して9年診断が遅れたという[5]．誤診もまれではなく，最も多いパターンは倦怠感や睡眠障害を伴う女性患者で，本症例のように線維筋痛症や精神障害と診断されることが多い．同

③ 全身が痛い

表1　線維筋痛症の併存疾患・状態

リウマチ膠原病	関節リウマチ，全身性エリテマトーデス，脊椎関節炎，リウマチ性多発筋痛症，皮膚筋炎・多発筋炎，血管炎，Behçet症候群，家族性地中海熱，Sjögren症候群，日光過敏，Raynaud症候群，抗核抗体陽性状態
消化器	過敏性腸症候群，セリアック病，炎症性腸疾患，肝炎
心血管	高血圧症，冠動脈疾患，脂質異常症，糖尿病，脳血管疾患，うっ血性心不全，僧帽弁逸脱症，自律神経失調症，血管障害
内分泌代謝	Cushing症候群，Addison病，甲状腺機能低下症，副甲状腺機能亢進症，痛風
神経	末梢神経障害，多発性硬化症
精神	PTSD，うつ病，不安障害，双極性障害，人格障害
骨・軟骨	多発変形性関節症，骨軟化症
その他	悪性腫瘍，Lyme病

（Arnold LM, et al.：AAPT Diagnostic Criteria for Fibromyalgia. J Pain 20：611-628, 2019/Lichtenstein A, et al.：The complexities of fibromyalgia and its comorbidities. Curr Opin Rheumatol 30：94-100, 2018 より）

報告より，リウマチ専門医までの受診の期間が短いほど，診断までの期間が短いという結果もあり，プライマリ・ケアの現場では強直性脊椎炎を認知し，いかに早くリウマチ専門医に紹介できるかが求められる．

　強直性脊椎炎の最も特徴的な症状は炎症性背部痛であり，①発症年齢40歳未満，②潜在性に発症，③体操で改善，④安静で改善しない，⑤夜間疼痛（起き上がると改善する）のうち，4つを満たす場合と定義されている．また早期より必発すると言われる仙腸関節炎については診察方法を熟知してほしい．

　さらに深く学びたい方は筆者のブログ（https://tuneyoshida.hatenablog.com/）を参照してほしい．

文　献

1）Wolfe F, et al.：2016 Revisions to the 2010/2011 fibromyalgia diagnostic criteria. Semin Arthritis Rheum 46：319-329, 2016
2）Arnold LM, et al.：AAPT Diagnostic Criteria for Fibromyalgia. J Pain 20：611-628, 2019
3）Lichtenstein A, et al.：The complexities of fibromyalgia and its comorbidities. Curr Opin Rheumatol 30：94-100, 2018
4）Macfarlane GJ, et al.：Co-Occurrence and Characteristics of Patients With Axial Spondyloarthritis Who Meet Criteria for Fibromyalgia：Results From a UK National Register. Arthritis Rheumatol 69：2144-2150, 2017
5）Ogdie A, et al.：Real-World Patient Experience on the Path to Diagnosis of Ankylosing Spondylitis. Rheumatol Ther 6：255-267, 2019

（吉田常恭）

質疑応答

線維筋痛症を入口とした他疾患併存の思考回路を標準化するためにはどのような普及メッセージがよいと思いますか？

「線維筋痛症」という病名で非常に診断しやすい反面，医療者にとっても患者にとっても一度病名がついてしまうと早期閉鎖に陥ってしまう危険性を秘めた疾患であると考えています．したがって「線維筋痛症かも」と思った際には必ず他の疾患を考えるようにしています．特に炎症性のリウマチ膠原病疾患は末梢血の CRP が陰性でも全身に軽微な炎症がくすぶっていることがしばしばあり，リウマチ膠原病疾患の治療経過中に難治性の疼痛の原因が線維筋痛症であることも少なくありません．個人的には「単独で来る線維筋痛症はない」と認識するようにしています．

III 各論　試行錯誤の後に診断にたどり着いた！

Case 34
急性の左顔面痛

非典型なときこそ病歴は活きる

痛みの部位

急性の左顔面痛を訴える73歳男性

患者：73歳，男性．

現病歴：来院3日前より左顔面に痛みと軽度の腫脹が出現した．発熱や鼻汁，鼻閉，視力低下，視野障害，複視，嚥下障害，構音障害，流涎，聴力低下，耳鳴，皮疹，流涙，眼瞼のむくみ，発汗は認めない．自覚的な疼痛は左鼻翼から左頰部，左上口唇にかけてで，同部位にしびれもあるが，動かしにくさは自覚していない．痛みの性状は安静時に鈍い痛みを感じるとともに，時折びりっと痛みが走る感じがある．咬合・咀嚼による疼痛の増悪なし．頸部前屈にて増悪なし．

既往歴：16歳のとき　両側副鼻腔炎の手術，痛風，高尿酸血症．

内服歴：ベンズブロマロン（ユリノーム®），クエン酸カリウム/ナトリウム水和物配合錠（ウラリット®）．

嗜好歴：飲酒：日本酒3合/日，喫煙：20本/日を70歳まで．

■ 身体診察

バイタルサイン正常．体幹部・四肢の一般身体診察に異常なし．

図1の点線部に一致して触覚異常あり．また，矢印部を押すと強い疼痛が誘発される．同部位はわずかに腫脹しているが，発赤・熱感はなし．眼瞼浮腫，結膜充血，眼瞼下垂なし．瞳孔は3 mmで両側同大，対光反射正常．口腔内・鼻腔内・外耳道・鼓膜に皮疹含め異常なし．歯牙叩打痛なし．点線部の触覚異常以外には脳神経学的異常なし．

■ 検査所見

副鼻腔CTにて，左上顎洞内を埋めるように嚢胞性病変を認める（図2）．

■ 診断に至る経過

三叉神経第二枝領域（V2）の末梢に一致して感覚障害・疼痛が出現し，またトリガーポイントが存在している．これだけであれば特発性三叉神経痛が診断として浮かびやすい．しかし，本症例では経過が急性であること，症状出現がV2の末端部位に非常に限局していること，疼痛

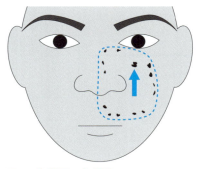

図1　左顔面の疼痛部
矢印の示す黒点はトリガーポイントの部位．

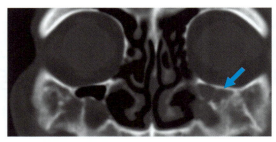

図2　副鼻腔 CT の囊胞性病変

が2分以上持続すること，局所に腫脹があることなどが特発性三叉神経痛としては非典型的であり，二次性三叉神経痛を検索する必要性が高いと判断した．

二次性三叉神経痛の鑑別は後述するが，本症例では帯状疱疹を示唆する皮疹はなく，副鼻腔炎や歯性感染症を積極的に疑う症候もみられなかった．症状が限局していることから，同部位の腫瘍性病変などを疑い CT を撮影し，前述のようにトリガーポイントの部位に一致して副鼻腔の占拠性病変を認めた．過去の副鼻腔の手術歴から術後上顎洞囊胞（postoperative maxillary cyst：PMC）と，これによる二次性三叉神経痛と診断した．

 診断　術後上顎洞囊胞（PMC），二次性三叉神経痛

■治療

手術加療を検討したが，来院時点で症状は軽快傾向にあり，非ステロイド性抗炎症薬（non-steroidal anti-inflammatory drugs：NSAIDs）で経過観察とした．後日来院時には症状は消失していた．本人は手術治療を希望せず，経過観察となった．

 痛み診断のパール

非典型的な症候のみられる三叉神経痛では，二次性の評価を積極的に行う．術後上顎洞囊胞は遠隔期の手術歴でも発症し得る．

レクチャー　顔面領域の疼痛

顔面領域の疼痛は外来でも比較的よく出会う症候の1つで，頻度の高いものとしては三

表1　二次性三叉神経痛を示唆する特徴
・神経学的異常の存在
・口腔内，歯牙，耳の異常
・40歳未満
・両側性の症状
・めまい（dizziness, vertigo）
・聴力低下
・知覚低下
・2分以上続く疼痛エピソード
・三叉神経領域外の疼痛
・視覚症状

（Krafft RM：Trigeminal neuralgia. Am Fam Physician 77：1291-1296, 2008 を参考に作成）

叉神経痛，帯状疱疹，丹毒/蜂窩織炎，歯性感染症，副鼻腔炎などがあげられる．三叉神経領域に沿う神経障害性疼痛で帯状疱疹を示唆する皮疹がない場合，特発性三叉神経痛を想起しがちである．

しかし，腫瘍をはじめとした器質的疾患に伴う二次性三叉神経痛は原因除去により治療が可能であるだけでなく，早期診断が予後に影響する可能性もあるため三叉神経痛様の症状を呈する患者を診察する際にはその可能性を念頭におくことが重要である．

主な二次性三叉神経痛の原因として，脳幹部や顔面の腫瘍性病変のほか，多発性硬化症，副鼻腔疾患などがあげられる．また似たような症状を呈するものとして歯性感染症，巨細胞性動脈炎，偏頭痛/群発頭痛/短時間持続性片側神経痛様頭痛発作（short-lasting unilateral neuralgiform headache attacks with conjunctival injection and tearing：SUNCT）などの一次性頭痛，顎関節症，舌咽神経痛などが鑑別疾患となる．表1[1]に示すような特発性三叉神経痛としては非典型的な症候がみられる場合には，積極的に他疾患を検索することが重要である．

本例でみられた術後上顎洞嚢胞は副鼻腔手術後の遠隔期に起こるまれな合併症で，術後の解剖学的変化や残存粘膜をもとに発生するといわれている．手術から発症までの期間は様々だが，平均22年とかなり時間が経ってからも発症することが知られている．症状は今回のように周囲に痛みや腫脹を自覚するほか，骨破壊を伴って眼窩内に進展し，視力障害や眼球運動障害をきたすこともある[2]．副鼻腔周囲の症状がみられる場合や，画像上で病変が認められた場合は，積極的に過去の手術歴を聴取することが診断の契機となる．

文　献

1）Krafft RM：Trigeminal neuralgia. Am Fam Physician 77：1291-1296, 2008
2）Niederquell BM, et al.：Bilateral postoperative cyst after maxillary sinus surgery：report of a case and systematic review of the literature. Case Rep Dent 2016：6263248, 2016

（西村康裕，上田剛士）

Ⅲ 各論 試行錯誤の後に診断にたどり着いた！

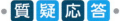

局所の突出は骨性の突出でしたか？　また打診での左右差などはいかがでしたか？

局所の腫脹は，骨性の硬い突出というより，軟部組織の炎症を疑うような腫脹した感じであったと記憶しています．一方で，特に熱感や発赤などの局所炎症が強い印象ではありませんでした．打診については申し訳ございませんが，していないと思います．拙稿にも記載していますが，ピンポイントに押さえると同部の圧痛だけでなく本人の訴えるビリッとした痛みが誘発されており，局所での神経絞扼，あるいは神経を刺激するような病変を疑う所見であったと記憶しています．

Ⅲ 各論　試行錯誤の後に診断にたどり着いた！

Case 35
痛い部位が絞りこめない！

「痛い」って，どれくらい痛いか数値化できます？

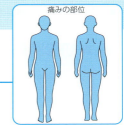
痛みの部位

 すべて「痛い，痛い」と繰り返す高齢女性

患者：77歳，女性．
既往歴：脂質異常症，洞不全症候群でペースメーカ植込み後（X－2年），大腸炎（X－1年）．
家族歴：特記事項なし．
来歴：東北地方A県で長子として出生した．成績はトップクラスで運動も得意だった．地元高校を卒業後，A県の医療系大学の事務として勤務した．結婚を機に退職し2子をもうけたあと，再度いくつかの仕事を続け，X－15年に定年退職した．その後も友達とカラオケやスポーツクラブに通うなど楽しく過ごした．

　X－12年頃から，睡眠中に男性のような声で「コノヤロー」とどなる，うなされる，暴れるというようなことが起き，心療内科を受診した．詳細は不明だが，若干改善したためフォロー終了となった．

　X－3年から突然歩行が難しくなり，杖を使い始めた．

　X－2年には不整脈が指摘された．精査の結果，症状がある洞不全症候群としてB総合病院で永久ペースメーカが植え込まれた．

　X－1年には大腸炎で1週間入院した．

　X年になり，身体の様々な部位の愁訴（痛み・しびれ・動かしづらさ・のどの通りづらさなど）で，A病院整形外科や脳神経内科・脳神経外科を含め5か所以上の医療機関を受診したが，診断はつかなかった．食欲不振と体重減少の対処として数種類の漢方薬を試したが口に合わず自己中断し，小建中湯は飲めたため継続された．自宅療養中，意識朦朧となりB総合病院に1週間入院したが，器質的な疾患は指摘されず，睡眠薬の飲み過ぎではないかと説明を受けた．

　X年夏頃より転倒が増え，パーキンソニズムに対し，レボドパ・カルビドパ水和物が処方された．

　同居している夫が，転倒が増えたことと夜の発声を長女・次女に相談したところ，本人と夫との2人暮らしは厳しいという結論になり，夫婦で上京して次女と3人暮らしすることとなった．B総合病院循環器内科・A病院ペインクリニックからの紹介状を持参し，長女とともにX年11月にC病院精神科を受診した．

　要支援2，身体障害者手帳1級．

Ⅲ　各論　試行錯誤の後に診断にたどり着いた！

■■■ 初診時処方薬

A 病院整形外科より.

- レボドパ・カルビドパ水和物 100 mg 2 錠分 2 朝夕食後
- アトルバスタチン 5 mg 1T 分 1 朝食後
- プレガバリン OD 錠 25 mg 2 錠分 2 朝夕食後
- ゾルピデム 5 mg 1 錠分 1 眠前
- ジクロフェナク Na 25 mg 坐薬 1 日 1 個
- ケトプロフェンテープ適宜貼付

A 病院ペインクリニック科より：自己判断で休薬.

- メキシレチンカプセル 100 mg 3 カプセル分 3 毎食後
- ブプレノルフィンテープ 5 mg 1 週間に 1 回貼付
- 小建中湯 (2.5 g) 3 包分 3 毎食前

■■■ 問診・身体所見・精神科的現症

　身長 155 cm，体重 38 kg (1.5 年間で－10 kg)，Glasgow Coma Scale (GCS) E4V5M6，呼吸数 18 回/分，脈拍 84/分，血圧 124/76 mmHg，体温 36.6℃，SpO$_2$ 98％ (室内気)，やせ型・白髪の高齢女性．身ぎれいではあるが「痛い，痛い」としきりに繰り返して寝転んでしまうため，予診は処置室のベッドに横臥している状態で行った．患者本人から病歴を十分に聴取できず，来歴は付き添いの娘からの情報で構成したが，心理検査は完遂できた (検査所見参照).

　精神科医による本診は，車椅子に座らせて実施した．合視はでき，応答潜時の延長はなかった．何をたずねても「痛い」か「疲れた」という結論になるが，精神運動静止はなかった．また，動き自体はスムーズであり「力を抜いて」という指示に応えるのは難しいものの，rigidity (筋強剛) 等のパーキンソニズムは目立たなかった．小刻み歩行は受診直前の腰部打撲以前から存在したというが，歩行や姿勢反射障害の診察はできる状態になかった．キツネとハトの手真似は難なく完遂できた．気分の変動や明確な不眠症状はないが，現状に対する洞察は不良であった．自殺念慮はなく，診察には概して協力的であった．

■■■ 検査所見

　改訂長谷川式簡易知能評価スケール (HDS-R) 30/30．ミニメンタルステート検査 (MMSE) 29/30 (場所で－1)．Hb 11.0 g/dL (MCV 93 fL)，γ-GTP 103 IU/L，CRP 0.31 mg/dL．それ以外の甲状腺機能を含めた生化学・免疫学的検査には特記事項なし．脳 MRI 検査に特記事項なし.

■■■ 診断に至る経過

　明らかな身体因は精査のうえで否定されており，心因ははっきりしないものの，診察医に〈何か治れない理由でもあるのではないか〉とすら思わせるような痛がり方であった．一方で，定

年退職までの生活史からパーソナリティ障害は考えにくく，神経変性疾患初期でしばしば経験する神経症的な愁訴である可能性を第一に考えた．

詳細不明だが A 病院でパーキンソニズムに対してレボドパ・カルビドパ水和物が処方され，診察時にパーキンソニズムが目立たなかったこと（おそらく奏効している），夜間の症状が REM 睡眠行動障害である可能性などから，Lewy 小体病が背景にあり痛みの訴えが前景に立っていると見立てた．

正確な診断にこだわるよりも愁訴への対処を優先させることが治療関係の構築にも寄与すると考えたため，REM 睡眠行動障害（暫定）に対して，クロナゼパム 0.5 mg 眠前を追加投与し，前述していない種々の対症療法薬と，自己休薬していた A 病院ペインクリニックからの処方は中止して経過観察することとした．

1 週間後の受診で，本人から「眠れないんです，3 時間くらい，うつらうつらですけどね」という，初診時には痛みで隠されていた訴えが出現した．娘によると〈「痛い」という回数が減った〉とのことであった．その時点で改めて生活状況を聴取すると，疼痛が強く座れない，便秘がひどく浣腸をしないと出ない，という情報を聴取できた．同日より，神経障害性疼痛に対してプレガバリンの 1 日量を 50 mg から 150 mg に増量し経過を観察した．さらに 1 週間後の受診では，歩いて診察室に入室し，著明に表情も改善した．一方で，「まだ眠りが浅いですね」「まだ痛いですね．（最強を 100 とすると）100 から 100 に近いくらい痛い」と述べた．娘は〈驚くぐらいよくなった〉と伝えるが，自らの症状改善に対する洞察は全く得られていなかった．

以上の経過は Lewy 小体病で一元的に説明可能で，「痛み」は適切に要素的に分解し，薬物療法に加えて精神療法・認知行動療法を導入できればさらに改善し得ると判断したため，臨床的に以下と診断した（後に，画像的にも確認．後述）．

診断　Lewy 小体病（REM 睡眠行動障害を伴う），「定量障害」[1]

■治療

同日より，"1 日 1 回，痛む箇所と，痛みのレベルを 100 段階で記録してくること"を患者に宿題として課した．

■その後の経過

2 週間後の受診時，「今日も車椅子を取り上げられて」といいながら，歩いて診察室に入室した．表情はより柔和になり，週に 1 kg ずつ体重が増えたと述べた．また，「腰から下と右脚がしびれる」と，痛みの表現が具体化されはじめ，痛みのスケールは 55〜70 となっていた．毎日記録（図 1）をつけ続けていることについてポジティブフィードバックをした．

さらに 2 週間後の受診では「脚の痛みが取れました．腰は痛い」と述べ，痛みのスケールはさらに改善した．初診時から＋4 kg の 42 kg まで体重が増えた．要介護 1 に認定され，日常生活

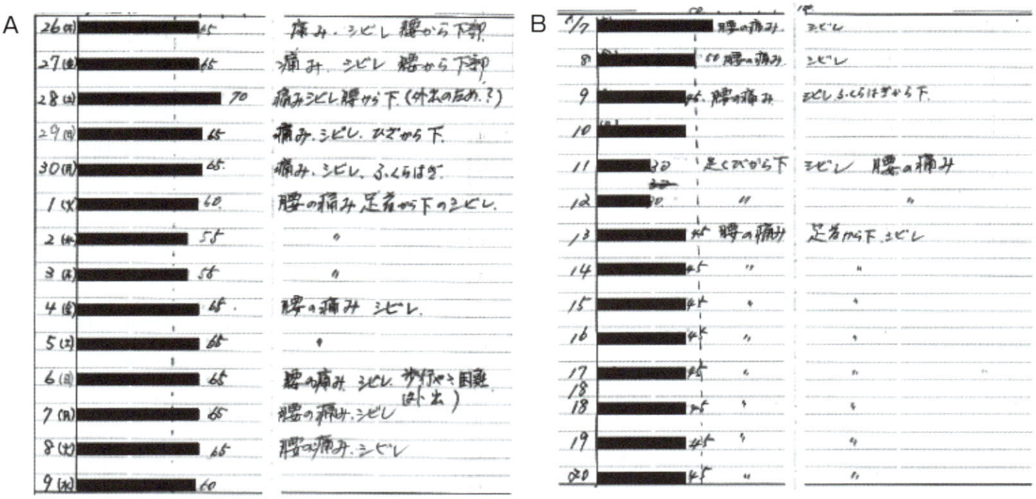

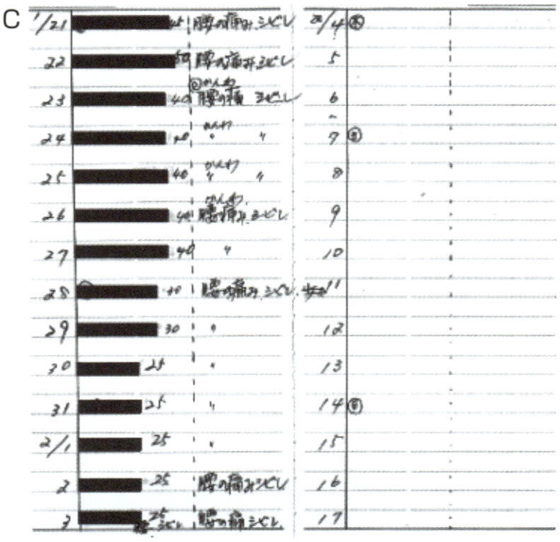

■ Ⅲ　各論　試行錯誤の後に診断にたどり着いた！

図1　患者自身による痛み記録
A：初診日＋1.5か月頃（痛み記録をつけはじめた頃），B：初診日＋2.5か月頃，C：初診日＋3か月頃．
痛みの部位と性状を記載し，ラインマーカー（本書では灰色で上塗りした）と数値で定量化して日記をつけてくれた．初診＋3か月頃には，「かんわ」（緩和）という記載もみられる．まだ「シビレ」も残存しているが，徐々に腰の痛みも軽快した．記録開始後の薬物療法は不変であるので，この軽快は，日常生活で運動励行したことによるリハビリテーション効果と，痛み記録による認知行動療法的効果があるのだろうと考察している．

のアセスメントも行った．

　その後も2週間に1回の受診を継続した．内服薬の変更はしていないが，体重は増加しており，料理を作るなどの家事もできるようになった．3か月後の受診時に，娘より「受診前は毎日夜に暴れる感じだったのが最近ほとんどなかったから，昨晩久しぶりに大声で騒いだので久しぶりすぎてみんな驚きました」という発言があった．クロナゼパムでREM睡眠行動障害が改善したという証左だと判断した．初診半年後，痛みの記録はおおむね20前後で推移していた（図1）．痛みへのとらわれを避けるため，通所リハビリテーション導入後に痛みの記録は終了した．

　受診1.5年後，HDS-R 29/30（計算−1），MMSE 25/30（区で−1，計算−4）であった．

　受診3年後，HDS-R 18/30（日時−3，計算−1，遅延再生−3，物品記銘−2，語流暢性−3），MMSE 19/30（日時−3，区−1，計算−4，遅延再生−3）であり，同居の娘からも認知機能低下が進行したという訴えがあったため，近隣病院にて画像検査を行った．

　DaT scan，MIBG心筋シンチグラム，ECD-SPECTの結果を総合し，Lewy小体病にAlzheimer型認知症の病理が併存していることが示唆され，抗Parkinson病薬を主体とした処方調整と環境調整，運動療法を指導しながら外来通院を継続している．

痛み診断のパール

痛みなどの執拗な愁訴は，医療者に陰性感情を芽生えさせる．主観を尊重する必要がある一方，客観化（定量化）することで認知行動療法に持ち込みやすくなることがある．

レクチャー

Lewy 小体病関連の痛みにどう取り組むか

　Parkinson 病（PD）患者がもっとも困っている症状についての認識を調査したところ，すべての病期で痛みが上位にランクされているにもかかわらず，PD の非運動症状の治療ガイドラインでも臨床上も疼痛は注目されてこなかった[2,3]．PD 患者が経験するあらゆる種類の痛みの有病率は 80％ 以上と報告され[2]，2016 年の日本の多施設臨床研究でも PD 群における疼痛の有病率は 78.6％ で，対照群の 49.0％ よりも有意に高く，痛みが PD の重要な臨床的課題であることが確認された[4]．また，痛みの分布は対照群と似ていることから，PD 患者では痛み知覚の閾値が低下している可能性が示唆された[4]．病態基盤に関しての研究も近年進みつつある．

　筆者の経験上，PD を含む Lewy 小体病の患者には，愁訴の「定量」ができない一群がいる．その際には，痛みの質（性状）や量（強さ）を言語化する作業から手伝う必要がある．症状変化の差分を捉えることも苦手な印象なので，日記のように記録をつけ続けることが治療効果をも発揮することがある*．

　それでは，捉えどころのない痛みはどのように整理すると（患者自身も医師も）取り組みやすくなるのか．1 つのフレームワーク（表 1）は，筋骨格性（musculoskeletal），ジストニア性（dystonic），神経障害性（neuropathic），中枢性（central），アカシジア様不快感（akathitic discomfort）への要素的分類である[2,5,6]．さらに，治療アプローチ・治療反応性の軸を加えることで，介入の見立てがつきやすくなる．

　この患者は，整形外科・ペインクリニックで，筋骨格性の疼痛に対する介入（主に鎮痛薬）はされていたが，そもそもどこが（部位）どれくらい（定量）どのように（質の把握）痛いのか，患者自身も医師も捉えきれていなかったのだと思われる．國松が「定量障害」として言語化しているこの概念は，現在の診断基準・分類基準には存在しないが，臨床上きわめて有用であり，まさに書名通り「病名がなくてもできること」である[1]．

　どの痛みの優先順位が高いか話し合う状況を作るために，まずはクロナゼパムを処方して REM 睡眠行動異常症を改善し，ある程度の信頼関係を作ったうえで神経障害性疼痛に対してプレガバリンを増量して，中枢性の痛みに対して認知行動療法（痛み記録）を行った結果，まずまずコントロール良好になったのだと振り返っている（図 2）．中枢性の痛みは

---

*時系列的な差分を捉えにくいのは，もしかしたら時間感覚の変容の反映ではないかと筆者は空想している．ちなみに，記録をつけることで症状が固着してしまい逆効果なこともあるので，その場合は別の方法に移行する必要がある．

Ⅲ　各論　試行錯誤の後に診断にたどり着いた！

表1　Parkinson 病における疼痛と不快感の分類

疼痛と不快感のタイプとその割合	特徴	アプローチ
筋骨格性 (musculoskeletal：～70%)	• 疼くような痛み，筋痙攣するような痛み，五十肩，背部痛 • Parkinson 症候群の筋強剛，不動，機械的な要因によることもある • リウマチや整形外科的疾患との関連	定期的な筋骨格系評価(リウマチ科・整形外科コンサルテーションを含む)理学療法・作業療法，関節可動域訓練，拘縮予防，鎮痛薬・抗炎症薬，必要に応じて手術とリハビリ
ジストニア性 (dystonic：～40%)	• ジストニア姿勢やスパズム • レボドパ誘発性ジストニア：ウェアリングオフや早朝のジストニア，ピークドーズジストニア，二相性ジストニアなど(薬剤関連)	「オフ」による変動や薬剤誘発性ジストニアを減らすためのドパミン治療の最適化 抗コリン薬，アマンタジン，ボツリヌストキシンなどの投薬，視床下核や淡蒼球刺激
(末梢)神経障害性 (neuropathic：～20%)	• 神経根ニューロパチー：デルマトーム的に特定の神経に限局する • おそらく直接的には Parkinson 病と関連がないもの • 末梢ニューロパチー：両側対称性・末梢	定期的な神経学的評価と電気診断学的な精査，不良姿勢の回避，理学療法・作業療法，適応に応じて減圧手術適応に応じて，神経障害に対する薬も考慮(中枢性参照)
中枢性 (central：～10%)	• 限局性に乏しい • うんざりするような，普遍の，灼けるような痛み • 漠然とした緊張感や不快感など • 内臓のまたは自律神経の不快感[*1]	レボドパやドパミン作動薬が有効なことがある 神経障害に対する薬：カルバマゼピン，ガバペンチン，三環系抗うつ薬，オピオイドなど 認知行動療法も有効な可能性(筆者私見)[*2]
アカシジア様不快感 (akathitic discomfort) その他	• 内的な静坐不能感，動くことへの衝動 • 口腔や性器の痛み：口や腟が燃える症候群 • 感覚的なウェアリングオフの表現型かもしれず，レボドパで改善し得る	レボドパ，ドパミン作動薬，オピオイド

[*1]非運動性の「off」症状かもしれない.
[*2]引用した Review[2,5]では，中枢性(central)・一次性(primary)を「Parkinson 病に直接起因する」という意味で用いていた．器質的あるいは機能的に中枢神経性の痛みが引き起こされているという含意だと思われ，いわば心因性(psychogenic)の痛みは対象外かもしれない．しかしながら，筆者の私見では，心因性に増悪する痛みには器質的・機能的な中枢神経性の痛みと共通するメカニズムが少なからず存在すると考えており，治療論からすると上記のフレームワークで整理し，場合によっては認知行動療法も考慮する価値があるように思われる．実際，2021 年の慢性疼痛の Lancet review[6]では，生物・心理・社会学的な要素が相互に影響し合うことが強調されている.

(Ha AD, et al.：Pain in Parkinson's disease. Mov Disord 27：485-491, 2012/Ford B：Pain in Parkinson's disease. Mov Disord 25〈Suppl 1〉：S98-103, 2010/Cohen SP, et al.：Chronic pain：an update on burden, best practices, and new advances. Lancet 397：2082-2097, 2021 を参考に作成)

　L-Dopa(レボドパ)も改善に寄与した可能性があるが，この患者の経過ではどの程度奏効したか判断しがたい.

　なお，Lewy 小体病では抗精神病薬の過敏性が有名だが，経験的にほかのタイプの薬でも過敏性があることも多く，実際鎮痛薬も少量で効く可能性が報告されている[7]ので，用量設定は個々人に合わせて調節するようにしたい.

　最後に重要なことを1点．このようにうまくハマる例は非常に少ないので，うまくいかなくても手を変え品を変え，諦めずに取り組み続けるのが精神科医的には最も重要だと思う．治療が難渋する状態で外来を続けるのは患者も医師も辛いのだけれども，外来診療構造の維持は想像以上に精神療法的効果が高いと信じて日々取り組んでいる．なお，治療が

難渋する際にも確実に進められるのは社会資源導入（要介護申請など）であり，粛々と取り組むと患者の安定にも医師自身の安定にもつながるので覚えておきたい．

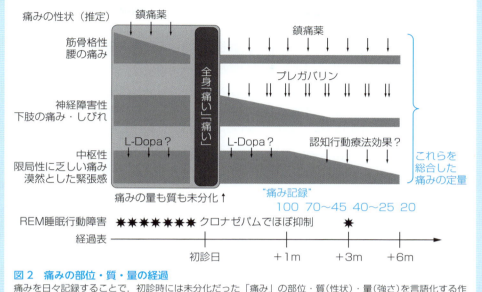

図2　痛みの部位・質・量の経過

痛みを日々記録することで，初診時には未分化だった「痛み」の部位・質（性状）・量（強さ）を言語化する作業が促され，取り扱える形になっていった．輪郭が明確になってきた各種の痛みに対して適宜薬物療法を行いつつ，精神療法・認知行動療法・リハビリテーションによりQOLの維持を図った．精神科でもよくあることだが，治ってみてはじめて明らかになる症状も多い（この患者の場合も，症状がコントロールされたあとに，実はREM睡眠行動障害が毎日のように出現していたという病歴が取れた）．

謝辞・注記：本症例報告にあたり"痛み記録"の掲載を含めて患者・家族に説明し文書同意を得た（細部に改変を加えた）．初稿にコメントいただいた鵜飼克行先生・高橋一司先生，森島　亮先生に感謝いたします．

文献

1) 國松淳和：病名がなくてもできること－診断名のない3つのフェーズ　最初の最初すぎて診断名がない　あとがなさすぎて診断名がない　不明・不定すぎて診断名がない－．中外医学社，2019
2) Ha AD, et al.：Pain in Parkinson's disease. Mov Disord 27：485-491, 2012
3) 鵜飼克行：レビー小体型認知症（Dementia with Lewy bodies；DLB）の診断と治療．明日の臨床 28：7-14，2016．
4) Kubo S, et al.：A Japanese multicenter survey characterizing pain in Parkinson's disease. J Neurol Sci 365：162-166, 2016
5) Ford B：Pain in Parkinson's disease. Mov Disord 25（Suppl 1）：S98-103, 2010
6) Cohen SP, et al.：Chronic pain: an update on burden, best practices, and new advances. Lancet 397：2082-2097, 2021
7) Ukai K, et al.：Effectiveness of low-dose pregabalin in three patients with Lewy body disease and central neuropathic pain. Psychogeriatrics 17：115-119, 2017

〔田宗秀隆〕

Ⅲ 各論 試行錯誤の後に診断にたどり着いた！

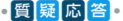

多くの新患受診の中で前回の受診時の状況を前回直後のように鮮やかに瞬時に思い出す工夫は何かありますか？

私はブラインドタッチが早いので，面接の大事な部分は逐語録としてカルテに残しています．精神科以外の診療科でも，その面接で最も際立っている特徴（いつもと明らかに違う点や，プライベートな話題や出来事）を1つか2つ，記録しておくとよいです．

患者さんが「来週誕生日なんです」といったら，2週間後の診察では〈先週誕生日でしたね？ 何か特別なことをされましたか？〉などと問いかけるとよいと思います．

次の診察の冒頭で聞きたいポイントや，初手の一言を決めて記載しておくというのもアイディアの1つかもしれませんね．

Ⅲ 各論　試行錯誤の後に診断にたどり着いた！

Case 36
慢性的な腹痛

それでもやっぱりお腹が痛いんです

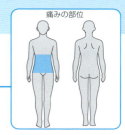
痛みの部位

 繰り返し腹痛を訴える患者

患者：61歳，女性．

背景：

既往歴：変形性膝関節症，骨粗鬆症，逆流性食道炎，高血圧で近医通院中．

家族歴：特記事項なし．

アレルギー歴：特記事項なし．

嗜好品：アルコール：機会飲酒，喫煙：喫煙歴なし．

常用薬：
- セレコキシブ 100 mg 2 錠分 2 朝夕食後
- レバミピド 100 mg 2 錠分 2 朝夕食後
- アレンドロン酸ナトリウム 35 mg 1 錠分 1 週 1 回起床時
- アムロジピン 10 mg 1 錠分 1 朝食後
- カンデサルタン 8 mg 1 錠分 1 朝食後
- ランソプラゾール 30 mg 1 錠分 1 朝食後
- モサプリドクエン酸塩 5 mg 3 錠分 3 毎食後
- アズレンスルホン酸ナトリウム顆粒 0.5 g 3 包分 3 毎食後
- テプレノン 50 mg 3 カプセル分 3 毎食後
- 六君子湯 2.5 g 3 包分 3 毎食後
- 第 2 類医薬品：太田胃散®

月経歴：4 年前に閉経している．

社会歴：夫と二人暮らし．日常生活動作は自立．

現病歴：半年ほど前から腹痛を訴えるようになり，市販の胃薬などを内服したが，症状がよくならず，約 2 か月前，かかりつけ医の定期受診日にかかりつけ医に相談があった．腹痛は当初は間欠的で，お腹全体が痛むとのことで，血液検査・腹部超音波検査が行われたが，特記すべき異常所見を認めなかった．もともと処方薬としてレバミピドやランソプラゾールを内服していたが，当初は逆流性食道炎の増悪が疑われ，プロトンポンプ阻害薬（PPI）増量やモサプリド追加などで治療されたが，症状が改善しなかった．その後も，各種胃腸薬や漢方薬などが順次追加されたが，症状の改善は得られず，かかりつけ医の外来を受診するたびに腹痛症状を訴えたため，精査加療目的に当院の内科外来へ紹介となった．

237

Ⅲ 各論 試行錯誤の後に診断にたどり着いた！

■■■ 問 診

　初診時，腹痛症状について問診すると，腹痛は半年ほど前から特に誘因なく始まり，突然発症の病歴はなかった．腹痛の持続時間はまちまちで，数時間で治まることもあれば，数日続くこともあるという．ここ 3 か月はほぼ毎日のように腹痛症状があるという．明確な増悪寛解因子はなく，食事摂取による増悪や排便による症状改善はなく，夜寝ていて起きてしまうことはないという．また，下痢，便秘などの消化器症状は伴わない．腹痛自体は押されるような重苦しい痛みで，特に放散痛はない．食事は食べられないわけではないが，食欲は低下しており，悪心も伴うとのことだった．この半年間の体重減少は約 2 kg ほどであった．最近はだるくて外出も億劫になっているという．随伴症状については以下の通り．

ROS(review of systems)(＋)：悪心，食欲低下，全身倦怠感．

ROS(−)：嘔吐，体重減少，黒色便，血便，下痢，便秘．

■■■ 身体所見（初診時）

　脈拍 65/分，血圧 148/67 mmHg，SpO$_2$ 98％（大気下），体温 36.4℃，呼吸数 16 回/分．意識清明．全身状態は悪くなく，独歩で入室．

結膜：貧血なし，黄疸なし．

口腔内：アフタなし，齲歯なし，舌異常なし．

頸部：明らかなリンパ節腫脹なし，甲状腺腫大なし．

胸部：正常肺胞音，明らかな心雑音聴取せず．

腹部：平坦，軟，腹部全体に自発痛あり，浅触診でも深触診でも全体に圧痛あり．どこを触れても閉眼しながら「痛い」と言う．Murphy 徴候陰性，CVA 叩打痛陰性/陰性，手術痕なし，Carnett 徴候陽性（変化なし）．

四肢：下腿浮腫なし，皮疹なし．

■■■ 診断に至る経過

　当初，PPI は高用量で使用されていたものの，非ステロイド性抗炎症薬(non-steroidal anti-inflammatory drugs：NSAIDs) やビスホスホネート製剤を内服しており，消化性潰瘍や逆流性食道炎の可能性はあると考え，上部消化管内視鏡検査を施行したが，ロサンゼルス分類のグレードA（5 mm 以下の粘膜傷害がある状態，LA-A）の逆流性食道炎がある程度で，症状の原因とは考えにくかった．NSAIDs やビスホスホネート製剤を中止し，他の PPI に変更してみたが，腹部症状の改善は得られなかった．また，ポリファーマシーの影響も考慮し，多種の薬剤をいったん中止したが症状の改善は得られなかった．追加採血で，カルシウム値を含めた各種電解質，甲状腺や副腎機能は正常，鉛中毒やポルフィリン症を積極的に疑う所見を認めず，その後行った大腸内視鏡検査でも異常はなかった．発作的な腹痛ではなく持続痛であったことから，腹部片頭痛やてんかんなどの可能性も考えにくかった．

　経過から，腹痛の原疾患としての内科疾患を特定することができなかった．Carnett 徴候が陽

性であることからは腹壁痛の可能性も考慮したが，腹痛範囲は広範で限局しておらず，症状を説明できる腹壁痛の原疾患は特定できなかった．内視鏡検査も含めた各種画像検査から，腹部内臓疾患による症状は否定的だった．当科でも2か月程度外来で経過観察したが，腹痛自体に大きな変化はなく持続していた．腹痛出現時に大きな環境の変化等はなかったが，よくよく確認すると，長年連れ添った飼い猫が亡くなってしばらくしてから症状が出ていたことが明らかになった．また，いつからかは明確ではないが，気力がなく趣味だった散歩も最近は全く行けていないこと，時々死にたいと思うこともあることがわかった．この病歴を踏まえ，うつ病とそれに伴う中枢介在性腹痛症候群（centrally mediated abdominal pain syndrome：CAPS）を疑った．

　当初，本人および夫と面談し，まず痛みで患者が非常に困っている状態であること，われわれも何とかこの症状の改善を目指したいと思っていることを伝えた．また，現時点では器質疾患の明確な診断がつかないこと，症状の原因から腹痛の原因が身体疾患だけではなく，神経系の異常からくる可能性があることを説明し，内科的な精査と併行して精神科での診察を受けることを勧めた．当初，本人は精神科受診を強く拒否していたが，拒否している理由を聞きながら，決して精神疾患と決めつけているわけではないこと，目的は現在困っているこの症状を緩和することであり，そのために精神科の先生が一役買ってくれる可能性があることを説明した．最終的には，夫が理解してくれて本人を促し，しぶしぶではあったが，精神科の受診となった．精神科の診療結果，うつ病の確定診断を受け，身体症状として腹痛が身体化している状態と診断された．

中枢介在性腹痛症候群（CAPS）とうつ病

■治療，その後の経過

　精神科医より，少量の三環系抗うつ薬が処方されたところ，内服2週間後くらいから症状が徐々に改善し，4週間後の内科外来受診時にはほぼ症状が消失していた．また，抑うつ症状や無気力も徐々に改善を認めた．幸い抗コリン系の副作用の出現はなかった．診断的治療の効果もあったことから，精神科医からも，腹痛自体もうつ症状の症状身体化によるものと診断された．内科外来では，「先生には最初精神科に行けと言われてすごく腹が立ったけど，症状がよくなって本当によかった．ありがとう」と感謝された．その後も腹痛症状はなく経過している．

痛み診断のパール

- 持続痛を呈する慢性腹痛では，うつ病などの精神疾患合併を考えよ．
- CAPS患者で重要なのは，医師患者関係の確立である．

■ Ⅲ　各論　試行錯誤の後に診断にたどり着いた！

レクチャー

CAPS

　CAPS とは Rome Ⅳ 基準であらたに提唱された分類であり，Rome Ⅲ 基準では，機能性腹痛症候群(functional abdominal pain syndrome：FAPS)とよばれていたものである．機能性消化管障害でありながら，消化管機能とは関連しないという異色の疾患である．Rome Ⅳ の診断基準を**表 1**[1])に示す．

　有病率については様々な報告があるが，一般人口の 0.5〜2.1% といわれ，女性が約 2 倍であるとの報告[2])がある．別の切り口で，例えば，うつ病と慢性疼痛という切り口でみると，うつ病も慢性疼痛も高齢者では非常に common な症状であり，高齢者の約 13% がこの 2 つの病態に同時に罹病すると報告[3])されている．これらのなかに CAPS 患者がいると考えてよいだろう．ただし，CASP 自体は 40 代が最多であり，年齢とともに頻度は減っていくとされている[4])．

　CAPS 患者の約 80% が年に 3 回以上は医師の診察を受け，内視鏡や各種画像検査が行われ，なかには子宮全摘や腹腔鏡検査を受けているという報告[2,5,6)]まである．CAPS の痛みの特徴は，周期的というよりは持続痛であるという点である．患者は，うつ病や不安神経症，身体症状症などの精神疾患を合併していることが多く，痛みが精神的な負荷に関連していることもある．病態生理的な考察は様々あるが，現時点では明確になっていない．

CAPS の診断

①病歴

　重要なのは慢性腹痛という枠組みで鑑別疾患を考えることである．CAPS の腹痛は，一定もしくは頻繁に繰り返し，ほぼ毎日痛みが出るのが典型である．腹痛自体が日常生活に与える影響が大きく，仕事や学校の欠勤，社会活動の制限などにつながる．また，痛みの範囲が通常よりも大きな解剖学的領域に及ぶことも特徴であり，しばしば「お腹全体が痛い」などの訴えになる．

　CAPS 患者の心理社会的特徴に特異的なものはないが，多くが不安神経症や抑うつ，身体症状症の診断基準を満たす[7])．また，未解決の喪失体験(家族の死や手術)，性的・身体的虐待はリスクになる．

②身体所見

　基本的には CAPS に特徴的な身体所見というものはない．ただ，心因性腹痛で指摘され

表 1　CAPS の診断基準(Rome Ⅳ)

1. 持続的またはほぼ持続的な腹痛
2. 痛みと生理的現象(食事・排便・月経)との関係がないか，またはまれにしか関係しない
3. 痛みによって日常生活に制限がある
4. 痛みは嘘(詐病)ではない
5. 痛みを説明できるような他の機能性消化管障害の診断基準にあてはまらない
※6 か月以上前から症状があり，最近 3 か月は上記基準を満たしていること

(Keefer L, et al.：Centrally Mediated Disorders of Gastrointestinal Pain. Gastroenterology 150：1408-1419, 2016 より)

ている身体所見はいくつかあるので紹介したい．

1つは腹壁痛の鑑別として有名な Carnett 徴候である．当然，腹壁痛の診断にも有用だが，実はそれ以外にも心因性腹痛患者で Carnett 徴候が 19/22 例で陽性になると報告[8]されており，腹腔内疼痛との鑑別に有用である．

また，腹部診察時に閉眼していると腹痛の原因が非特異的であることが多いとされており，これは"closed eye sign"とよばれている．器質疾患の患者では，痛い部位に触られることは気になるため開眼していることが多いが，心因性疾患では触られることへの抵抗感が少ないため閉眼しているという所見である．この closed eye sign は，感度 33%，特異度 93% と，特異度がかなり高い所見であると報告[9]されている．

CAPS の治療

Keefer らは CAPS の治療として，まず重要なのが医師患者関係の確立であるとし，それに加えて薬物療法と非薬物療法を適切に組み合わせて治療することを推奨している（図1）[1]．医師患者関係の確立について，まずは Keefer らの提唱する基本的事項を提示する（表2）[1]．

医師患者関係というとやや精神論的になりがちだが，プロフェッショナルとしての対応として考えると実践しやすいかもしれない．CAPS 患者は多数の医療機関を受診したり，

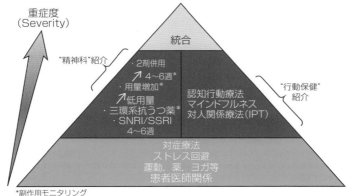

図1　CAPS 治療
（Keefer L, et al.：Centrally Mediated Disorders of Gastrointestinal Pain. Gastroenterology 150：1408-1419, 2016 より）

表2　医師患者関係の確立で考慮すべき点

- 積極的な傾聴
- CAPS を真の疾患として受け入れること
- 共感
- オープンエンドな質問や身振り手振り
- 患者の感情を検証する
- 現実的な治療目標の設定
- 患者に CAPS について教育
- 安心を与える
- 指示するのではなく，治療に関する選択肢を交渉する
- 患者との境界を維持する
- 外来の時間的制約を意識する

（Keefer L, et al.：Centrally Mediated Disorders of Gastrointestinal Pain. Gastroenterology 150：1408-1419, 2016 より）

診断がつかず症状に困っていることが多い．場合によっては不定愁訴を訴える患者として嫌がられたり，医療を受けることで辛い思いを経験した方もいるかもしれない．まずは，症状があることを認めること，症状に関心があることを伝え，適切に通常通り診察することが重要である．不定愁訴的であっても通常通りの診療を展開することで，先入観なく診療にあたることができる．また，CAPSという病態の説明にも理解にも時間が必要であり，しばしば手間や時間がかかる．

　CAPS患者の診療ではしばしば陰性感情が湧きやすく，医療者自身の感情モニタリングは重要である．メタ認知的に自身を客観視したり，同僚に相談したりできるかが鍵になる．そもそもCAPS患者で重要な心理社会背景の問診は，通常初対面の医師には話しにくく，医師患者関係の確立が不可欠である．適切に医師患者関係を確立する面接ができることは，結果的に診断にも治療にも役立つといえるだろう．

　薬物療法については，機能性腹痛の第一選択として国際疼痛学会が推奨しているのは，三環系抗うつ薬であるアミトリプチリンである[10]．治療開始4〜6週間後に改善が得られない場合に，デュロキセチン塩酸塩などの選択的セロトニン再取り込み阻害薬（SSRI）が代替薬として選択される．また，薬物療法以外に認知行動療法などの非薬物療法を併用すると効果的であるとされている．また，適切なタイミングで精神科への相談を行うことも時に必要になる．この際に，円滑に精神科受診を促すことができることも医師患者関係に依拠するかもしれない．

文　献

1) Keefer L, et al.：Centrally Mediated Disorders of Gastrointestinal Pain. Gastroenterology 150：1408-1419, 2016
2) Thompson WG, et al.：Functional gastrointestinal disorders in Canada：first population based survey using Rome II criteria with suggestions for improving the questionnaire. Dig Dis Sci 47：225-235, 2002
3) Mossey JM, et al.：The longitudinal occurrence and impact of comorbid chronic pain and chronic depression over two years in continuing care retirement community residents. Pain Med 5：335-348, 2004
4) Bharucha AE, et al.：Functional abdominal pain in the elderly. Gastroenterol Clin North Am 30：517-529, 2001
5) Drossman DA, et al.：US householder survey of functional gastrointestinal disorders. Prevalence, sociodemography, and health impact. Dig Dis Sci 38：1569-1580, 1993
6) Koloski NA, et al.：Epidemiology and health care seeking in the functional GI disorders：a population-based study. Am J Gastroenterol 97：2290-2299, 2002
7) Drossman DA：Diagnosing and treating patients with refractory functional gastrointestinal disorders. Ann Intern Med 123：688-697, 1995
8) Takada T, et al.：Diagnostic usefulness of Carnett's test in psychogenic abdominal pain. Intern Med 50：213-217, 2011
9) Gray DW, et al.：The closed eye sign：an aid to diagnosing non-specific abdominal pain. BMJ 297：837, 1988
10) International Association for the Study of Pain：Pain Clinical Updates Vol. XXI, Issue 2, June 2013

（矢吹　拓）

㊱ 慢性的な腹痛

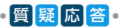

この方のCAPSの誘因となった出来事や蓄積したストレスの根源にはどのような問題があったと思われますか？

この方の直接的なストレスの引きがねは，長年連れ添った飼い猫との死別だったと聞きました．

　一方で，おっしゃる通り，さらにその根源があるようにも思います．ここからはあくまで推察の域を出ませんが，仕事熱心な夫との2人暮らしで寂しさを抱えていたのかもしれません．その空白を満たしてくれる猫はある意味子ども同然だったのだと思います．飼い猫との死別はある種わが子との別れに近しいものだった．でも，それを周囲で理解してくれる人はいなかったのかもしれません．背景に流れている物語を聞くことそのものが癒やしにつながることがありますよね．

Ⅲ　各論　試行錯誤の後に診断にたどり着いた！

Ⅲ 各論　試行錯誤の後に診断にたどり着いた！

Case 37
両下腿の浮腫およびつっぱるような痛み

メトホルミンが著効する特発性浮腫とは

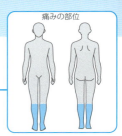
痛みの部位

 浮腫で靴が履けないと訴える中年の女性患者

患者：54歳，女性．
現病歴：49歳時に両下腿浮腫が出現し他院で精査を受けたが特に原因疾患は同定されず，1～2週間程度で自然に改善した．その後もたびたび両下腿浮腫に気がつくことがあったが，浮腫は増悪しても翌日には改善してしまい医療機関は受診しなかった．当院受診の2週間前から両下腿浮腫と痛みが出現し継続するため内科外来を受診した．
既往歴：子宮筋腫，花粉症，膀胱炎，腺腫様甲状腺腫．
常用薬：オロパタジン．
妊娠分娩・月経歴：1経妊1経産．閉経（1年前に最終月経）．閉経後からホットフラッシュやイライラなどの精神症状があり婦人科で更年期障害を指摘されている．
生活歴：禁煙（20～50歳まで20本/日），機会飲酒．デスクワーク中心．立ち仕事なし．
健診：毎年受けており，肥満を指摘されている．
問診：浮腫は朝にやや改善するが夕方～夜にかけて増悪する．労作時呼吸困難なし，起坐呼吸なし，夜間発作性呼吸困難なし，先行感染なし，体重増加なし，最近の薬剤変更なし，市販薬の使用なし．

■ 身体所見

バイタルサイン：意識清明，体温36.8℃，血圧145/98 mmHg，脈拍80/分，呼吸数16回/分，SpO_2 98％（室内気）．
身長，体重：160 cm，80 kg．
頭頸部：眼瞼結膜に貧血や浮腫なし，眼球結膜黄染なし，眼球突出なし，甲状腺腫大なし．
胸部：肺音・清，心音・整，心雑音聴取なし．
腹部：平坦・軟，圧痛なし，腫瘤触知なし．
四肢：両側の膝部から足背にかけて著明な浮腫を認め，普段の靴が入らないためサンダルを履いている．浮腫は緊満感が強く圧痕は残らない．浮腫と同部位につっぱるような疼痛の訴えがあるが圧痛や熱感や発赤なし．上肢に浮腫なし．

■ 検査所見

血液検査：WBC 7,900/μL（分画正常），RBC 493×10^4/μL，Hb 14.8 g/dL，Ht 43.7%，MCV 88.6 fL，TP 6.9 g/dL，Alb 4.4 g/dL，AST 21 U/L，ALT 25 U/L，ALP 218 U/L，γ-GTP 69 U/L，CK 50 U/L，BUN 8 mg/dL，CRE 0.56 mg/dL，UA 5.2 mg/dL，Na 143 mmol/L，Cl 109 mmol/L，K 3.7 mmol/L，CRP 0.20 mg/dL，Glu 96 mg/dL，HbA1c 6.0%，NT-proBNP 24 pg/mL，APTT 28.1 秒，PT-INR 0.94，D-dimer 0.9 μg/mL，赤沈 11 mm/時，TSH 1.48 μIU/mL，FT$_3$ 3.6 pg/mL，FT$_4$ 1.2 ng/dL．

尿定性：尿比重 1.021，尿蛋白（＋／－），尿糖（－），尿潜血（－）．

尿沈渣：赤血球 1～4/HPF，白血球＜1/HPF，円柱なし．

胸部X線：肺野に異常なし，心拡大なし，胸水なし．

心電図：正常洞調律．

超音波：下肢血管：両下肢の静脈に血栓なし．心臓：左室駆出率 60％，左室壁運動異常なし，有意な弁膜症なし．腹部：脂肪肝．

胸腹部CT：心臓・肺に特記所見なし．骨盤内には既知の子宮筋腫以外に特記所見なし．

■ 診断に至る経過

両下腿の痛みは浮腫と同時期より出現しており，痛みの性状からも浮腫に随伴する疼痛と考えられた．浮腫は顕著ではあるが緊急治療が必要な心不全や腎不全，深部静脈血栓症などは認めず，外来での精査の方針とした．骨盤内腫瘍や甲状腺機能異常なども否定され，浮腫をきたす原因疾患の診断には至らず特発性浮腫と診断した（**表1**）．

診断 idiopathic cyclic edema（特発性浮腫の一種）

■ 治 療

対症療法として弾性ストッキングの使用を勧めたが，圧迫感が強く夏季のため不快感もあり使用を断念した．同時にフロセミドを 20 mg/日から導入し 40 mg/日まで増量したが，尿量は増えるものの浮腫はほとんど改善せず，尿回数が多いことで仕事に支障をきたすため断念した．

表1 両下肢浮腫の主要な鑑別疾患

| 急性 | 薬剤性，心不全，ネフローゼ症候群，静脈血栓症，慢性疾患の急性増悪 | 慢性 | 慢性静脈不全症，心不全，腎不全（ネフローゼ症候群を含む），肝硬変を含む肝疾患，月経前浮腫（月経前症候群），妊娠，低栄養，骨盤内圧迫（固形癌やリンパ腫など），dependent edema，ナトリウム・体液過剰（輸液やナトリウムを過剰に含む抗菌薬などの薬剤），refeeding edema（refeeding syndrome による浮腫），特発性浮腫，炎症（敗血症を含む），薬剤性 | 慢性リンパ浮腫 | 原発性リンパ浮腫（主に小児期の先天性疾患），二次性リンパ浮腫（リンパ節郭清などによる），甲状腺機能低下症（粘液水腫） |

表2 idiopathic cyclic edema の患者像

性別	女性
年齢	20〜60歳が中心[1,5]
浮腫	日中の活動により増悪する下腿浮腫 日ごとの変化があってもよい 起床時であれば体幹・顔面にも出現する
随伴しやすい症状	下肢の疼痛，頭痛[6] 疲労，不安，抑うつ，動悸，起立性失神[7] 消化不良，炎症性腸疾患[8]

また効能として浮腫をあげる漢方薬も使用してみたが効果は認めず，その間も時間帯や日ごとに浮腫の程度は変動するものの消失しなかった．本症例では様々な文献を検索し，特発性浮腫のなかでも中年女性，浮腫の日内変動，浮腫に一致した痛み，一般的治療法が効きにくい，などの特徴を有していることから特に idiopathic cyclic edema（表2）とよばれる病態（後述の「レクチャー」を参照）を疑い，試験的にメトホルミン（500 mg）2錠 分2を導入したところ浮腫はすみやかに消失し疼痛も改善した．

■ その後の経過

初診時から1年以上のフォローアップを行っているが，浮腫が完全に消失する時期とわずかな浮腫が現れる時期が不規則に変動するものの，常に職場にパンプスで通勤ができる状態を維持できており，治療経過・患者満足度ともに良好である．

痛み診断のパール

器質的疾患が診断できずとも，問題の解決手段が見つかることがある．常に患者に寄り添い，模索する．

レクチャー

idiopathic cyclic edema とは

両側の下腿浮腫は高齢者や成人女性などに臨床的によくみられる症状であり，その程度によって明らかに病的と即断できる重度のものから，最終的に非病的と結論づけられる軽微なものまで様々である．筆者もメジャーな原因である心疾患・腎疾患・肝疾患・薬剤性などを除外して特発性浮腫と診断する経験をたびたびしている．本症例では明らかな原因が見つからないものの，重度の浮腫のために日常生活に強く支障をきたしていることから，書籍や文献を検索したなかで，最終的に UpToDate® の「idiopathic edema」のページを参考にしてたどり着いた病態と治療方法である．idiopathic edema の治療方法には様々な薬が検討されており，メトホルミン以外についてはそちらを参照いただきたい．以下，idiopathic cyclic edema における浮腫の病態とメトホルミンの作用機序について解説する．

idiopathic cyclic edema の浮腫は体液量全体の増加ではなく，capillary leak といわれる血管外への体液移動と考えられている．健常人でも立位の状態では重力の影響により下肢に体液がシフトし，下肢血管内から血管外へとわずかに体液が移動するが浮腫を起こすことはない．しかし idiopathic cyclic edema を呈する患者では血管透過性の調整不全が誘因となって下肢で血管外への顕著な体液移動が起こり浮腫を呈する．このようなメカニズムにより日中の立位や坐位での活動に関連して周期的（cyclic）に午後から夜にかけて下肢浮腫が増悪することが本病態の特徴である．この血管透過性の変化がなぜ起こるのかはわかっていないが，idiopathic cyclic edema の多くが 20 歳台〜閉経前後までの成人女性に認められることから，女性ホルモンが病態に関与しているのかもしれない．

　診断する場合には他の浮腫の原因を除外したうえで，文献上では the LANDIS's method とよばれる検査結果も加味して行われている[1]．これは放射性ヨウ素（I-125）で標識したアルブミンを静注し，2 日間かけて仰臥位と立位における血中アルブミン濃度の低下速度を比較することで血管透過性を推定する方法であるが，日本国内において日常診療に取り入れるハードルは高いだろう．したがっていねいな除外診断によりまずは特発性浮腫まで到達する必要があり，その先については参考までにわかっている idiopathic cyclic edema の患者像を表 2 にまとめたので参考にしてほしい．

　idiopathic cyclic edema 治療方法の 1 つとして，2 型糖尿病の治療薬として広く使用されているメトホルミンがあげられている．作用機序としてメトホルミンは idiopathic cyclic edema の病態と考えられている血管透過性に作用してこれを改善することが示されており，この効果は糖尿病の有無には関係なく発揮されることが実験により示されている[2,3]．臨床研究では idiopathic cyclic edema 患者を対象とした後方視的な観察において，メトホルミン（500 mg）2 錠 分 2 が投与された 13 人の患者のうち，無効だったのは 1 人のみで，10 人は完全寛解し，2 人は部分寛解したと報告している[1]．同様にメトホルミンの効果を示した臨床研究がもう 1 報あり[4]，どちらも小規模研究ではあるものの診断が正確であれば改善が期待できると考え本症例への投与にも踏み切った．実際，利尿薬と異なり尿量・尿回数には影響を与えず，浮腫が改善したにもかかわらず投与前後で体重が全く変化しなかったため，血管透過性に作用して体液の分布が変わったのだと実感した．

　問題点としてメトホルミンは日本国内で浮腫に対する保険適用がないため特発性浮腫に対して安易な処方は避けるべきという点がある．そのためまずは弾性ストッキングや利尿薬などの広く受け入れられた治療方法を試すべきである．しかしそれらで効果が乏しい場合，浮腫によって日常生活に支障をきたしている，メトホルミンの副作用管理について医師側が熟知している，患者との信頼関係が形成されている，適応外使用であることのインフォームドコンセントが得られる，などの条件がそろったときには治療選択肢として考慮してもよいのかもしれない．

文　献

1) Soudet S, et al.：Long term use of metformin in idiopathic cyclic edema, report of thirteen cases and review of the literature. Pharmacol Res 119：237-239, 2017
2) de Aguiar LGK, et al.：Metformin improves endothelial vascular reactivity in first-degree relatives of type 2 diabetic patients with meta-

bolic syndrome and normal glucose tolerance. Diabetes Care 29：1083-1089, 2006
3) Eskens BJM, et al.：Effects of two weeks of metformin treatment on whole-body glycocalyx barrier properties in db/db mice. Cardiovasc Diabetol 12：175, 2013
4) Valensi P, et al.：The effects of metformin on the capillary permeability to albumin in women patients with cyclic edema. Angiology 46：401-408, 1995
5) de Godoy JMP, et al.：Prevalence of Idiopathic Cyclic Edema in Women with Lower Limb Lymphedema. J Clin Med 7：2, 2017
6) de Godoy JMP：Remission of hypnic headache associated with idiopathic cyclic edema with the use of aminaphtone. Open Neurol J 4：90-91, 2010
7) Kay A, et al.：Idiopathic edema. Am J Kidney Dis 34：405-423, 1999
8) Anand AC, et al.：Idiopathic oedema--a missed entity. J Assoc Physicians India 39：258-259, 1991

（入山大希，高橋宏瑞）

質疑応答

メトホルミン導入の説明で患者側の反応はスムーズでしたか？ 逆にそうでない場合の説明ではどのようなことに気をつければよいでしょうか？

志水

今回の患者さんに対してメトホルミンを導入する説明はスムーズに進むことができました．

実際には漢方薬をいくつか試験的に処方している段階で，「漢方薬の効果がないようであれば，ほかにも試す価値がある薬をみつけた．ただし添付文書の適応外になるのでできるだけ避けたい」という旨を説明していました．

そして処方を開始する際には，メトホルミン自体はよく処方しているなじみの薬であること，万が一副作用が出た場合に適応外使用であるため救済制度の適応にならない可能性などを十分説明しました．

逆に患者さんの反応がスムーズにいかない場合には，理論面の説明不足や感情面での信頼形成に問題があるのかもしれません．私の主観的では後者に問題があることが多い印象です．その場合には人間関係の形成に時間をかける姿勢，無理強いをしない中立の態度，他の方法を模索する寄り添う態度などが必要と考えています．

入山

Ⅲ 各論　試行錯誤の後に診断にたどり着いた！

Case 38
右の顔面が四六時中痛い

ずっと痛いんです．
何とかしてもらいたいんです！

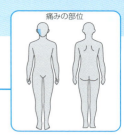
痛みの部位

右の顔面が四六時中痛いと訴える患者

患者：42歳，女性．

既往歴：18歳頃から慢性便秘症．

現病歴：来院半年ほど前から右頰部の痛みを自覚．痛みは鈍痛であり，最初は気にならない時間帯もあったが，徐々に痛みが強くなるような気がしたため，近医歯科・耳鼻咽喉科を受診．いずれも特に異常を指摘されず，解熱鎮痛薬で経過観察するよう指示された．しかし，その後も痛みは改善せず，痛みで日常の家事や仕事にも支障をきたすようになったことから，市中の総合病院を受診．再度検査を施行されたが，異常を認めず，心因性の疑いとして，心療内科に紹介受診となった．

■ 身体所見

身長・体重：152 cm，43 kg．

バイタルサイン：血圧 124/78 mmHg，心拍 82/分，体温 36.6℃，呼吸数 24回/分，SpO_2 98%（室内気）．

頭頸部：眼瞼結膜貧血なし．頰粘膜に歯列咬合線あり．

舌：歯痕著明にあり．口腔には視診上異常所見なし．

胸部：心音・肺音，特記すべき異常なし．

腹部：平坦・軟，左上腹部（脾彎曲部付記）に軽度圧痛，腸蠕動音やや低下．

皮膚：皮疹なし．

筋骨格：僧帽筋緊張が非常に高い．

神経：右頰部から側頭部付近にかけて（三叉神経領域には一致しない），手掌大程度の範囲の鈍痛を常に自覚（図1）．numerical rating scale（NRS）8．アロディニアはなく，感覚低下を認める．三叉神経運動枝を含め，その他の脳神経には異常所見なし．

■ 検査所見

頭部 MRI：明らかな頭蓋内病変なし，歯根炎症なし，副鼻腔炎なし．

心理検査：hospital anxiety and depression scale（HADS）．A（不安尺度）18，D（抑うつ尺度）19．

歯科用 CT（前医）：明らかな異常所見なし．

Ⅲ 各論 試行錯誤の後に診断にたどり着いた！

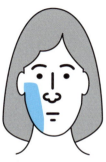

図1 疼痛部位

表1 持続性特発性顔面痛の診断基準

A．BおよびCを満たす顔面または口腔（あるいはその両方）の痛みがある
B．1日2時間を超える痛みを連日繰り返し，3か月を超えて継続する
C．痛みは以下の両方の特徴を有する
　①局在が不明瞭で，末梢神経の支配に一致しない
　②鈍く，疼くような，あるいは，しつこいと表現される痛みの質
D．神経学的診察所見は正常である
E．適切な検査によって歯による原因が否定されている
F．他に最適な ICHD-3 の診断がない

ICHD-3：国際頭痛分類第3版．
（日本頭痛学会，他〈編〉：国際頭痛分類．第3版，医学書院，2018 より）

■ 診断に至る経過

　経過から，器質的疾患は否定的であり，機能性身体症候群（functional somatic syndrome：FSS）もしくは慢性疼痛症候群の範疇として考えることとした．疼痛の範囲や性状などから，三叉神経痛は否定的であり，国際頭痛分類第3版[1])の診断基準に照らして，持続性特発性顔面痛（persistent idiopathic facial pain：PIFP）〔旧病名：非定型顔面痛（atypical facial pain）〕と診断した．また再度詳細な問診をすると，約9か月前に職場で配置転換があり，上司からのプレッシャーや，仕事量の増大もあったこと，また家庭内では夫にも痛みのことを相談できていなかったことなどから，心理社会的な背景の関与が発症および持続に密接にかかわっていると考えられ，持続性特発性顔面痛（心身症）と最終診断した（**表1**)[1])．また以前から自覚していた便秘も同時に精査を行ったところ，器質的疾患は否定的であり，便秘型過敏性腸症候群（心身症）と診断，2つの心身症が合併した病態であると考えた．

 診断 ▶ 持続性特発性顔面痛（心身症）

■ 治療

　最初に，患者に対して診断名を「持続性特発性顔面痛（心身症）」の可能性が高いこと，また薬物治療だけでなく，心理療法や時に神経ブロックなど，集学的・学際的な治療が必要な可能性があることを共有した．
　まず，疼痛閾値の低下と抑うつ症状の改善を期待して，三環系抗うつ薬を導入，加えてガバペンチン誘導体を追加した．そのうえで，心理テストでは高い不安・抑うつが高得点となっていることを伝え，慢性痛に典型的な恐怖回避モデルを示しながら（**図2**)[2])，痛みの悪循環のモデル，特に破局的思考に伴う痛みの慢性化を共有した[2])．
　当初の治療目標として，最初の段階では症状ゼロを目指すのではなく，症状があっても日常生活に支障を生じないレベルにまで症状緩和することを共通目標とし，そのために症状日誌

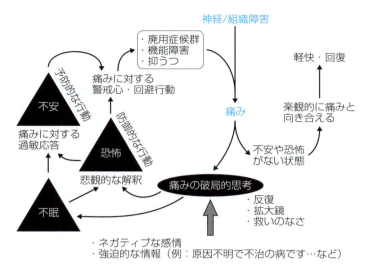

図2 慢性痛に対する典型的な恐怖回避モデル
(Leeuw M, et al.: The fear-avoidance model of musculoskeletal pain: current state of scientific evidence. J Behav Med 30: 77-94, 2007 より)

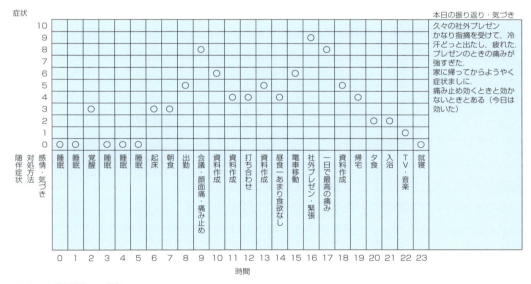

図3 症状日誌の1例

(図3)を用いて，痛みとストレス・情動との関係の可視化を試みた．

また全身性の筋緊張が高く，リラクセーション法として自律訓練法を導入した．過剰適応の傾向が強く，職場においても家庭内においても，ほとんど自分の主張をすることがなかったことから，アサーション・トレーニングを行い，よりよいコミュニケーションスキルの獲得を目指した．加えて認知行動療法のなかの認知再構成法(7カラム法)を用いて，柔軟な認知の獲得を目指した(表2)．

これらの治療により約1か月後には疼痛が平均NRS 5程度にまで改善，3か月後には2程度にまで改善したため，職場復帰し，現在も内服加療を継続しながら，仕事を行うことができている．

表2 認知再構成法(7カラム法)の例

出来事・状況	気分・感情(%)	自動思考	支持する根拠	否定する根拠(反証)	適応的思考	結果(%)
会議前大勢の人の視線を集める状況	不安(60%)恐怖(30%)	「また失敗するんじゃないか」	以前も同じような状況で失敗した	プレゼンがうまくいき，成約につながったこともある	会議に出席している全員が自分のプレゼンに注目しているわけではない	不安(40%)恐怖(10%)

痛み診断のパール

- 原因不明の痛みとされ，不安を感じる患者も一定数存在し，「病名」がつくことだけで安心し，疼痛が緩和する患者もいる．
- 慢性痛の治療の集学的・学際的治療の一環として，心理療法も有用である．

レクチャー

持続性特発性顔面痛

　持続性特発性顔面痛は以前は「非定型顔面痛(atypical facial pain)」とよばれていたもので，国際頭痛分類第2版より現在の病名となった．診断基準を**表1**[1)]にあげる．罹患率は三叉神経痛よりも少なく，0.03%程度との報告もある．性差は女性に多く，精神症状の合併が多いことも特徴である．痛みの性状は様々であり，ストレスや天候・情動の変化などにより変動し，通常は片側性だが両側性のものもある．また自律神経症状を伴うものもある．病態として，神経血管圧迫との関連を示唆する研究やドパミン作動神経の機能低下などが示唆されているが，はっきりした原因は不明である．また併存症として，口腔灼熱症候群や過敏性腸症候群など他の心身症・機能性疾患もある[3〜5)]．

　集学的あるいは学際的な治療が必要であり，薬物療法としては三環系抗うつ薬を始めとする抗うつ薬やガバペンチン誘導体などを用いるほか，その他わが国においては，必要に応じて漢方薬などを使用する．加えて心理療法として，認知行動療法やリラクセーション法などを併用する．また神経ブロックが必要になることもある．

文献

1) 日本頭痛学会，他(編)：国際頭痛分類．第3版，医学書院，2018
2) Leeuw M, et al.：The fear-avoidance model of musculoskeletal pain：current state of scientific evidence. J Behav Med 30：77-94, 2007
3) Benoliel R, et al.：Persistent idiopathic facial pain. Cephalalgia 37：680-691, 2017
4) Weiss AL, et al.：Atypical facial pain：a comprehensive, evidence-based review. Curr Pain Headache Rep 21：8, 2017
5) Gerwin R：Chronic facial pain：trigeminal neuralgia, persistent idiopathic facial pain, and myofascial pain syndrome-an evidence-based narrative review and etiological hypothesis. Int J Environ Res Public Health 17：7012, 2020

(大武陽一)

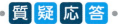

「特発性」で「ということは原因がわからないんですね？」と問われたとき，どのようにお返事しますか？

このように「原因」について追求される方は少なくありません．その場合の返答方法は様々ありますが，例としてこのような返答をすることがあります．

「原因についてわからないことはご不安ですよね……．ただ，実際のところ，原因がわからない病気，はっきりしていない病気は非常に多くあります．例えば，高血圧症の原因はほとんどの場合不明です．また，がんも，タバコが原因の肺癌のように，一部のがんには明らかな原因があるものもありますが，多くのがんの原因はいまだに不明です．このように，現代医学ではまだまだ未解明な部分も多いのです．一方で，原因がわからなくても治療ができることも少なくありません．例えば，片頭痛に対して画期的な新薬が使えるようになっていたりします．なので"原因"がわかることと，"治療"できることとを分けて考える必要性があります」

ただ，この説明をする際にも患者さんの顔つきや頷きを見ながら，どこまで腑に落ちていそうかなどを考え，適宜説明の噛み砕き方を考慮する必要性があります．

Ⅲ 各論　試行錯誤の後に診断にたどり着いた！

Case 39
右眼が痛い

検査エラーも診断に活かせ！

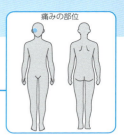
痛みの部位

右眼痛・眼圧上昇の精査のために他院から転院搬送されてきた患者

患者：63歳，女性．
現病歴：高血圧症，脂質異常症，2型糖尿病，慢性正球性貧血，直近の右網膜剥離の既往のある63歳女性が，右眼痛を主訴に受診した．

2か月ほど前から急に右眼の視力が落ち，眼科診察を受けたところ，網膜剥離を指摘され，1か月前に手術を受けた．来院1週間前から，徐々に右眼痛・頭痛が出現し，耐えられないほどまでに増悪したため，近医を受診した．

来院時，見当識障害を認めた．眼科診察で右眼圧上昇と網膜出血を認め，緑内障発作疑いで前房穿刺が行われ，点眼薬が開始された．血液検査では，血清CRE 3.8 mg/dLと腎機能障害を認めた．頭部単純CT検査では頭蓋内出血や占拠性病変は認めなかった．右眼痛と見当識障害および腎機能障害の精査加療目的に転院搬送された．

既往歴：高血圧症，2型糖尿病，脂質異常症，十二指腸動静脈奇形による上部消化管出血（1年前），正球性貧血，右網膜剥離，繰り返す鼻出血．
内服歴：インスリン グラルギン，メトホルミン，シタグリプチン，オメプラゾール，アトルバスタチン，ロサルタン．
手術歴：右網膜剥離手術（1か月前）．
家族歴：特記すべき事項なし．

■問診

半年ほど前から鼻出血を繰り返すようになった．今回の来院2週間前には鼻出血で他院に緊急入院しており，耳鼻咽喉科によるバルーン止血術と輸血が必要であった．その際のPltは$10 \times 10^4/\mu L$と血小板減少を認めたが，凝固能検査は正常であった．

かかりつけ医に確認したところ，糖尿病の血糖コントロールは，HbA1c 8％台で推移しており，急激な変化は認められなかった．また，来院1年前の血清CREは1.0 mg/dL（eGFR：54 mL/分/1.73 m²）であることが確認された．貧血がいつから生じていたかは詳細が不明であったが，ここ1年間はHb 8～9 g/dLで推移していた．

■ 身体所見

バイタルサイン：体温 36.5℃，血圧 169/89 mmHg，脈拍 77/分，呼吸数 18 回/分，SpO₂ 100%（室内気）.

　声かけには反応するが傾眠傾向. 右眼球突出を認める. 右眼球結膜は充血しており，浮腫状. 瞳孔は正円で対光反射は正常範囲内. 外眼筋運動に制限あり. 眼科診察では，右眼圧は 70 mmHg と著明に上昇. 眼球内出血は認めなかった. 左眼球には特記すべき異常を認めない. 口腔内は湿潤で出血を認めない. 心拍は整，頻脈を認める. 心雑音なし. 呼吸パターンは正常，呼吸音は清. 腹部は軟，圧痛なし. 四肢は暖かく末梢循環は正常. 浮腫を認めない.

■ 検査所見

血液検査：WBC 7,400/μL，Hb 6.8 g/dL，Plt 8.1×10⁴/μL，MCV 89 fL，網赤血球指数 0.64，PT/INR，APTT，Fib，D-dimer は正常範囲内であった. 血清 Na 133 mmol/L，K 5.0 mmol/L，Cl 113 mmol/L，HCO₃ 15 mmol/L，BUN 42 mg/dL，CRE 1.9 mg/dL，血糖 103 mg/dL，肝逸脱酵素，Bil，LDH は正常範囲内. Hb A1c 9.8%，FER 566 ng/mL.

尿検査：黄色透明，尿比重 1.015，pH 7.0，尿蛋白 3＋，尿糖（－），尿潜血（－），尿中白血球（－），尿中赤血球（－），硝子円柱を認める.

頭部単純 CT：頭蓋内出血，水頭症，梗塞巣，占拠性病変を認めない.

右眼窩 CT：球後脂肪組織への血液浸潤を認めた.

■ 診断に至る経過

　筆者は，患者が入院した翌日の夜間に当直しており，担当医から患者の申し送りを受けた. 診断は皆目検討がつかず，原因精査のための追加の血液検査（血液塗抹標本，ビタミン B₁₂，血液蛋白電気泳動など）が夜間に予定されているとのことであった.

　しかし，当直中に検査室から電話がかかってきて，「これらの検査オーダーはキャンセルしてください！　受け取った検体はすでに凝固してしまっていて，遠心にかけることもできませんでした. キャンセルするか採血をやり直してください」とのことであった.

　ここで筆者の脳裏にある疾患が浮かんだ. 網膜出血，網膜剥離，原因不明の繰り返す鼻出血および意識障害，そして奇妙な検査エラー. 血液検査所見は，腎機能障害，貧血，よく見返すとアニオンギャップの低下を示していた.

　患者に詳しく説明して繰り返した血液検査に，血漿粘稠度測定を追加したところ，測定不能なほどの高値であった. その他の追加検査で，TP 12.4 g/dL，ALB 2.1 g/dL と著明な TP，ALB 解離，血液塗抹標本での連銭形成も認められた. これらの結果から，（おそらく原発性マクログロブリン血症または多発性骨髄腫による）過粘稠度症候群を疑った（**表 1**）[1].

表1 過粘稠度症候群でみられる症状および徴候

粘膜出血	視覚異常	神経学的異常	心疾患
鼻出血	網膜出血	傾眠・昏睡	高拍出性心不全
歯肉出血	網膜中心静脈閉塞症	脳出血	
消化管出血	乳頭浮腫	痙攣	
網膜出血	霞視	失調	

(Gertz MA：Acute hyperviscosity：syndromes and management. Blood 132：1379-1385, 2018 より)

診断　過粘稠度症候群

■ 治 療

　血液内科の判断で，確定診断を待たずに過粘稠度症候群に対する緊急血漿交換が開始された．血漿交換を3回にわたって行い，血漿粘稠度を正常化させたのちに大学病院へ転院となった．大学病院でIgGκ型の多発性骨髄腫と確定診断され，化学療法が開始された．

■ その後の経過

　大学病院の血液内科外来にて化学療法を継続中である．

痛み診断のパール

検査エラーすらも診断のヒントとなり得る．今回の症例では，「凝固のため検査不能」との検査室からの連絡が，過粘稠度症候群を想起させた．

レクチャー

過粘稠度症候群

　流体の粘稠度は，ずり応力による流れに対する抵抗の尺度であり，管の中を移動する微粒子間の摩擦の結果として生じる．血清や血漿では，蛋白質が粘稠度を決定する．それが，原発性マクログロブリン血症や多発性骨髄腫などのM蛋白血症で過粘稠度症候群がみられる理由である．そして，蛋白質の三次元構造が粘稠度の上昇に大きく関係している．球体の蛋白質は粘稠度にあまり影響を与えないが，巨大な直鎖状の蛋白質はぐるぐる回転することによって粘稠度を大きく高める．IgMは五量体として存在する巨大な蛋白質であるため，IgAやIgGと比較して粘稠度の上昇に大きく貢献する．
　そのほかにも，クリオグロブリン血症（単クローン性・多クローン性）および多クローン性高γ-グロブリン血症（リウマチ因子高値，Sjögren症候群，IgG4関連疾患，HIV感染）も

過粘稠度症候群を生じ得る．

　血液粘稠度は，細静脈を通過するときに最大となり，支持組織の弱い細静脈の血管壁は粘稠な液体によるずり応力でとりわけ傷害されやすい（一見すると最も径が細い毛細血管が最も傷害されそうに思われるが，変形しやすい赤血球が中心を流れるため，実際には細静脈内よりも粘稠度が低くなる）．このことから，過粘稠度症候群による血管障害は，細静脈の発達した鼻粘膜，歯肉，網膜，消化管粘膜，そして脳で生じやすい．病歴として，止まらない鼻出血による救急外来の受診歴が聴取できることが多い．

　過粘稠度症候群の古典的三徴は，粘膜出血，視覚異常，そして神経学的異常である．中枢神経異常として，頭痛，意識障害，視覚・聴覚異常，眼振，失調が生じ得る．過粘稠度症候群が疑われる場合は眼底検査の適応である．古典的な眼底所見は網膜静脈のソーセージ様怒張であるが，そのほかにも乳頭浮腫，網膜出血などがみられ得る．貧血の原因は骨髄の造血障害によるが，体液過剰による血液希釈も関連している可能性が指摘されている．本症例では，既往歴の上部消化管出血，繰り返す鼻出血に加えて，網膜剝離，網膜出血とそれに引き続く眼痛・眼圧上昇，意識障害が過粘稠度症候群の症状と考えられる．貧血と腎機能障害は多発性骨髄腫によると考えられた．

　血液粘稠度は，M蛋白血症のある患者に過粘稠度症候群を示唆する症状・徴候がみられた場合は必ず測定すべきである．症候性の過粘稠度症候群は内科的緊急症であり，緊急血漿交換の適応である．

文　献

1) Gertz MA：Acute hyperviscosity：syndromes and management. Blood 132：1379-1385, 2018

（三高隼人，山田悠史）

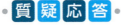

振り返ると，検査異常の前に病歴・診察部分でここで気づけるかもしれない，という要所はありましたか？

　後方視的にはこの疾患の典型的な経過をたどっているのですが，過粘稠度症候群の主な原疾患である原発性マクログロブリン血症は日本では稀少であり，以前の診療経験から一発診断，というのはなかなか難しいかもしれません．この疾患の診療経験があるかどうかにかかわらず，「知らなければ疑えない」ので，まず過粘稠症候群の教科書的なプレゼンテーションを知っているかどうかが非常に重要です．

　また，プロブレムリストを愚直に列挙する習慣をつけることが大切だと思います．そうすれば，網膜出血，網膜剝離，原因不明の繰り返す鼻

出血，意識障害，腎機能障害の悪化，経過不明の正球性貧血などがここ数か月〜数週間で同時に起こっていることが可視化でき，少なくとも「何かがおかしい」「2型糖尿病の合併症や緑内障発作などのcommon diseaseの経過では説明できない」ことに気がつくはずです．

ちなみに，ChatGPT-4oに抽象化した病歴情報を与えたところ，高安動脈炎，多発血管炎性肉芽腫症，サルコイドーシス，IgG4関連疾患を鑑別診断にあげました．過粘稠度症候群は見逃されていますが，よい鑑別診断だと思います．大事なことは，診断が難しい全身性疾患が隠れていることに気がつき，鑑別診断を広げ，診断がパッと思いつかなければ教科書やオンラインの診療リソースを使って調べることだと思います．

また，入院患者にしばしば行われる基本的な血液検査である電解質検査，血清アルブミン，血清総蛋白を毎回正しく解釈する習慣がついていれば，アニオンギャップの低下，蛋白アルブミン乖離というプロブレムを抽出することができ，その時点でmonoclonal gammopathy（多発性骨髄腫や原発性マクログロブリン血症）の存在を強く疑えるはずです．

三高

索引

和文

あ

アキレス腱炎 221
悪性リンパ腫 118
アサーション・トレーニング 251
アセチルコリン皮内テスト 193
圧痛 52, 53
アロディニア 7

い

医学的に説明のつかない症状 164
錨バイアス 89, 90
胃食道逆流症 217
痛み記録による認知行動療法的効果 232
痛みのOPQRST 82
遺伝子検査 105
遺伝性血管性浮腫 78
居場所づくり 204
陰性感情 233

う

うつ病 25, 239

え

エンテロウイルス 110

か

解釈モデル 14
外側皮神経絞扼症候群 94
外来診療構造の維持 234
顎跛行 88
下行性疼痛抑制系 183
家族性地中海熱 105
過多月経 175
過粘稠度症候群 256
感覚の門 183
間欠性跛行 140, 143, 215
関節滑膜炎 46
乾癬性関節炎 156
がんの疼痛管理 119
漢方薬 17
顔面痛 225
関連痛 6, 149

き

機械工の手 39
機能性身体症候群 15, 250

帰納的渉猟 124
客観性 16
求心路遮断性疼痛 8
急性虫垂炎 159
強直性脊椎炎 221, 222
胸痛発作 121
強迫症 59, 60
恐怖回避モデル 12, 250, 251
共鳴 16
巨細胞性動脈炎 89, 169, 171
起立性調節障害 203

く

屈曲困難 45
屈筋腱 45
くも膜炎 187, 188, 189

け

頸髄神経根 118
結核性髄膜炎 188
血管壁肥厚 66
原因不明の繰り返す腹痛 79
原因未特定 36
腱鞘滑膜炎 46

こ

抗ARS抗体症候群 40
抗うつ薬 27
抗酸菌培養 187
行動療法 27, 28
後方皮膚神経包装症候群 95
硬膜外腔への自家血注入療法 199
国際頭痛分類 90, 175, 197, 250
コリン性蕁麻疹 193, 194
混合性疼痛 7

さ

三環系抗うつ薬 242

し

視覚異常 257
自己炎症性疾患 105
持続性特発性顔面痛 250, 252
灼熱感 34
集学的・学際的治療 252
周期性発熱症候群 107
重症下肢虚血 99
愁訴の「定量」ができない 233

手掌腱膜	45
術後上顎洞嚢胞	226
証	18
上腸間膜動脈	128
上殿動脈	140, 141, 143
小児期の逆境体験	26
自律訓練法	251
侵害受容性疼痛	6
新型コロナウイルス感染症	158
鍼灸	17
新起立試験	203
神経学的異常	257
神経根障害	68, 217
神経障害性疼痛	7
神経症的な愁訴	231
神経痛性筋萎縮症	85
神経変性疾患初期	231
心身医学	11
心身症	11, 250
心身相関	11, 204
身体症状症	25, 60, 164
身体表現性障害	204
診断の遅れ	159, 160
心理社会的疼痛	7
心療内科	11

す

スティグマ	205
ストレートバック症候群	122, 125
スローモーション	131

せ

精神療法	27
成人 Still 病	112, 113
精巣外傷	52
精巣白膜断裂	52
生物・心理・社会モデル	12
セロトニン・ノルアドレナリン再取り込み 阻害薬	27, 219
脊椎関節炎	156
線維筋痛症	153, 156, 221
全周性肥厚	88
全身痛	68, 156, 196
全人的苦痛	12

選択的セロトニン再取り込み阻害薬	60, 219, 242
仙腸関節炎	221
前皮神経絞扼症候群	135

そ

足関節上腕血圧比	99, 139
足底痛	188
側頭部エコー	88
粟粒結核	187, 188

た

体位性頻脈症候群	203
帯状疱疹後疼痛	74
体性痛	6
高安動脈炎	67, 69
多発神経障害	68
単神経障害	68
探索満足	89, 90

ち

中枢性腹痛症候群	239, 240
治療的自己	15

つ

痛覚変調性疼痛	7
爪	162

て

低温やけど	34
低髄液圧症	197
定量障害	231, 233
鉄欠乏	175
鉄欠乏性貧血	177
デュロキセチン	181
デルマトーム	34, 69, 73
電気生理学的検査	217
臀筋跛行	141, 143
電撃痛	90, 93
臀部痛	139, 141, 143

と

疼痛を伴う精神疾患	25
糖尿病性足病変	102
ドクター G	162
特発性後天性全身性無汗症	194
特発性浮腫	245
取り扱いやすい病名を「ラベル」する	205
トリガーポイント注射	95

な

内臓痛	6

に

二次性三叉神経痛	226, 227
偽の心疾患	125
乳房痛	71, 73
尿路結石	146
認知行動療法	27, 181, 182, 184, 251
認知再構成法	251
認知的倹約主義	90
認知的節約機能	89, 90
認知バイアス	33

ね

粘膜出血	257

の

脳脊髄液減少症	197, 200
脳脊髄液漏出症	197
脳槽シンチグラフィ	198
囊胞性病変	225

は

肺結核	187
破局的思考	179, 250
播種性血管内凝固症候群	112
バタフライハグ	205
ばね指	46

ひ

皮膚型結節性多発動脈炎	212, 213
皮膚硬化	43, 44
皮膚動脈炎	212, 213
病態仮説	12
病名がなくてもできること	233

ふ

不栄則痛	19
腹腔動脈解離	129
複合性局所疼痛症候群	48
腹痛	51, 53
腹部片頭痛	175
服用間離脱	165
浮腫	244
不通則痛	18
不定愁訴	11
分析的診断アプローチ	3

へ

偏見	205
ベンゾジアゼピン離脱症候群	165

ほ

放散痛	52, 53
傍腫瘍症候群	47
望聞問切	18

ま

マインドフルネス	27
マカロニサイン	68
末梢神経浸潤	118
慢性疼痛	179, 182, 184
慢性疼痛症候群	250

む

無菌性髄膜炎	110

め

メトホルミン	244, 247

や

夜間電撃痛	215

よ

腰痛診療ガイドライン	21

り

リウマチ性多発筋痛症	171

れ

レプトスピラ症	110

わ

腕神経叢	118

欧文

A

ABI（ankle brachial [pressure] index）	99, 139
ACEs（Adverse Childhood Experiences）	26
ACNES（anterior cutaneous nerve entrapment syndrome）	95, 135, 136
ACT（Acceptance & Commitment Therapy）	27, 29
AIGA（acquired idiopathic generalized anhidrosis）	194
allodynia	7
anchoring bias	89, 90
AOSD（adult onset still's disease）	113
arachnoiditis	189

B

bio-psycho-social model ·········· 12

C

CAPS (centrally mediated abdominal pain syndrome) ·········· 239, 240

Carnett 徴候 ·········· 134, 135, 136, 238, 241

CBT (cognitive behavioral therapy) ·········· 27, 29

CLI (critical limb ischemia) ·········· 99

closed eye sign ·········· 241

coarse crackles ·········· 98

cognitive miser function ·········· 89, 90

compression sign ·········· 169, 172

Confirmation bias ·········· 214

COVID-19 ·········· 158

cPN (cutaneous polyarteritis nodosa) ·········· 211

CRPS (complex regional pain syndrome) ·········· 48

D

deafferentation pain ·········· 8

DIC (disseminated intravascular coagulation) ·········· 112

Dupuytren 拘縮 ·········· 46

E

Early Life Stress ·········· 26

EBP (epidural blood patch) ·········· 199

E-Diagnosis ·········· 34

F

FMF (familial mediterranean fever) ·········· 105

FSS (functional somatic syndrome) ·········· 15, 250

G

GABAA 受容体作動薬 ·········· 165

GCA (giant cell arteritis) ·········· 169, 171

GERD (gastroesophageal reflux disease) ·········· 217

H

HAE (hereditary angioedema) ·········· 78

halo sign ·········· 88, 169, 172

I

idiopathic cyclic edema ·········· 245, 246

inductive foraging ·········· 41, 124

interval withdrawal ·········· 165

K

KUB (kidney ureter bladder) ·········· 146

L

LACNES (lateral cutaneous nerve entrapment syndrome) ·········· 94, 95, 96

Lewy 小体病 ·········· 231, 233, 234

M

M 蛋白血症 ·········· 256

Mechanic's hand ·········· 39, 40

MRI 施行時の低温やけど ·········· 36

MUS (medically unexplained symptoms) ·········· 11, 164, 166

N

negative capability ·········· 218

nociplastic pain ·········· 7

NRS (Numerical Rating Scale) ·········· 188

O

OCD (obsessive compulsive disorder) ·········· 59

OPQRST ·········· 144

P

palmar fasciitis ·········· 47, 48

Parkinson 病 ·········· 233

Parsonage-Turner 症候群 ·········· 85

PCS (Pain Catastrophizing Scale) ·········· 179

PD ·········· 233

PDAS (Pain Disability Assessment Scale) ·········· 183

Perfect O sign ·········· 82

PET/CT ·········· 67, 118

PIFP (persistent idiopathic facial pain) ·········· 250

pinch sign ·········· 94, 95

Pivot and Cluster [Strategy] ·········· 41, 208, 214

PMC (postoperative maxillary cyst) ·········· 226

POCNES (posterior cutaneous nerve entrapment syndrome) ·········· 95

positive capability ·········· 218

PoTS (postural tachycardia syndrome) ·········· 203

pseudoheart disease ·········· 125

R

referred pain ·········· 149

REM 睡眠行動障害 ·········· 231

S

search satisficing ·········· 89, 90

sensory gate ·········· 183

SMA (superior mesenteric artery) ·········· 128

SMA 解離 ·········· 128

SNRI (serotonin and noradrenaline reuptake inhibitors) ·········· 27, 219

SpA (spondyloarthritis) ·········· 156

SQ (semantic qualifier) 83, 208, 210, 213
SSRI (selective serotonin reuptake
    inhibitor) 60, 219, 242

T

therapeutic Self 15
Tissue is the issue 65
total pain 12
triggered routine 41

V

VAS (Visual Analog Scale) 183
VINDICATE＋P 192

数字

7 カラム法 251

- **JCOPY** 〈出版者著作権管理機構　委託出版物〉
  本書の無断複写は著作権法上での例外を除き禁じられています.
  複写される場合は, そのつど事前に, 出版者著作権管理機構
  （電話 03-5244-5088, FAX03-5244-5089, e-mail：info@jcopy.or.jp）
  の許諾を得てください.
- 本書を無断で複製（複写・スキャン・デジタルデータ化を含みます）する行為は, 著作権法上での限られた例外（「私的使用のための複製」など）を除き禁じられています. 大学・病院・企業などにおいて内部的に業務上使用する目的で上記行為を行うことも, 私的使用には該当せず違法です. また, 私的使用のためであっても, 代行業者等の第三者に依頼して上記行為を行うことは違法です.

みんなが知りたかった
悩める "痛み" のケーススタディ
痛みの臨床力アップのために

ISBN978-4-7878-2679-4

2024 年 9 月 26 日　初版第 1 刷発行

編　　　集	志水太郎
発 行 者	藤実正太
発 行 所	株式会社　診断と治療社
	〒 100-0014　東京都千代田区永田町 2-14-2　山王グランドビル 4 階
	TEL：03-3580-2750（編集）　03-3580-2770（営業）
	FAX：03-3580-2776
	E-mail：hen@shindan.co.jp（編集）
	eigyobu@shindan.co.jp（営業）
	URL：http://www.shindan.co.jp/
表紙デザイン	株式会社　オセロ
印刷・製本	三報社印刷株式会社

© 株式会社　診断と治療社 , 2024. Printed in Japan.
乱丁・落丁の場合はお取り替えいたします.

［検印省略］